*"Not all hazards can be known
before a drug is marketed"*
Mann RD, Andrews EB (2002)

Pharmacovigilance, J. Wiley
and Sons Ltd, p. 3

F. Capasso • F. Borrelli • S. Castaldo • G. Grandolini

Fitofarmacovigilanza

Vigilanza sulla sicurezza dei prodotti fitoterapici

con la partecipazione di F. Fiorentino

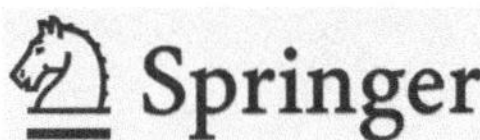

Springer

Francesco Capasso
Francesca Borrelli
Stefano Castaldo
Dipartimento di Farmacologia
Sperimentale
Università degli Studi
di Napoli Federico II

Giuliano Grandolini
Dipartimento di Tecnologia,
Socio-economica e Legislazione
Farmaceutiche
Università degli Studi di Perugia

In copertina: Giano Bifronte. Testa fittile da Vulci, V secolo a.C., Roma, Museo Nazionale Etrusco di Villa Giulia. Giano Bifronte rappresenta il "Dio delle due vie", con uno sguardo al passato per apprezzarlo e trarne insegnamento e uno al futuro e ai suoi inediti scenari. Il doppio volto di Giano, che simboleggia il dono ricevuto da Saturno delle scienze del passato e del futuro è un riferimento costante in terapia per indicare il duplice comportamento del farmaco, quello di medicamento e quello di veleno.

ISBN-10 88-470-0478-0
ISBN-13 978-88-470-00478-8

Springer fa parte di Springer Science+Business Media

springer.com

© Springer-Verlag Italia 2006

Stampato in Italia

Copertina: Simona Colombo, Milano
Disegni: Evelina Rizza, Milano
Impaginazione: C & G di Cerri e Galassi snc - Cremona
Stampa: Arti Grafiche Nidasio, Assago

Presentazione

In passato i preparati fitoterapici hanno certamente rappresentato uno strumento di intervento terapeutico di primaria importanza. Tuttavia, a metà del secolo scorso, l'attenzione del mondo scientifico per la fitoterapia è andato in parte attenuandosi a causa del ridotto interesse per le piante medicinali e per i derivati di origine vegetale dovuto alla sempre maggiore offerta di farmaci di sintesi. Negli ultimi decenni, al contrario, si è assistito ad una rivalutazione del potenziale terapeutico dei prodotti fitoterapici che, ispirandosi almeno in parte a movimenti culturali naturistici, ha finito per soddisfare le insistenti spinte verso rimedi naturali, spesso acriticamente ritenuti non dannosi, rispetto ai farmaci di sintesi, "non naturali", troppo frequentemente considerati dannosi.

Il comune, e per molti aspetti erroneo, assioma "naturale uguale innocuo" sta attualmente contribuendo a un'ampia dilatazione dell'utilizzo di fitoterapici, prodotti erboristici e integratori alimentari, il cui mercato secondo le più recenti stime raggiunge oggi valori di circa 60 miliardi di dollari l'anno negli Stati Uniti, con una previsione di 55 milioni di miliardi per l'anno 2050.

Dinanzi ad una così imponente espansione dei consumi in questo settore, è facile comprendere come si imponga con urgenza la necessità di una verifica sistematica delle conoscenze affidateci dalla tradizione per quanto attiene non solo all'efficacia, ma anche all'innocuità di questi preparati. Un utilizzo di prodotti fitoterapici e di piante medicinali che voglia essere parte legittima di una medicina basata sulle evidenze, deve costantemente sottoporsi al vaglio di rigorosi criteri scientifici che ne valutino, accanto all'efficacia terapeutica, possibili effetti dannosi. Difatti, a fronte di una loro "naturalità" e presunta "innocuità", sono sempre più numerose nella letteratura scientifica le segnalazioni di effetti avversi e indesiderati.

In questo scenario si inserisce con autorevolezza il testo *Fitofarmacovigilanza. Vigilanza sulla sicurezza dei prodotti fitoterapici* che in maniera originale, completa e scientificamente rigorosa offre una revisione critica e una chiara sistematizzazione delle attuali conoscenze sul tema.

Questo testo, omogeneo in tutte le sue parti, dotato di ampie tabelle riassuntive e di una bibliografia aggiornata ed essenziale, dimostra, attraverso un'ampia e approfondita disamina delle singole classi di fitoterapici, come un loro improprio utilizzo ponga una serie di problematiche peculiari che riguardano i molti rischi connessi ad un uso empirico di sostanze farmacologicamente attive.

Esso è, pertanto, uno strumento preziosissimo per quanti (medici, farmacisti, operatori sanitari e studenti delle Facoltà di Farmacia, Medicina e Scienze) vogliano acquisire un sapere articolato ed esauriente su tali tematiche. La lettura di quest'opera conferma, inoltre, la profonda padronanza dei temi posseduta dagli Autori, studiosi largamente e meritatamente apprezzati.

Infine, ulteriore merito di tale testo è quello di colmare una grave lacuna che esiste nella pubblicistica italiana sull'argomento. Per tutti questi motivi sono molto lieto di segnalarlo a colleghi e studenti, sicuro che esso incontrerà il loro unanime favorevole giudizio.

Roma, Aprile 2006

Prof. Vincenzo Cuomo
Ordinario di Farmacologia
Università degli Studi di Roma
La Sapienza

Prefazione

È ben noto a tutti che molti (circa l'80% della popolazione mondiale) fanno ricorso a medicine vegetali non convenzionali, alternative o complementari che dir si voglia, e che diversi fitoterapeuti le consigliano. Tutto ciò però non significa affatto che queste medicine (che d'ora in avanti chiameremo fitoterapici) siano sicure, perché presenti sul mercato e perché di origine naturale. L'origine "naturale" dei fitoterapici non è affatto un requisito di "innocuità", nel senso di assenza di tossicità. Cosi pure la fitoterapia, intesa come cura (o prevenzione) di disturbi e/o malattie, mediante l'assunzione di fitoterapici, non è identificabile con le pratiche mediche non convenzionali o alternative (per es. omeopatia, aromaterapia, fiori di Bach, ecc.). Infatti la fitoterapia non "rasserena l'anima", non produce particolari interazioni mente/corpo umano e nemmeno facilita il *release* di energie capaci di ristabilire funzioni alterate (tutto ciò è ancora da dimostrare), ma agisce e produce degli effetti utili e talora dannosi perché si avvale di sostanze farmacologicamente attive che vengono trasferite dalle piante al prodotto fitoterapico all'atto della preparazione di questo.

È altrettanto noto che oltre ai fitoterapici (che in commercio si trovano come farmaci etici o convenzionali, farmaci da banco, prodotti galenici, formulazioni magistrali, ecc.), esiste un gran numero di prodotti vegetali, venduti come integratori alimentari o alimenti, che si preparano utilizzando le stesse piante medicinali utilizzate per realizzare i fitoterapici, ma non hanno un riconoscimento giuridico di farmaci. Questi integratori sono venduti anche nei supermercati, oltre che in farmacia e in erboristeria, e di fatto vengono utilizzati per curare o prevenire disturbi o malattie anche se non potrebbero. Il risultato è che oggi si fa una grande confusione tra questi prodotti vegetali per cui le segnalazioni di reazioni avverse (ADRs, dall'inglese *Adverse Drug Reactions*) che si manifestano in seguito alla somministrazione di fitoterapici sono sensibilmente aumentate. Infatti non passa mese senza che venga riportato dalla letteratura scientifica internazionale qualche articolo sulla pericolosità dei fitoterapici, anche se gli incidenti segnalati non sono quasi mai di una certa gravità.

La letteratura riguardante gli effetti indesiderati e tossici dei farmaci naturali non è così vasta come quella relativa ai farmaci di sintesi, ciò nonostante non è stata ancora trattata in modo sintetico e con un sufficiente grado di completezza. Le ragioni possono essere diverse: il numero esagerato di piante (più di 12 000) che vengono oggi usate a scopo terapeutico e il fatto che i fitoterapici presenti sul mercato farmaceutico, anche se contengono la stessa pianta medicinale, spesso non sono confrontabili da un punto di vista chimico e quindi terapeutico. Inoltre i fitoterapici possono causare, a seconda della dose e della durata del trattamento, effetti indesiderati e tossici nei sistemi in cui si ha rapida moltiplicazione cellulare (cute, mucose del gastrointestinale) e nei sistemi di detossificazione (fegato) e d'espulsione (rene). La posologia dei fitoterapici è un argomento sul quale la letteratura è da sempre incerta per non dire talvolta contraddittoria. Carlo Boccaccio Inversi scriveva nel suo libro "Piante medicinali e loro estratti in terapia", pubblicato, nel 1933 dalla casa editrice L. Cappulli di Bologna: "*Citiamo ad esempio l'hamamelis che normalmente si indica di prescrivere a gocce o a pochi decigrammi, mentre il prof. Pio Marfori l'ha usata per lungo tempo a cucchiai senza notare fenomeni secondari. È difficile orientarsi con sicurezza sulla posologia in termini assoluti, mentre è semplice per il medico, controllando l'ammalato, stabilire la dose che occorre per ogni singolo caso e per ogni individuo, aumentandola o diminuendola a seconda dei risultati*". È inoltre un concetto antico che i fitoterapici possono, come qualsiasi farmaco, "sensibilizzare" il corpo umano e quindi causare reazioni avverse.

Se tutto ciò è possibile, il tentativo di riassumere in forma concisa ed al contempo esauriente i dati della letteratura è un'impresa ardua se non impossibile. Al contrario, un'analisi più attenta dei fatti acquisiti rivela che le piante medicinali di uso comune sono poche centinaia e che le reazioni avverse possono essere effettivamente numerose, ma solo un ristretto numero si manifesta con una certa frequenza.

Infine, l'assunto che qualsiasi medicamento abbia la capacità potenziale di provocare una reazione indesiderata non è suffragata da fatti inconfutabili. Sappiamo che diverse piante medicinali utilizzate per la preparazione di fitoterapici sono allergizzanti e che altre sensibilizzano le mucose del digerente e provocano effetti sistemici, ma gli eventi gravi che ne conseguono sono piuttosto rari e inoltre molte di queste piante sono considerate obsolete e quindi non più usate.

Alla luce di queste considerazioni diventa possibile il tentativo di affrontare il tema delle ADRs. È quello che tenteremo di fare in questo manuale, che vuole essere uno stimolo per ulteriori sviluppi in questo settore così importante qual è la fitoterapia. I medici e i farmacisti, ma anche i consumatori, troveranno in questo manuale utili informazioni sulle ADRs da fitoterapici, mentre le industrie del settore erboristico e soprattutto il legislatore e gli organi deputati al controllo troveranno stimoli per migliorare la sicurezza d'uso di questi farmaci naturali, rimuovendo dal mercato quelli poco sicuri perché potenziali induttori di reazioni avverse.

Un ringraziamento è rivolto alla Dr.ssa Margherita De Florio, dirigente del Servizio Farmaceutico della Regione Campania, che nel promuovere un corso regionale di Fitofarmacovigilanza e nell'affidarmi l'organizzazione dello stesso mi ha di fatto stimolato a realizzare, assieme ad altri colleghi, quest'opuscolo. Sono pertanto grato alla Dr.ssa De Florio, ma anche a Springer Italia per aver aderito all'idea di divulgare questa tematica.

Francesco Capasso

Indice

Capitolo 1
Introduzione 1

Capitolo 2
Dall'eclissi alla rinascita del farmaco naturale 15

Capitolo 3
I rischi in fitoterapia: l'entità del problema 19

Capitolo 4
Come limitare i rischi da fitoterapici 25
    4.1 La pianta e i suoi effetti tossici 27
    4.2 Il tipo di preparazione 41
    4.3 Inquinamento, sofisticazioni, adulterazioni 43
    4.4 Il paziente 51
    4.5 Rischi indiretti 54

Capitolo 5
Fitofarmacovigilanza: obiettivi 59

Capitolo 6
La segnalazione spontanea e i suoi limiti 63

Capitolo 7
**Le reazioni avverse da fitoterapici: definizione,
classificazione e loro individuazione** 69

Capitolo 8
**La sperimentazione clinica: in molti casi una opportunità,
ma anche una necessità** 75
    8.1 Studi pre-marketing 76
    8.2 Studi post-marketing 77
    8.3 Comitati Etici 81

Capitolo 9
Danni prodotti dal fitoterapico 85
    9.1 Danni a livello epatico 85
    9.2 Danni a livello cardiocircolatorio 91
    9.3 Danni a livello gastrointestinale 92
    9.4 Danni a livello cutaneo 93
    9.5 Danni a carico del sistema nervoso
        (neurologici o psichici) 111
    9.6 Danni in gravidanza 116
    9.7 Altri danni 119

Capitolo 10
**Danni prodotti dall'associazione fitoterapico/
farmaco convenzionale e fitoterapico/alimento** 121
    10.1 Interazioni fitoterapico/farmaco convenzionale 123
        10.1.1 Interazioni farmacocinetiche 130
        10.1.2 Interazioni farmacodinamiche 136
        10.1.3 Ruolo della glicoproteina P nelle interazioni
                fitoterapico/farmaco convenzionale 138
    10.2 Interazioni fitoterapico/alimento 140
        10.2.1 Interazioni farmacocinetiche 143
        10.2.2 Interazioni farmacodinamiche 146

Capitolo 11
Conclusioni 149

Appendici
Appendice A Direttiva Comunitaria 2004/24/CE 159
Appendice B NTP 163
Appendice C Normative 165
Appendice D Piante ammesse e non negli integratori
                  alimentari (www.ministerosalute.it) 169
Appendice E Fitoterapici: fonti scientifiche di informazione . 183
Appendice F Glossario 187

Indice analitico 197

CAPITOLO 1

Introduzione

Attualmente c'è una maggiore attenzione, a diversi livelli, riguardo la necessità di sorvegliare sulla sicurezza dei prodotti fitoterapici. La stessa Organizzazione Mondiale della Sanità (OMS) ha avvertito l'esigenza di istituire nel 1992 una commissione di esperti per fissare gli obiettivi ed i criteri in base ai quali, dal prodotto vegetale iniziale a quello finale, ogni processo debba essere controllato e documentato su *files* elettronici o in archivi cartacei (Tab. 1.1) e nel 2003 ne ha pubblicato i ri-

Tabella 1.1 Criteri generali stabiliti dall'OMS nel documento WHO *Guidelines on Good Agricultural and Collection Practices (GACP) for Medicinal Plants* (Ginevra, 2003)

1. Le aree di coltivazione o di raccolta di specie spontanee non devono essere ad alto rischio di contaminazione

2. Le specie, le sottospecie e le varietà delle piante spontanee o coltivate devono essere identificate ed indicate con il nome latino scientifico

3. Possono essere impiegati agenti promotori della crescita e fertilizzanti di tipo organico naturale (di preferenza), mentre è proibito l'uso di rifiuti domestici, di materiali di scarto industriali ed ospedalieri e delle deiezioni umane

4. L'uso di pesticidi ed erbicidi è consentito ai più bassi dosaggi efficaci

5. La raccolta di specie spontanee deve essere pianificata in modo da evitare l'estinzione di specie vegetali

6. La raccolta deve avvenire secondo pratiche convenzionali (tempo balsamico, condizioni climatiche secche o di bassa umidità), eliminazione di parti danneggiate o non dotate di proprietà medicinali, di insetti ed altro

7. Il materiale raccolto se destinato all'uso allo stato fresco va conservato in frigo (0°-5°C) o congelato (–20°C) altrimenti è sottoposto ad essiccamento

8. L'impiego di agenti fumiganti deve essere documentato (la Farmacopea Europea vieta l'impiego di ossido di etilene nella decontaminazione delle droghe vegetali)

9. L'etichettatura delle confezioni deve comprendere: nome scientifico, origine, peso, numero di lotto, data raccolta e confezionamento

10. Il controllo di qualità dell'intero processo produttivo deve essere garantito da procedure standardizzate (idoneità e condizioni igieniche degli ambienti e delle attrezzature, esami farmacognostici, chimici e microbiologici)

11. Il personale addetto alla raccolta ed alla lavorazione del prodotto vegetale deve essere istruito e controllato da un punto di vista igienico-sanitario

sultati sotto forma di linee guida WHO *Guidelines on Good Agricultural and Collection Practices (GACP)*[1] *for Medicinal Plants.*

L'uso dei fitoterapici è oggi diffuso in ampi strati della popolazione per risolvere problemi sia acuti che cronici, sia banali che molto seri come il cancro, la sclerosi multipla e l'AIDS. Inoltre vengono anche utilizzati sia per prevenire che per curare disturbi e patologie (per es. ipertrofia prostatica, insufficienza vascolare, depressione lieve e moderata, ecc.) e per scopi salutistici.

L'attenzione però è aumentata non solo per l'uso estensivo dei prodotti fitoterapici, ma anche perché in anni recenti ci sono stati degli allarmi che hanno scosso l'opinione pubblica, allertato gli organi preposti a vigilare sulla sicurezza dei farmaci (le Autorità competenti) e messo in discussione la stessa sicurezza che la fitoterapia vanta da secoli. Che alcuni prodotti vegetali provocassero delle reazioni avverse era un fatto ben noto e rappresentava motivo di segnalazione già nella prima metà del secolo appena trascorso. Era noto, ad esempio, che un certo numero di oli volatili (di cannella, anice, cadè, trifoglio e camomilla) e di oli fissi (di ricino) usati in medicina producessero, alle dosi previste, delle dermatiti da contatto se non delle reazioni sistemiche, talora abbastanza gravi (Tab. 1.2). Alcune gomme (karaja, adragante), utilizzate come rimedi lassativi, davano in alcuni soggetti delle reazioni di ipersensibilità e quindi rappresentavano mezzi di sensibilizzazione potenti. C'erano state delle segnalazioni anche per i balsami come sensibilizzanti, anche se la sensibilizzazione era ritenuta un fenomeno raro. Un'attenzione particolare era stata poi data ai preparati digitalici (digitale, scilla, ecc.) anche se si erano rivelati rari gli episodi di ipersensibilità e di reazioni sistemiche. Il problema però è che le segnalazioni di reazioni avverse (ADRs) da fitoterapici sono in seguito aumentate di numero ed hanno riguardato prodotti considerati fino a qualche anno fa sicuri. È chiaro che l'uso "tradizionale" e l'esperienza acquisita non è un mezzo attendibile per la individuazione di reazioni che sono poco appariscenti, si sviluppano gradualmente, hanno un periodo di latenza lungo o che avvengono in modo non comune. Un'altra limitazione della esperienza "tradizionale" è che si sa poco circa la sicurezza di prodotti vegetali tradizionali che sono preparati in un modo "non tradizionale". Comunque è strano che una droga vegetale (o pianta medicinale) utilizzata da secoli o da millenni possa soltanto oggi risultare tossica o quanto meno pericolosa. Viene

---

[1] Scopo delle GACP è quello di facilitare la standardizzazione dei processi di produzione delle droghe vegetali in modo da garantire la qualità del prodotto sotto il profilo chimico e microbiologico.

Tabella 1.2 Segnalazioni di reazioni avverse da prodotti vegetali riportate in letteratura prima del 1950

Prodotto vegetale	Segnalazione
Aloe	L'aloe di Curacao provocava in un soggetto una eruzione eczematosa intensa, acuta e generalizzata
Arnica	È un potente allergizzante: la dermatite si presentava accompagnata da sintomi costituzionali
Balsamo del Perù	Risultava essere un forte allergizzante; se applicato abbondantemente poteva sensibilizzare il 10% dei pazienti
Benzoino	La tintura di benzoino provocava una dermatite eczematosa da contatto in seguito ad inalazione dei suoi vapori
Digitale	Venivano segnalati casi di ipersensibilità ai preparati della digitale (eruzioni cutanee) e casi rari di reazioni sistemiche (attacchi asmatici, porpora trombocitopenica)
Finocchio	Veniva descritto un caso di asma bronchiale dopo l'ingestione di finocchio e di semi di finocchio
Gomma adragante e gomma arabica	Queste due gomme, strettamente affini, davano delle reazioni crociate. Veniva descritto un caso di ostruzione nasale e di asma ed un caso di rinite ed asma
Gomma karaja	Sono stati descritti: un caso di ostruzione nasale in seguito ad esposizione alla gomma karaja; un secondo caso, accompagnato da asma; cinque casi di orticaria; 16 casi di coriza, asma e dermatite
Ipecacuana	Venivano segnalati alcuni casi di sensibilizzazione per inalazione della droga in polvere
Piantaggine	Esiste la descrizione di un caso in cui un soggetto accusò ostruzione nasale, dolori addominali e diarrea in seguito alla inalazione di polvere del seme di piantaggine
Ratania	Estratti di ratania provocavano dermatiti localizzate alle zone di applicazione
Ricino (olio)	Due ore dopo l'ingestione di olio di ricino si manifestavano in un soggetto tumefazione della lingua, edema delle labbra e delle palpebre, congiuntivite, rinorrea ed una eruzione scarlattiniforme generalizzata che desquamò dopo 48 ore. Una dose successiva di 4 ml riprodusse gli stessi sintomi e 3 settimane più tardi 1 ml li provocò in forma più lieve
Stramonio e lobelia	Un paziente altamente sensibile nei confronti della "polvere antiasmatica" (stramonio più lobelia) inalando un piccolo quantitativo di materiale presentava un attacco di asma

da chiedersi se questa droga vegetale, che risulta all'improvviso pericolosa e quindi da proscrivere, non venga oggi utilizzata in modo diverso rispetto al passato, a dosaggi elevati e forse per scopi diversi. È un interrogativo questo che va posto nel momento in cui si decide di far chiarezza su questo argomento.

La Farmacovigilanza[2] è in genere definita come lo studio della sicurezza dei farmaci utilizzati in campo umano. L'obiettivo della farmacovigilanza è di monitorare la sicurezza del farmaco e di identificare le ADRs nell'uomo, valutandone i rischi ed i benefici. Di recente è stato suggerito che dovrebbe essere data più enfasi all'ampiezza del problema piuttosto che focalizzarsi con ostinazione sulla dimostrazione del danno.

Ma se la definizione di farmacovigilanza è quella poc'anzi enunciata non c'è alcuna differenza tra farmaco convenzionale e farmaco vegetale o fitoterapico per quanto riguarda il controllo della loro sicurezza. La farmacovigilanza dovrebbe quindi abbracciare tutte le preparazioni utilizzate in campo medico, indipendentemente dallo stato normativo, dalla composizione farmaceutica, dall'uso e quant'altro. Quindi il modello in essere di farmacovigilanza e i mezzi utilizzati, sia quelli *hypotesis generating* che quelli *hypothesis testing*, anche se sono stati sviluppati per i farmaci convenzionali, possono essere applicati per vigilare anche sulla sicurezza dei fitoterapici.

Perché allora una farmacovigilanza *ad hoc* per i prodotti fitoterapici?

Sappiamo che i fitoterapici si possono ottenere senza una prescrizione medica e si possono trovare oltre che in farmacia, anche in erboristeria e nei supermercati quelli con finalità salutistiche (come integratori alimentari). Ma il problema non è tanto l'autoprescrizione. Sappiamo che esistono farmaci convenzionali che non richiedono alcuna prescrizione medica (OTC, SP), ciò nonostante sono da sempre monitorati dal SSN, a differenza dei fitoterapici. Il problema quindi non è tutto nell'automedicazione, anche se questo è un aspetto rilevante in farmacovigilanza.

Evidentemente i problemi sono altri, riguardano in modo specifico il fitoterapico, la sua natura, come viene chiamato, preparato, utilizzato. Dovendoci comunque addentrare in una materia sulla quale non esiste ancora sufficiente chiarezza, anche da un punto di vista legislativo, e dovendo parlare di farmaci vegetali, visto che in fitoterapia esiste una vasta terminologia che sottintende il più delle volte delle differenze tra un prodotto ed un altro (Tab. 1.3), riteniamo opportuno definire, prima di andare avanti nel nostro discorso, il farmaco naturale o fitoterapico.

Il fitoterapico è un prodotto medicinale che contiene come sostanze attive esclusivamente droghe vegetali o preparazioni di droghe vegetali.

---

[2] La Farmacovigilanza è anche vista come lo studio delle medicine, dopo la loro approvazione alla vendita (AIC): l'obiettivo è di rendere l'uso delle medicine razionale e sicuro. Il concetto di Farmacovigilanza è stato introdotto nella legislazione della CE nel 1993, ma il centro di farmacovigilanza dell'OMS, che si trova a Uppsala in Svezia, è stato istituito nel 1968 con l'intento di monitorare le reazioni avverse prodotte dai farmaci mediante la creazione di un archivio mondiale di sospette reazioni avverse. A questo programma vi partecipa l'Italia fin dal 1975 (Centro Nazionale di Farmacovigilanza ITA-OMS).

Tabella 1.3 Termini adoperati in fitoterapia

Termine		Significato
Italiano	Inglese	
Droga vegetale	*Herbal drug (crude drug, herbal substance)*	Parte della pianta (fresca o essiccata) che contiene la maggiore quantità di principi attivi (droga organizzata). Prodotto (essudato, lattice, ecc.) della pianta che è stato sottoposto a specifico trattamento (droga non organizzata)
Erba	*Herb*	Pianta erbacea priva di parti ipogee. Allo stato secco presenta parti di caule, foglie, fiori e semi. Per gli anglosassoni il termine erba può comprendere anche le parti ipogee della pianta (radici, rizomi, ecc.)
Fitofarmacovigilanza	*Phytopharmacovigilance*	Farmacovigilanza sui fitoterapici. L'obiettivo è di monitorare la sicurezza dei fitoterapici
Nutraceutico	*Nutraceutical*	Sostanza nutriente presente negli alimenti che a determinati dosaggi può manifestare effetti farmacologici sull'organismo
Pianta medicinale	*Medicinal plant*	Pianta che viene impiegata in medicina per le sue proprietà terapeutiche
Pianta officinale	*Officinal plant*	Pianta che può essere utilizzata in uno o più settori industriali: farmaceutico, liquoristico, cosmetico, alimentare, tessile, ecc.
Preparato vegetale[a]	*Herbal preparation (herbal drug preparation, herbal product)*	Preparazione che si ottiene dalla droga con un procedimento estrattivo (estratto, tintura, essenza, succo). Può essere grezzo o subire una parziale purificazione e/o concentrazione
Principio attivo	*Active principle (active constituent)*	Sostanza responsabile dell'azione terapeutica della droga. Questo termine è obsoleto e privo di significato in quanto l'azione terapeutica della droga viene oggi attribuita ad un *pool* di sostanze attive piuttosto che ad un unico componente. Fa eccezione il lauroceraso in quanto è l'unica droga che contiene un solo principio attivo
Prodotto fitoterapico[a] (farmaco vegetale)	*Phytotherapic (phytopharmaceutic, herbal medicinal) product*	Prodotto medicinale che contiene come sostanze attive esclusivamente droghe vegetali o preparazioni di droghe vegetali. Può contenere una singola droga o una combinazione di diverse droghe, differenti tra loro ma ritenute di possedere effetti complementari

segue →

seguito →

Termine		Significato
Italiano	Inglese	
Rimedio erboristico[a]	*Herbal remedy (herbal product)*	Prodotto salutistico dato da uno o più droghe vegetali essiccate, frantumate o sottoposte ad altre operazioni (bollitura o percolazione in acqua, alcol o altri solventi per liberare i componenti biologicamente attivi dell'erba). Non è sinonimo di prodotto omeopatico
Termini erroneamente (impropriamente) utilizzati in fitoterapia		
Fitofarmaco	*Phytopharmacy*	Prodotto impiegato per curare le piante (usato in agricoltura)
Fitomedicina	*Phytomedicine*	È analogo al prodotto fitoterapico. È preferibile però non utilizzarlo in fitoterapia in quanto facilmente confondibile con il termine fitofarmaco

[a] Nella pratica quotidiana si usano indifferentemente questi termini e questo genera confusione in quanto possono esistere differenze sostanziali tra di loro. Un altro termine ricorrente è "prodotto a base di erbe officinali"

Quindi un componente chimico isolato allo stato puro da una pianta medicinale (o droga vegetale) non è un fitoterapico (per esempio l'atropina non è un fitoterapico mentre l'estratto di belladonna, che contiene atropina, è un fitoterapico; così pure l'oppio crocato, ma non la morfina, è un fitoterapico). Già dalla definizione si capisce la differenza che esiste tra il farmaco convenzionale ed il fitoterapico, ma s'intuisce anche la differenza che può esistere tra due o più fitoterapici che contengono la stessa droga. Infatti, contrariamente al farmaco convenzionale, la pianta medicinale (o droga vegetale), da cui origina il fitoterapico, è una miscela complessa di sostanze chimiche (diverse decine o centinaia)[3] che può includere alcaloidi, flavonoidi, glicosidi, saponine, tannini, terpeni, steroli, acidi grassi, ecc. (Tab. 1.4). Per molte piante poi i componenti chimici sono poco noti e, per quelli noti, si sa poco circa la loro attività farmacologica nell'uomo. Inoltre, il profilo dei costituenti chimici non è uniforme in tutta la pianta; anzi, in molte piante questi si concentrano in un determinato organo (radice, foglia, seme, ecc.) che prende il nome di droga (Fig. 1.1). Inoltre, l'esatto profilo dei componenti chimici può variare sia

---

[3] Le piante sono delle "macchine" chimiche: hanno più geni dei mammiferi, incluso l'uomo, e per sopravvivere necessitano di una straordinaria capacità biosintetica per difendersi da un gran numero di nemici (parassiti, erbivori, inquinamento ambientale, clima, pH del terreno, uomo, ecc.) presenti nell'ambiente circostante.

Tabella 1.4. Sostanze chimiche presenti nelle piante medicinali (o droghe vegetali)

Classe	Caratteristiche	Commento
Acidi	Diversa natura chimica	Molto diffusi in natura (acido citrico, malico, ossalico, tartarico, ecc.)
Alcaloidi	Amine basiche	Sono circa 12 000. Sono molto attivi e anche molto tossici; alcuni sono narcotici
Alcoli	Sono liberi o combinati come esteri	Presenti negli oli essenziali (geraniolo), balsami (glicerolo, alcol cinnamico), ecc.
Amari	Appartenenti a varie classi chimiche (glicosidi, flavonoidi, alcaloidi, ecc.)	Si distinguono per il grado di amarezza
Aminoacidi	Liberi o come unità di proteine e peptidi	Essenziali nella nutrizione
Enzimi	Proteine che agiscono come catalizzatori	Importanti nell'aglio (aliinasi), mostarda (mirosina), ecc.
Essenze	Derivati terpenici, fenolici, alcolici, ecc.	Noti anche come oli essenziali o volatili sono usati in profumeria ed in medicina come antibatterici e mucolitici
Esteri	Composti che si formano tra un alcol e un acido	Presenti nelle essenze e nei balsami (acetato di linalile, benzilbenzoato, ecc.)
Fenoli	Alcoli aromatici	Antisettici caustici (fenolo, acido salicilico, ecc.)
Fitoestrogeni	Membri di flavonoidi e lignani	Possiedono soprattutto attività estrogenica (genisteina, ecc.)
Flavonoidi	Pigmenti delle piante	Sono circa 4000, ma solo per pochi l'attività biologica è ben documentata
Furano-cumarine	Derivati della cumarina	Ampiamente distribuiti nei vegetali (psoraleni, kellina, ecc.)
Glicosidi	Derivati dei glucidi legati alla genina o aglicone	Sono circa 300 e si comportano da profarmaci
Gomme e mucillagini	Polisaccaridi eterogenei; derivati dell'acido uronico	Agenti igroscopici usati come eccipienti, protettivi delle mucose e come blandi lassativi
Iridoidi	Glicosidi, derivati terpenici	Sostanze amare (quassia, ecc.)
Lignani	Derivano dalla condensazione di due unità di fenilpropano	Principi attivi di diverse droghe (podofillo, ecc.)
Lipidi	Gliceridi di acidi grassi	Presenti negli oli fissi (oliva, palma, soia, ricino, ecc.)

segue →

seguito →

Classe	Caratteristiche	Commento
Peptidi	Derivati degli aminoacidi; subunità di proteine	Includono sostanze che sono ormoni, antibiotici, antiossidanti
Polisaccaridi	Polimeri	Presenti nei funghi (*Ganoderma* e *Lentinus*), aloe, echinacea (acemannano), ecc. Sono agenti immunostimolanti
Resine	Prodotti di ossidazione dei terpeni	Includono oleoresine, resine e balsami
Saponine	Glicosidi di natura steroidea o terpenica	Causano emolisi se introdotti nel torrente circolatorio e sono tensioattive
Tannini	Polifenoli, molti contenenti acido gallico	Legano le proteine. Riducono la diarrea ed agiscono da emostatici
Vitamine	Diversa natura chimica	Agenti essenziali nella nutrizione umana usati anche come farmaci (antiossidanti: vitamine A, C, E; antistaminici: vitamina C)

Nota: I costituenti di una pianta medicinale possono essere classificati in: (1) costituenti con nota attività clinica [come i sennosidi nella senna (*Cassia angustifolia*), le aloine nell'aloe (*Aloe ferox*), l'escina nell'ippocastano (*Aesculus hyppocastanum*), la silibina nel cardo mariano (*Silybum marianum*), i kavapironi nella kava (*Piper methysticum*), ecc., comunemente detti principi attivi o markers terapeutici]; (2) costituenti con nota attività farmacologica e che contribuiscono all'efficacia della pianta medicinale [come le procianidine oligomeriche nel biancospino (*Crataegus laevigata*), i flavoni nel ginkgo (*Ginkgo biloba*), l'allicina nell'aglio (*Allium sativum*), l'iperforina nell'iperico (*Hypericum perforatum*), i ginsenosidi nel ginseng (*Panax ginseng*), gli acidi grassi ed i loro esteri nella serenoa (*Serenoa repens*), ecc., comunemente detti markers farmacologici]; (3) costituenti importanti per il controllo di qualità [come gli acidi valerenici nella valeriana (*Valeriana officinalis*), gli acidi caffeici nella echinacea (*Echinacea purpurea*), la scopoletina nell'ortica (*Urtica dioica*), ecc., comunemente detti markers analitici]; (4) costituenti che modificano la biodisponibilità dei principi attivi o sono inerti (come i sali minerali); (5) costituenti potenzialmente negativi (come le tossine, gli allergeni, ecc.); (6) sostanze che fanno parte della matrice della cellula vegetale, in genere insolubili (come le lignine, la cellulosa, ecc.)

Tabella 1.5 Effetti di diversi estratti di ortica sulla ipertrofia prostatica indotta nel topo

Solvente adoperato per l'estrazione	Inibizione (%) della crescita della ghiandola prostatica[a]
Cicloesano	−23.5
Etile acetato	5.0
1-butanolo	1.3
Metanolo 20%	51.3
Acqua	26.5
Suramina	25.7

[Da: Busse (2000)]
[a] L'effetto terapeutico è in funzione del solvente adoperato per la preparazione dell'estratto. L'estratto metanolico risulta quello più attivo

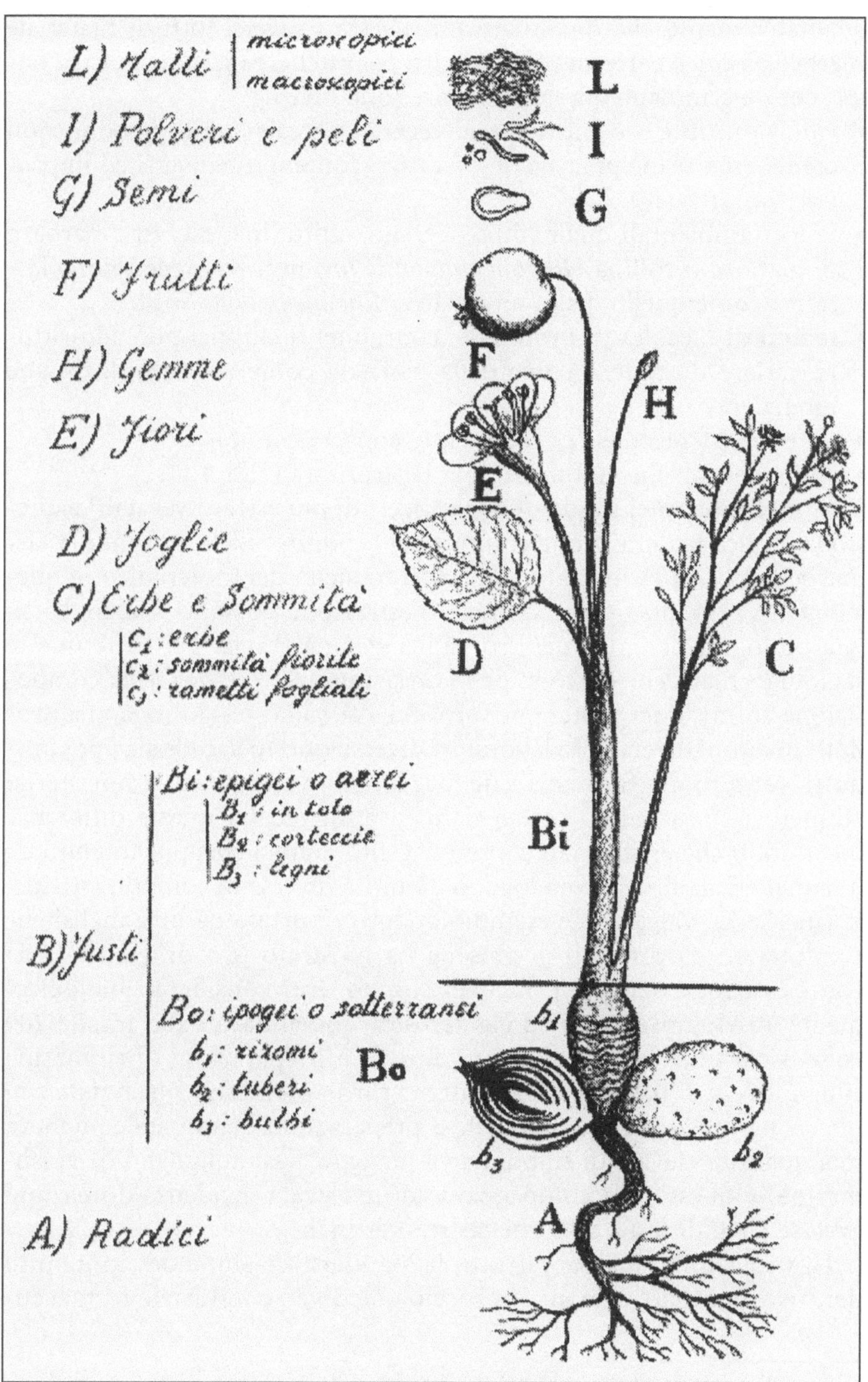

Figura 1.1 Classificazione delle droghe vegetali organizzate. [Da: Capasso e Donatelli (1981)]

qualitativamente che quantitativamente tra i diversi lotti di materiale vegetale da cui si parte, di volta in volta, per ottenere un fitoterapico. I fattori che determinano queste differenze sono diversi:

- variazioni inter- o intra-specie vegetali (specie simili possono non contenere i principi attivi desiderati, o contenerne diversi ed in proporzioni diverse);
- fattori ambientali quali clima, terreno, altitudine, ecc. [il rabarbaro di pianura o collina (*Rheum rhaponticum*) non possiede azione lassativa come quello d'alta montagna (*Rheum palmatum*)];
- tempo di raccolta (il profilo dei componenti chimici può addirittura variare durante il corso della giornata come nel caso di droghe essenziere);
- fattori post-raccolta (essiccamento, conservazione);
- scelta del solvente adoperato per l'estrazione (Tab. 1.5).

Molti fitoterapici sono poi una miscela di più estratti vegetali[4] e questo complica la definizione chimica del prodotto finito e quindi la farmacocinetica, la farmacodinamica e la tossicità del fitoterapico in questione. In aggiunta, i procedimenti d'estrazione possono alterare l'attività biologica dei costituenti organici di una droga. Per tutte queste ragioni è chiaro che esistono delle variazioni (differenze) nella composizione chimica dei fitoterapici provenienti dalla stessa droga, ma prodotti in tempi diversi e da laboratori diversi: questo accade sia per i prodotti venduti in farmacia che per quelli venduti in erboristeria. Numerosi studi hanno confermato in anni recenti queste differenze mostrando che esistono in commercio fitoterapici che, pur ottenuti da una medesima droga, contengono quantità diverse di componenti attivi (markers). Valga come esempio quanto riportato da una analisi che condotta su 25 prodotti di ginseng ha mostrato una differenza nella concentrazione dei due principali componenti considerati biologicamente attivi, ginsenosidi ed eleuterosidi, che andava dalle 15 alle 200 volte. Così pure uno studio condotto su 3 preparazioni di silimarina [una miscela di flavonoidi presenti nel cardo mariano (*Silybum marianum*)] ha mostrato che una delle 3 preparazioni esaminate conteneva una quantità elevata di silibinina (il maggior flavanolignano della silimarina) e questo si accompagnava ad un'elevata incidenza di reazioni avverse (mal di testa, disturbi gastrointestinali).

La titolazione, ma soprattutto la standardizzazione del contenuto dei costituenti attivi, è un approccio che diverse industrie farmaceu-

---

[4] Un'analisi dei prodotti fitoterapici in commercio in Germania nel 2003 ha mostrato che il 69% erano semplici (contengono una sola droga) ed il 31% complessi (da 2 a 13 droghe): di questi il 40% conteneva 2 droghe, il 35% 3 droghe ed il 25% da 4 a 13 droghe.

tiche cercano di adottare per rendere più costante la risposta terapeutica del prodotto finale; purtroppo questa procedura è praticabile solo per quelle droghe, e sono poche, i cui componenti attivi sono ben noti. Ma c'è dell'altro: la standardizzazione se da un lato porta ad identificare certi composti chimici noti co-

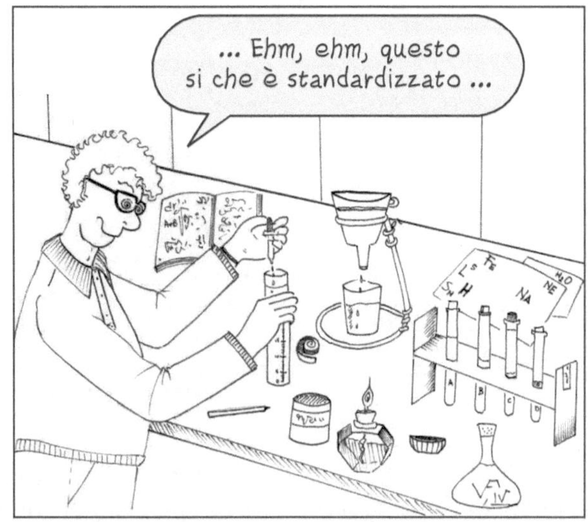

me "markers biologici", dall'altro altera il processo di produzione, rivolto a garantire livelli consistenti di questi markers in qualsiasi prodotto fitoterapico finale. In genere i markers sono noti per possedere un'attività farmacologica, ma pochi sono realmente noti per avere effetti clinici. Un comune processo di standardizzazione consiste nel mettere insieme diversi lotti della stessa droga che contengono diverse quantità del marker desiderato. Questa operazione di assemblaggio porta ad ottenere un estratto con la quantità di marker voluta (estratto standardizzato), ma l'effetto degli altri componenti non standardizzati risulterà poco chiaro. Alcune industrie farmaceutiche e/o erboristiche hanno pensato di risolvere il problema della standardizzazione aggiungendo all'estratto i markers attivi purificati [per esempio aggiungendo il marker attivo, l'iperforina, all'estratto di iperico (*Hypericum perforatum*)]. Questo approccio indubbiamente consente di ottenere un estratto finale che contiene una quantità uniforme di *markers*, ma il prodotto fitoterapico finale non conterrà nello stesso rapporto originario (definito dalla natura) i componenti della droga di partenza. La standardizzazione può quindi avere effetti imprevedibili sul profilo tossicologico di un estratto vegetale, a maggior ragione quando l'estratto si ottiene da una mescolanza di droghe.

Pertanto, a causa delle differenze che esistono tra i diversi fitoterapici di una stessa droga, il controllo della sicurezza deve essere fatto in funzione di queste considerazioni, senza generalizzare.

In altri termini la sicurezza del fitoterapico deve essere considerata specifica (prodotto-specifica o estratto-specifica) e deve essere estrapolata da tutti gli altri prodotti che sono stati mostrati di non essere farmaceuticamente equivalenti o bio-equivalenti.

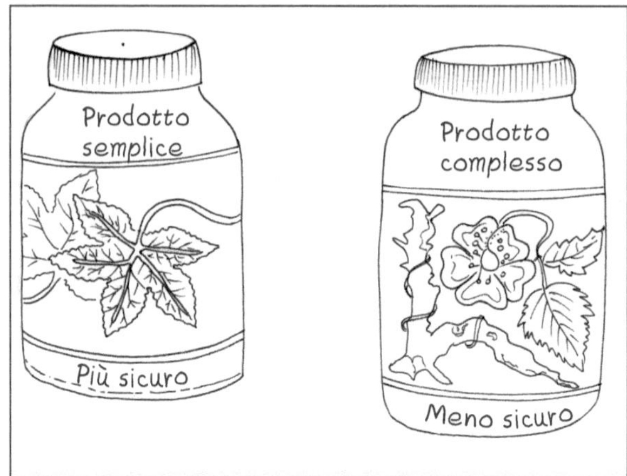

Altri problemi riguardano la pericolosità di certe classi chimiche ed il fatto che in molti paesi esportatori di piante medicinali si utilizza il nome comune o locale della pianta piuttosto che quello scientifico. Nel primo caso si può arrivare a conclusioni affrettate; nel secondo caso si rischia di utilizzare una pianta piuttosto che un'altra (*Aristolochia fang-chi* al posto di *Stefania tetranda*). Sappiamo poi che molte piante sono estremamente velenose se si adopera un organo piuttosto che un altro (per es. il seme intero piuttosto che decorticato di *Ricinus communis,* il frutto anziché le foglie di *Ginkgo biloba,* le radici piuttosto che le foglie di *Atropa belladonna*). Molte altre (acquisizione questa piuttosto recente) possono risultare pericolose per la presenza di alcaloidi pirrolizidinici (vedi per es. *Eupatorium cannabinum, Petasites hybridus,* ecc.), epatotossici nell'uomo e mutageni e cancerogeni nell'animale, di acidi aristolochici (vedi per es. le specie di *Aristolochia*), nefrotossici e cancerogeni, di lattoni sesquiterpenici (vedi per es. *Arnica montana*), allergenici o di furanocumarine (vedi per es. *Dictamnus albus, Ammi visnaga,* ecc.), fototossiche, tanto per citare i principali composti tossici.

Forse ora possiamo comprendere il perché della necessità di sorvegliare sulla sicurezza dei fitoterapici e di distinguere la fitofarmacovigilanza dalla più comune, e forse più generale, farmacovigilanza. Perché c'è una profonda differenza tra farmaco convenzionale e farmaco vegetale e perché molti fitoterapici, pur contenendo la stessa droga, possono presentare un diverso profilo chimico, farmacologico e tossicologico. La fitofarmacovigilanza richiede, per tutte queste ragioni, conoscenze approfondite circa la natura del fitoterapico, il modo come è stato preparato ed usato; presenta, in altri termini, una difficoltà aggiuntiva rispetto alla farmacovigilanza dei farmaci convenzionali e quindi esige un maggiore impegno da parte dei sanitari preposti alla prescrizione, all'erogazione e al controllo della sicurezza dei prodotti medicinali.

Infine, gli esempi riportati nella Tabella 1.2 indicano che gli effetti indesiderati e tossici dei prodotti vegetali non sono stati nel passato sottovalutati, anzi descritti con l'obiettivo di migliorarne l'uso senza arrecare eccessivi danni al paziente. Oggi però le reazioni avverse devono essere riportate con dovizia di particolari. Per esempio non è più sufficiente riportare che la liquirizia (o la gomma guggul) provoca rabdomiolisi se non si precisa qual è la specifica preparazione di liquirizia incriminata. Così pure non è corretto dire che la kava è epatotossica: la kava non è epatotossica, è invece epatotossico quell'estratto di kava preparato con determinati solventi e concentrato in modo tale da contenere circa il 73% di kavapironi. Le segnalazioni di reazioni avverse devono essere dunque più circostanziate: devono riportare con esattezza, oltre ai segni ed ai sintomi avvertiti dal paziente, anche l'esatta composizione del fitoterapico "incriminato" ed il contenuto in principi attivi. Questo ci consentirà di evitare di commettere l'errore che va avanti da qualche anno, cioè di estendere la tossicità di un singolo prodotto alla droga e quindi a tutti i prodotti contenenti la stessa droga (valga come esempio il comportamento assunto con la kava), cioè di fare di "tutta un'erba un fascio", ma piuttosto indicare il prodotto che preparato in un certo modo deve essere ritirato dal commercio perché responsabile di effetti indesiderati e tossici.

Bibliografia

Ascher MS (1941) Psyllium seed sensitivity. Case report. J Allergy 12:607

Ayers S (1948) Contact dermatitis persisting for three and one-half months following a single exposure to a proved irritant compound tincture of benzoin. Arch Dermat Syph 57:579

Berger H (1952) Thrombopenic purpura following use of digitoxin. JAMA 148:282

Blank P (1945) Sensitization to the oral administration of castor oil. Ann Allergy 3:297

Borrelli F, Capasso R, Capasso F (2006) Herbal remedies: promises with risk. Natural Product Communication (*in stampa*)

Bowen R (1939) Karaja gum as a cause of urticaria. Arch Dermat Syph 39:506

Busse W (2000) The significance of quality for efficacy and safety of herbal medicinal products. Drug Information J 34:15-23

Brown EB, Crepea SB (1947) Allergy (asthma) to ingested gum tragacanth. J Allergy 18:214

Bullen SS (1934) Perennial hay fever from Indian gum (karaja gum). J Allergy 5:484

Capasso F, Donatelli L (1981) Farmacognosia. Piccin, Padova

Conroy JA (1942) Dermatitis medicamentosa attributed to Carteris Little Liver Pills. JAMA 118:1449

De Smet PAGM (1995) Health risks of herbal remedies. Drug Saf 13:81-93

De Smet PAGM (1993) An introduction to herbal pharmacoepidemiology. J Ethnopharmacol 38:197-208

Engelherdt W (1935) Die Ueberempfindlichkeit der Haut gegen Perubalsam. Munchen med Wehnschr 82:256

Ernst E (2004) Challenges for phytopharmacovigilance. Postgrad Med J 80:249-250

Feinberg SM (1935) Karaja gum asthma. JAMA 105:505

Figley KD (1940) Karaja gum (Indian gum) ipersensitivity. JAMA 114:747

Harkey MR, Henderson GL, Gershwin ME et al (2001) Variability in commercial ginseng products: an analysis of 25 preparations. Am J Clin Nutr 73:1101-1106

Kressmann S, Muller WE, Blume HH (2002) Pharmaceutical quality of different *Ginkgo biloba* brands. J Pharm Pharmacol 54:661-669

Levy SB (1948) Bronchial asthma due to ingestion of fennel and fennel seed. Ann Allergy 6:415

Mosko MM, Taylor RG (1945) Digitalis allergy with demonstrabe antibody. J Allergy 25:477

Peshkin MM (1920) Ipecac sensitization and bronchial asthma. Report of case. JAMA 75:1133

Rotblatt M, Ziment I (2002) Evidence-Based Herbal Medicine. Hanley and Belfus, Inc, Philadelphia

Schulz HU, Schurer M, Krumbiegel G et al (1995) The solubility and bioequivalence of sylimarin preparations. Arzneimittelforschung 45:61-64

Steiner K, Leifer W (1949) Investigation of contact dermatitis due to compound tincture of benzoin. J Invest Dermat 13:351

Swineford O (1937) Hypersensitiveness to "asthma powders". Report of case. J Allergy 8:607

Urbach E (1934) Klinik und therapie der allergischen krankheiten. W Mandrich, Vienna

Urbach E, Gottlieb PM (1943) Allergy. Grune e Stratton, New York, p. 451

Wijesekera ROO (1991) The medicinal plant industry. CRC Press Inc, Boca Raton

Wolfe LS, Geiger AJ (1943) Urticaria due to drugs of the digitalis series. N England J Med 248:148

CAPITOLO 2
Dall'eclissi alla rinascita
del farmaco naturale

Dopo l'isolamento e la caratterizzazione di molti principi attivi delle droghe vegetali (la morfina nel 1803 o 1806, la stricnina nel 1817, la chinina e la caffeina nel 1820, l'atropina nel 1833, la nicotina nel 1828, la salicina nel 1829, la cocaina nel 1855, la digitalina nel 1868 e così via) e la loro riproduzione per sintesi (nel 1889 si ottiene per sintesi il primo alcaloide, la coniina, dopo averne determinata la struttura) nel secolo scorso l'industria farmaceutica produce su larga scala una quantità enorme di specialità medicinali che vanno a sostituire velocemente i "semplici" (droghe vegetali) in farmacia. La realtà è che l'industria farmaceutica ha saputo sfruttare a suo beneficio il fatto che i principi attivi delle piante, una volta ottenuti allo stato puro e preparati sotto una forma stabile, presentavano il grosso vantaggio, rispetto ai "semplici" di:

- manifestare sempre la stessa azione terapeutica;
- offrire la possibilità di stabilire un più esatto rapporto tra dose ed attività desiderata;
- essere all'occorrenza disponibili in farmacia;
- poter conservare per un certo numero di anni (3-5 anni) le stesse identiche proprietà terapeutiche.

Comunque l'industria farmaceutica inizialmente si è limitata a riprodurre i principi attivi presenti nelle piante medicinali; successivamente, avendo accertato alcune correlazioni esistenti tra struttura chimica ed attività farmacologica, si è cimentata nella sintesi di molecole analoghe o omologhe (Tab. 2.1), e infine, specializzandosi nella indagine strutturistica, si è spinta nella sintesi di molecole nuove ma anche diverse da quelle che si possono trovare nel regno vegetale.

Inizia così il declino della fitoterapia, al quale contribuisce il comportamento del medico la cui cultura non gli consente di stilare una prescrizione medicinale officinale o magistrale (la ricetta magistrale viene stilata dal medico per il paziente, che la presenta al farmacista per la spedizione; le prescrizioni officinali sono quelle codificate dalla Farmacopea), con precise istruzioni al farmacista e delucidazioni al paziente. Anche il paziente, preoccupato di recuperare quanto prima lo

Tabella 2.1 Esempi di prodotti che derivano da principi attivi presenti nei vegetali

Principio attivo di riferimento (fonte naturale)	Derivato
Artemisinina (*Artemisia ànnua*)	Artemetere
Camptotecina (*Camptotheca acuminata*)	Irinotecano
Crisarobina (*Andira araroba*)	Antralina
Digossina (*Digitalis* spp.)	Metildigossina
Diosgenina (*Dioscorea* spp.)	Ormoni steroidei
Ergotossina (*Claviceps purpurea*)	Diidroergotossina
Ergonovina (*Claviceps purpurea*)	Metilergonovina
Ecogenina (*Dioscorea* spp.)	Ormoni steroidei
Kellina (*Ammi visnaga*)	Cromoglicato
Limonene (*Citrus* spp.)	Prostanoidi
Papaverina (*Papaver somniferum* vr. *album*)	Verapamile
Psoralene (*Psoralea* spp.)	8-metossipsoralene
Tetraidrocannabinolo (*Cannabis sativa* vr. *indica*)	Nabilone
Yinghaosu A (*Artabotrys uncinatus*)	Arteflene

stato di salute, ha preferito ed ha ottenuto dal medico e dal farmacista farmaci sempre più nuovi e di maggiore interesse terapeutico. Una volta abbandonati i "semplici" per i farmaci di sintesi, la fitoterapia viene lasciata scivolare verso il più banale empirismo.

Con l'avvento dei farmaci di sintesi (convenzionali) si è creduto che qualsiasi malattia potesse essere debellata e che l'uomo avesse finalmente trovato un rimedio per ogni male. La verità è che non è stato tutto "oro colato"[5] né si può asserire che ai benefici non si siano associati dei danni, anche di una certa gravità (talidomide), o addirittura dei casi di morte. Tutto ciò ha ben presto creato un certo discredito verso i farmaci di sintesi ed una tendenza, a partire dal 1980 in poi, a riconsiderare la capacità curativa dei "semplici", le indicazioni, le controindicazioni, la posologia e le opportune vie di somministrazione.

Le cause di questo rinnovato interesse per le piante medicinali sono diverse (Tab. 2.2). C'è, comunque, il desiderio diffuso di realizzare una terapia efficace e sicura con prodotti naturali, ma anche la sfiducia verso tutto ciò che è di sintesi e verso il progresso che si ritiene causa di degrado ambientale e la consapevolezza che i farmaci convenzionali non debellano malattie croniche.

Una recente indagine ha mostrato che in Italia il 4,8% della popolazione utilizza prodotti fitoterapici (dato ISTAT 1999-2000) e di questi il 75,4%

---

[5] Paul Ehrlich descrisse il farmaco come una "pallottola magica", capace di agire selettivamente sul tessuto malato senza danneggiare i tessuti sani e di debellare qualsiasi malattia. Questo farmaco "ideale" è tuttora un obiettivo da raggiungere.

Tabella 2.2 Possibili cause che hanno rivalutato la fitoterapia

1. Diffusione di nuove malattie con complicazioni serie, per le quali non esiste ancora una terapia farmacologica adeguata

2. Sfiducia nei farmaci convenzionali, responsabili di reazioni avverse sempre più frequenti e gravi

3. Limiti dei farmaci convenzionali nel debellare le malattie croniche o quelle incurabili (cancro, diabete, artrite, ecc.)

4. Desiderio istintivo di cercare i rimedi nelle cose semplici e nel contempo più sicure.

5. Movimenti di ecologisti sempre più numerosi

6. Convinzione che tutto ciò che è "naturale" può essere solo "buono"

7. Convinzione che le piante medicinali sono completamente innocue, a differenza dei farmaci convenzionali

8. Convinzione che le piante medicinali curano qualunque malanno

9. Reperibilità in farmacia di fitoterapici stabili, facili da conservare e meno costosi dei farmaci convenzionali

10. Il concetto di salute è cambiato

11. Automedicazione

12. Facile accesso all'acquisto dei fitoterapici, senza formalismi

13. Alleggerimento dei costi per il SSN

14. Presenza sul mercato farmaceutico di farmaci convenzionali preparati a partire da estratti vegetali

15. Riconoscimento del valore delle Farmacopee tradizionali ed indigene

[Da: Vincent e Furnham (1996), modificata]

dichiara di essere soddisfatto anche se le evidenze cliniche sulla loro efficacia e sicurezza sono scarse o deludenti. Questa contraddizione è frutto della complessità del fitoterapico, che rende gli studi poco confrontabili, difficili da impostare e poco riproducibili. Un'altra indagine, molto più recente (2006), mostra che i fitoterapici vengono impiegati anche in campo pediatrico e da donne in periodo di gravidanza.

L'espansione del mercato dei fitoterapici ha indotto molti paesi ad emanare delle regole sulla loro commercializzazione come prodotti efficaci e sicuri. Così in molti Paesi europei è prevista una approvazione *pre-marketing* per i prodotti fitoterapici: Germania, Francia, Svezia, Danimarca e Svizzera hanno emanato una specifica normativa riguardante la valutazione dei prodotti fitoterapici. Anche l'Unione Europea ha emanato diverse direttive sulla produzione, qualità, efficacia e sicurezza dei prodotti fitoterapici, la più importante delle quali è la Direttiva 2004/24/CE. Altri paesi come Olanda, Portogallo, Giappone e Cina li regolano come prodotti farmaceutici e la produzione di questi deve attenersi alla *Good Manufacturing Practice* ed alla *Good Agricolture Practice*. Negli USA i prodotti fitoterapici

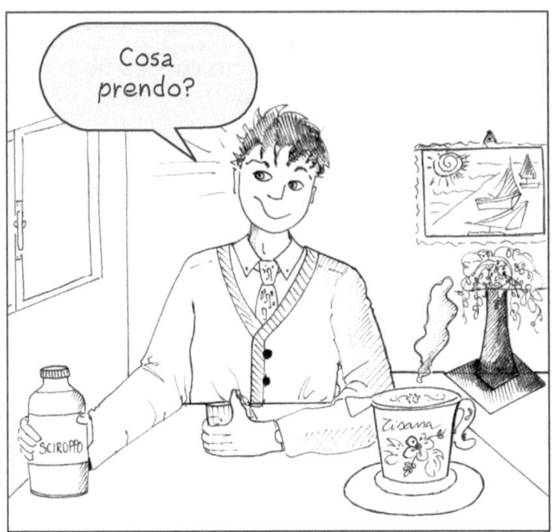

sono considerati integratori alimentari e soggetti alla normativa riportata nel *Dietary Supplement Health and Education Act* (DSHEA) del 1994, che prevede una "condotta" diversa per i fitoterapici e per i farmaci convenzionali in termini di sicurezza, efficacia e vigilanza *post-marketing*. Pertanto negli USA i termini "trattare, prevenire, curare, mitigare" o l'indicazione di una precisa malattia e/o disturbo, sono adoperati unicamente per i farmaci convenzionali per i quali le industrie farmaceutiche sono tenute ad esibire *dossiers* sulla efficacia e sicurezza alla *Food and Drug Administration* (FDA) per ottenere l'autorizzazione al commercio. In Italia è in preparazione un decreto legislativo recante l'affermazione delle direttive comunitarie riguardanti i medicinali vegetali tradizionali.

Bibliografia

Bateman J, Chapman RD, Simpson D (1988) Possible toxicity of Herbal remedies. Scottish Med J 43:7-15

Capasso F, Grandolini G, Izzo AA (2004) Phytotherapy. Springer, Heidelberg

De Smet PAGM (2003) Herbal medicine. N Engl J Med 348:1500-1501

Elvin-Lewis M (2001) Should we be concerned about herbal remedies. J Ethnopharmacol 75:141-146

Gesler WM (1992) Therapeutic landscapes: medical issues in light of the new cultural geography. Soc Sci Med 34:735-746

Kincheloe L (1997) Herbal medicines can reduce costs in HMO. Herbalgram 41:49

Lewis JD, Strom BL (2002) Balancing safety of dietary supplements with the free market. Ann Intern Med 136:616-618

Menniti-Ippolito F, Gargiulo L, Bologna E, Forcella E, Raschetti R (2002) Use of unconventional medicine in Italy: a nation-wide survey. Eur J Clin Pharmacol 58:61-64

Moore J, Phills K, Marcer D et al (1985) Why do people seek treatment by alternative medicine? Br Med J 290:28-29

Schulz H, Hansel R, Tyler V (2003) Rational Phytotherapy. Springer, Berlin

Vincent C, Furnham A (1996) Why do patients turn to complementary medicine? An empirical study. Br J Clin Psychol 35:37-48

Winslow LC, Kroll DJ (1998) Herbs as medicines. Arch Int Med 158:2192-2199

Zaffani S, Cuzzolin L, Benoni G (2006) Herbal products: behaviours and beliefs among Italian women. Pharmacoepidemiol Drug Saf (*in stampa*)

CAPITOLO 3

I rischi in fitoterapia: l'entità del problema

Che l'uso di piante medicinali, come di qualsiasi farmaco, possa provocare dei danni all'organismo umano, è, come abbiamo già detto in precedenza, un fatto ben noto che si fa addirittura risalire ai tempi antichi. Quando l'uomo cominciò ad utilizzare le piante a scopo terapeutico[6] si suppone che, ben presto, abbia realizzato che alcune di queste fossero completamente tossiche mentre altre potessero lenire, non senza rischi, le sofferenze umane. Sta di fatto che già i greci del periodo omerico (1000 a.C.) con il nome "farmaco" indicavano sia un veleno che un medicamento. Anche Ovidio, a distanza di tempo, ripeteva ai suoi allievi *"nulla è così buono che in eccesso non possa nuocere"*. Questo concetto sarà ripreso da Ippocrate (460-370 a.C.), universalmente riconosciuto come il padre della medicina. In questo periodo inizia pure la prima rudimentale sperimentazione dei tossici e dei medicamenti con l'intento di precisarne l'azione e di aumentarne la possibilità d'impiego. Molto più tardi Paracelso (1493-1541), considerato il Lutero della medicina, sostenne che la droga vegetale non era un'entità terapeutica inscindibile e che essa agiva per una quinta essenza che poteva essere estratta ed usata come e meglio della droga; inoltre ricordava che tutte le sostanze sono dei veleni, nessuna è innocua e la mancanza di effetti tossici dipende sempre dalla dose. L'affermazione di Paracelso (*dosis sola facet venenum*) è ancora uno dei capisaldi della tossicologia moderna, anche se oggi sappiamo che alcuni effetti tossici non dipendono dalla dose.

Comunque nel secolo scorso (1960-1962) la tossicità delle sostanze medicamentose è prepotentemente balzata all'attenzione dell'opinione pubblica in seguito ad alcune situazioni drammatiche, come ad esempio la nascita di bambini focomelici (circa 10 000) da madri che avevano

---

[6] Qualsiasi civiltà ha esplorato ed usato piante per scopi medicinali. La presenza di diverse piante con proprietà medicinali nella tomba di Neanderthal in Iraq lascia supporre che queste venivano impiegate gia 60.000 anni fa. La prima testimonianza scritta dell'uso di piante medicinali risale invece al 3000 a.C. e ci viene fornita dall'imperatore Shen Nung con il suo libro Pen Tsao (detto anche il Grande Erbario), considerato per secoli la Materia Medica Cinese.

assunto un antiemetico, la talidomide[7]. I disastri provocati dalla talidomide hanno insegnato che l'osservazione attenta e continua e il sospetto clinico (di grado elevato) sono d'importanza cruciale nell'identificare la tossicità di un farmaco e che un farmaco in commercio da anni, può manifestare reazioni avverse mai sospettate prima. Questi insegnamenti hanno avviato una procedura chiamata più tardi *post-marketing drug surveillance*. Comunque non è semplice quantificare i danni derivanti dall'uso dei farmaci, sia naturali (fitoterapici) che convenzionali, anche se le poche stime effettuate concordano sulla rilevanza del problema, almeno per quanto riguarda i farmaci convenzionali. Infatti un articolo pubblicato nel 1998 su JAMA, un'autorevole rivista medica, afferma che il 5% dei farmaci (convenzionali) commercializzati producono gravi effetti collaterali, difficili da evidenziare prima dell'autorizzazione all'immissione sul mercato. L'identificazione degli effetti collaterali non è di per sé sufficiente a proteggere il pubblico; anzi i danni arrecati dalla terapia farmacologica richiedono ospedalizzazione o addirittura causano morte. Inoltre gli Autori di una metanalisi, comparsa sulla stessa rivista, stimano che le ADRs da farmaci convenzionali rappresentano la quarta causa di morte negli USA e che l'incidenza delle ADRs è rimasta costante nel periodo considerato (1960-1996).

La realtà è che esiste più di un problema:

- le malattie iatrogene (da farmaci o medeligene) esistono da sempre, ma solo da alcuni anni emergono dati sulla loro prevalenza;
- le malattie iatrogene comportano un costo sociale ed economico (assenza dal lavoro, visite mediche, giorni di degenza ospedaliera, ricorso a terapie addizionali, ecc.) non di poco conto. Basti considerare che negli USA il costo delle patologie iatrogene supera quello della patologia diabetica;
- le malattie iatrogene non vengono prese in considerazione nelle aule universitarie, forse perché considerate poco rilevanti ed in un certo senso imbarazzanti (colpevolizzanti) per il medico che prescrive farmaci. Sembra che circa il 5% dei pazienti trattati con farmaci manifesti ADRs e che il 2%-5% dei ricoveri in ospedale siano una conseguenza delle reazioni avverse ai farmaci;
- gli effetti negativi delle ADRs, diretti ed indiretti (Tab. 3.1) non hanno ancora ricevuto una giusta attenzione dai sanitari (medico di base, farmacista) e dagli organi preposti a vigilare sulla sicurezza dei farmaci.

---

[7] La talidomide fu introdotta sul mercato farmaceutico come farmaco antiemetico, sedativo e ipnotico, efficace e sicuro, e divenne rapidamente popolare per il trattamento della nausea e del vomito nel primo periodo di gravidanza.

Tabella 3.1 Effetti diretti ed indiretti delle reazioni avverse

- Causano ospedalizzazione o il ricorso a cure intensive
- Causano morte
- Incrementano i giorni di degenza in ospedale
- Incrementano la spesa sanitaria (ospedaliera)
- Maggiore onere economico sulla spesa farmaceutica
- Influenzano la qualità della vita del paziente
- Compromettono il rapporto paziente/medico
- Le reazioni avverse che si manifestano in pochi pazienti precludono l'uso del medicamento da parte di un fascia più ampia di pazienti
- Mimano la malattia e richiedono indagini non necessarie o ritardano il trattamento

Un altro problema è rappresentato dal fatto che è molto difficile la stima dei danni derivanti dall'uso di fitoterapici, anche perché non è previsto per molti di questi prodotti l'obbligo di prescrizione medica e questo porta a non associare una eventuale ADR al fitoterapico e comunque a non informare il medico dell'uso del fitoterapico. Uno studio condotto sul comportamento di pazienti che facevano uso di fitoterapici OTC, in caso d'insorgenza di una ADR ha evidenziato che circa il 43% non consulterebbe il medico curante in nessun caso, il 26% consulterebbe il medico in caso di una ADR grave mentre solo lo 0,8% lo consulterebbe per una ADR da fitoterapico. Un altro studio riporta che il 72% degli utilizzatori di fitoterapici non informa di ciò il medico curante.

Uno studio pilota, coordinato dall'Istituto Superiore di Sanità e promosso dall'Agenzia Italiana del Farmaco (AIFA) ha raccolto, nel periodo aprile 2002-gennaio 2005, 124 segnalazioni di reazioni avverse da fitoterapici e da altri prodotti. L'età media dei pazienti interessati dalle segnalazioni era 41 anni (45 per le donne e 33 per gli uomini). I pazienti ospedalizzati sono stati il 65%; nel 77% dei casi si è registrata una risoluzione completa, mentre nel 6% dei casi c'è stata una risoluzione con postumi. La causa della reazione avversa dovuta al fitoterapico è stata considerata certa nel 31% dei casi e probabile nel 45%. Le ADRs hanno interessato la cute (dermatite, atopia, ecc.) nel 31% dei casi, il gastrointestinale (nausea, crampi ecc.) nel 18% dei casi, quindi eventi neurologici (10%), cardiovascolari (13%), respiratori (9%), ginecologici (3%), ematologici (3%) ed infine metabolici (2%) (Fig. 3.1). I prodotti in questione sono stati 106: fitoterapici (33%), preparazioni galeniche (19%), integratori alimentari (19%), 11 prodotti omeopatici (contenenti dosi ponderali di farmaci). Le segnalazioni raccolte sono state inviate da medici ospedalieri, da medici di medicina generale (20%), da farmacisti (14%) ed anche da erboristi (9%) e pazienti (un paio). I prodotti sospettati di aver causato reazioni avverse erano stati utilizzati per disturbi psico-fisici (insonnia, depressione), gastrointestinali e cutanei, per infezioni dell'albero respiratorio, come antidolorifici e come dimagranti [Newsletter del Ministero della Salute, Agenzia Italiana del Farmaco, (n. 12/13, giugno 2005)].

Il numero di segnalazioni raccolte è comparabile con quello di altri Paesi europei. Per esempio nel Regno Unito la raccolta di segnalazioni di ADRs da fitoterapici è partita nel 1996. Fino al 2002 le segnalazioni sono state 67 per anno.

Le segnalazioni raccolte sono comunque incomplete: non riportano il meccanismo della reazione avversa e non fanno alcun riferimento ai componenti (ed alla loro concentrazione) presenti nel preparato fitoterapico. Inoltre, con una certa frequenza, si attribuisce all'uso del fitoterapico l'evento avverso perché non si riescono a trovare altre cause e la natura aneddotica della segnalazione non consente di definire quello che gli anglosassoni chiamano *incidence figures*.

Ma la domanda da porsi è la seguente: abbiamo raggiunto livelli preoccupanti nonostante l'uso indiscriminato di fitoterapici? Se consideriamo lo studio pilota poc'anzi riferito ed i casi clinici (*case reports*) che riporteremo più avanti, la risposta è negativa anche se ci sono dei segnali che devono farci preoccupare come: il numero sempre crescente di fitoterapeuti che spesso consigliano con leggerezza fitoterapici anche quando non sarebbe il caso; la complessità dei fitoterapici presenti sul mercato; il numero esiguo di studi clinici eseguiti per verificare la sicurezza dei fitoterapici; l'abitudine diffusa di somministrare fitoterapici e nello stesso tempo farmaci convenzionali; gli scarsi controlli sulla qualità del prodotto fitoterapico finito; l'automedicazione; la mancanza in letteratura di dati significativi sulle ADRs. Questi ed altri fattori ancora (Tab. 3.2) possono incrementare il rischio di ADRs da

Tabella 3.2 Altri fattori che incrementano il rischio di ADRs da fitoterapici

- I mass media tendono a favorire l'uso di fitoterapici ed il ricorso a medicine alternative
- Le ADRs da fitoterapici hanno minore probabilità di essere denunciate rispetto alle stesse ADRs prodotte da farmaci convenzionali
- I fitoterapici sono in larga parte venduti come integratori alimentari per i quali non è ancora richiesta una dimostrazione di efficacia, sicurezza e qualità come per i farmaci convenzionali
- I pazienti spesso utilizzano fitoterapici in associazione con farmaci convenzionali con possibili interazioni fitoterapico/farmaco
- La vendita via internet di fitoterapici che può vanificare qualunque iniziativa legislativa rivolta a tutelare la salute del paziente
- Presenza di contaminanti ed adulteranti nei prodotti fitoterapici

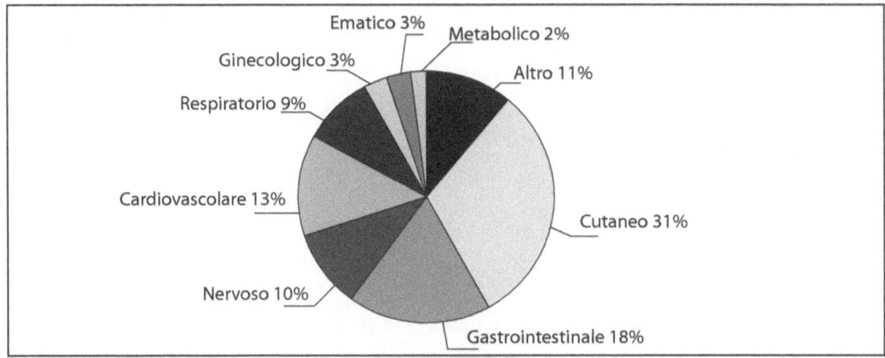

Fig. 3.1 ADRs da fitoterapici: sistemi interessati

fitoterapici nella pratica clinica. Per questo da una parte bisogna individuare le possibili cause ed eliminarle, dall'altra monitorare la sicurezza del fitoterapico senza creare inutili allarmismi. Ad ogni modo, anche se non esistono dati significativi e certi sull'entità del fenomeno, è chiaro che non bisogna sottovalutare il problema, visto anche che l'uso dei fitoterapici come rimedi per i disturbi minori ad alta prevalenza va sempre più diffondendosi in Italia.

Bibliografia

Barnes J, Mills SY, Abbot NC, Willoughby M, Ernst E (1998) Different standards for reporting ADRs to herbal remedies and conventional OTC medicines: face-to-face interviews with 515 users of herbal remedies. Br J Clin Pharmacol 45:496-500

De Smet PAGM (2004) Health risks of herbal remedies: an update. Clin Pharmacol Ther 76:1-17

Eisenberg JM (2000) Continuing education meets the learning organisation: the challenge of a systems approach to patients safety. J Contin Educ Health Prof 20:197-207

Eisenberg L (1999) Does social medicine still matter in an era of molecular medicine? J Urban Healh 76:164-175

Ernst E (1998) Harmles herbs? A review of the recent literature. Am J Med 104:170-178

Friedman MA, Woodcock J, Lumpkin MM, Shuren JE, Hass AE, Thompson LJ (1999) The Safety of Newly Approved Medicines: Do Recent Market Removals Mean There Is a Problem? JAMA 281:1728-1734

Lazarou J, Pomeranz BJ, Corey PN (1998) Incidence of Adverse Drug Reactions in Hospitalized Patients: A Meta-analysis of Prospective Studies. JAMA 279:1200-1205

Moore TJ, Psaty BM, Furberg CD (1998) Time to Act on Drug Safety. JAMA 279:1571-1573

Morris CA, Avorn J (2003) Internet marketing of herbal products. JAMA 290:1505-1509

Capitolo 4

Come limitare i rischi da fitoterapici

Le persone che per curarsi ricorrono al prodotto fitoterapico piuttosto che al farmaco convenzionale sono cresciute di numero in questi ultimi anni. Lo dimostra il fatto che in Italia il mercato dei fitoterapici ha raggiunto nel 2004 circa 1400 milioni di euro (considerando come canali distributivi le farmacie, le erboristerie ed i supermercati), con un aumento rispetto all'anno precedente del 15%-18%. Questo dato risulta essere particolarmente significativo se si considera che il mercato dei farmaci destinati all'automedicazione (OTC e SP) ha subito, nello stesso periodo, una flessione, anche se lieve (−2%), assestandosi intorno ai 1500 milioni di euro.

Negli altri Paesi europei la situazione non è molto diversa da quella italiana. Basti pensare che nel 2003 i Paesi europei hanno speso per i fitoterapici da banco circa 5 miliardi di dollari. Ovviamente la spesa per i fitoterapici è diversa da paese a paese (Tab. 4.1). Germania e Francia

Tabella 4.1 Distribuzione della spesa (4,96 miliardi) per i fitoterapici da banco in Europa nel 2003

Paese	Spesa in dollari	
	Complessiva	Pro capite
Germania	2,06 miliardi	25 dollari
Francia	1,13 miliardi	18,80 dollari
Italia	543 milioni	9,50 dollari
Polonia	252 milioni	6,50 dollari
Regno Unito	211 milioni	3,60 dollari
Spagna	170 milioni	4,10 dollari
Belgio	127 milioni	12,30 dollari
Svizzera	93 milioni	13,00 dollari
Austria	88 milioni	10,90 dollari
Olanda	81 milioni	5,0 dollari
Rep. Ceca	76 milioni	7,40 dollari

I restanti 132 milioni sono distribuiti tra Portogallo, Ungheria, Irlanda, Slovenia, Finlandia e Norvegia. [Da: De Smet (2005)]

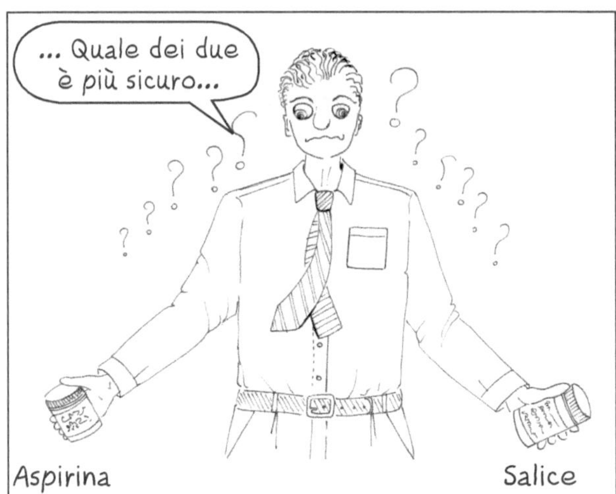

risultano i paesi dove si spende di più per i fitoterapici; l'Italia è al terzo posto in questa particolare graduatoria mentre come spesa generale la Repubblica Ceca occupa l'ultima posizione. Anche negli USA il ricorso al fitoterapico è diverso da stato a stato. Per esempio nel Michigan soltanto il 21% dei pazienti ricorre al fitoterapico (dato riferito al 2001) mentre nel Minnesota e Mississipi la stima va dal 61% al 71%.

I fitoterapici vengono utilizzati per migliorare lo stato di salute (*improve health*), ma anche per trattare disturbi e patologie vere e proprie (*medical illness*), incluse tumori al seno (12%), malattie epatiche (21%), immunodeficienza (22%), asma (24%) e disturbi reumatologici (26%).

Per soddisfare le richieste dei consumatori, le industrie erboristiche e/o farmaceutiche hanno introdotto in commercio una grande varietà di prodotti fitoterapici, sia semplici (che contengono una sola droga) che complessi (che contengono più droghe), confezionati nella maggior parte dei casi come i farmaci convenzionali, ma a differenza di questi raramente bioequivalenti, anche se contengono la stessa sostanza attiva (droga).

Comunque, aumentando l'uso dei prodotti fitoterapici, è aumentato anche il numero di segnalazioni di ADRs. Gli effetti indesiderati e tossici sono stati attribuiti, in alcuni casi, all'uso contemporaneo di farmaci convenzionali e fitoterapici, in altri casi alla complessità del prodotto e al suo impiego, diverso da quello tradizionale (per es. la senna come dimagrante; la liquirizia come lassativo, ecc.) ed al fatto che vengono autoprescritti (Tab. 4.2). Il problema è che oggi spesso viene disattesa una regola semplice ma basilare in campo fitoterapico e cioè "le piante medicinali ampiamente usate per un considerevole numero di anni sono da considerarsi prive di tossicità acuta quando vengono utilizzate secondo tradizione". La tossicità del fitoterapico può anche dipendere dal fatto che dalla raccolta della pianta medicinale al suo consumo possono commettersi

Tabella 4.2 Rischi di reazioni avverse ai fitoterapici

- Uso contemporaneo di fitoterapici e farmaci convenzionali
- Uso di fitoterapici complessi (miscela di più estratti di droghe)
- Uso di prodotti purificati, concentrati e/o addizionati di componenti allo stato puro
- Uso di fitoterapici diverso da quello tradizionale
- Fitoterapici presentati come integratori alimentari (in questo caso gli obblighi e gli standard qualitativi sono inferiori)
- Automedicazione

Tabella 4.3 Rischi che contribuiscono alla tossicità del fitoterapico

- Errore nella scelta della specie vegetale dovuto alla similarità dei nomi comuni [Fang-ji (*Stephania*) e Fang-chi (*Aristolochia*)] o alla somiglianza tra i vegetali (psillio e digitale)
- Impiego di una parte sbagliata della pianta (per esempio la radice piuttosto che le foglie)
- Preparazione (essiccamento) e conservazione (in ambiente umido) inadeguate del materiale vegetale
- Errori durante le fasi di trasformazione del materiale vegetale (droga) in prodotto finito (fitoterapico)
- Preparazione di fitoterapici complessi (contenenti più droghe vegetali)

degli errori tali da compromettere la sicurezza del prodotto fitoterapico finale (Tab. 4.3).

I fattori che condizionano la comparsa di ADRs possono così schematizzarsi: fattori relativi al fitoterapico, quali il profilo chimico della pianta, la dose, la frequenza e la via di somministrazione, la durata della terapia, la preparazione farmaceutica; fattori relativi al paziente, quali l'età, il sesso, la gravidanza, la presenza di patologie concomitanti (insufficienza renale ed epatica, malattie cardiovascolari, ecc.); fattori addizionali come consumo di alcol, interazioni con farmaci, con cibo e bevande, facile acquisto di fitoterapici via internet.

4.1 La pianta e i suoi effetti tossici

Nel mondo vegetale esistono numerose piante utili, ma anche dannose per la salute umana. La distinzione tra questi due tipi di azioni è stata fatta dall'uomo sin dai tempi antichi sulla base dell'esperienza. Una testimonianza ci è offerta dai fregi del tempio di Bacco a Baalbek, dove la pianta del papavero, tossica, si alterna alla pianta di frumento, utile. È comunque difficile differenziare le piante tossiche da quelle utili anche perché, mentre alcune piante contengono sostanze dichiaratamente pericolose, altre contengono sostanze che possono risultare tossiche solo se assunte in eccesso. Così pure la tossicità delle piante varia in funzione delle condizioni ambientali (clima e terreno), per cui non deve sorprendere che una pianta tossica risulta innocua se raccolta in un ambiente diverso da quello naturale [per es. la cicuta (*Conium maculatum*) è tossica se raccolta nell'area mediterranea, innocua se raccolta in Siberia]. Inoltre la tossicità può dipendere dall'età e dalle parti della pianta utilizzate. Per esempio, la pericolosità delle diverse parti del tasso (*Taxus baccata*) è, in ordine decrescente, la seguente: foglie aghiformi-corteccia-legno-coni maschili maturi; la pericolosità della cascara (*Rhamnus cascara*) decresce con la conservazione (molto attiva appena raccolta, molto meno attiva dopo un anno di conservazione); i frutti di *Atropa belladonna, Ginkgo biloba, Aesculus hyppocastanum* e di *Coriaria myrtifolia* sono, a differenza delle foglie, estremamente tossici; ecc.

Di recente è stato riportato un lungo elenco di piante medicinali considerate responsabili di effetti indesiderati e tossici (Tab. 4.4). L'uso di alcune di queste piante non deve essere incoraggiato al giorno d'oggi perché gli effetti terapeutici che vantano possono ottenersi utilizzando altre piante, molto più sicure ed efficaci. Le ADRs che provocano dopo 1-2 ore dalla somministrazione sono nausea e vomito e inoltre, anche se in casi rari, perdita di coscienza e disturbi circolatori. Ma molti altri sintomi, più rari e riguardanti organi come il fegato, sono spesso sottovalutati perché insorgono dopo giorni e quindi non facilmente riconducibili alla somministrazione del fitoterapico. Pertanto queste piante sono oggi considerate tossiche e quindi da proscrivere. Molte altre invece si possono considerare sicure se utilizzate con saggezza in quanto l'uso irrazionale (per anni e a dosaggi elevati) può causare seri danni o addirittura morte. Gli esempi al riguardo citati in letteratura sono diversi: in un gruppo di 104 donne che assumevano ripetutamente un prodotto erboristico cinese dimagrante, contenente tra l'altro *Aristolochia fangchi*, 43 pazienti presentavano seri disturbi renali; 7 pazienti che utilizzavano un integratore alimentare contenente yohimbe oltre a norepinefrina, usniato di sodio, caffeina e 3,5-diiodotironina, sviluppavano entro 3 mesi effetti tossici a carico del fegato; l'efedra causava nel 31% di 140 casi reazioni avverse molto serie, inclusi 10 morti e 13 casi di invalidità permanente; la kava assunta cronicamente ed a dosi almeno 100 volte superiori a quelle consigliate determinava danni epatici e renali, perdita di peso, malnutrizione, ecc.; l'assunzione di 1 litro/die di un infuso di senna frutto per 3 anni causava in una donna danni epatici e renali.

Tabella 4.4 Elenco di alcune piante che provocano effetti indesiderati e tossici

Pianta (droga)	Parte della pianta utilizzata	Sostanza responsabile	Effetto indesiderato
Aconitum napellus (aconito)	Erba	Aconitina	Disritmia ventricolare
Acorus calamus (calamo)	Rizoma	Isoasarone	Carcinogeno
Aesculus hippocastanum (ippocastano)	Frutti, semi	Esculetina, esculina	Ipersensibilità, anafilassi, disturbi renali, effetti antitrombotici
Allium sativum (aglio)	Bulbo	Ajoene	Inibizione dell'aggregazione piastrinica, sanguinamento retrobulbare, emorragia postoperatoria, ematoma epidurale
Ananas comosus (ananas)	Gambo	Bromelaina	Inibizione dell'aggregazione piastrinica
Angelica sinensis (angelica)	Radici	Safrolo, acido ferulico	Carcinogeno, anormalità ematiche
Aphanizomenon flos-aquae (alga bruna)	Pianta intera	Sassitossina, neosassitossina	Carcinogeno
Aristolochia spp. (aristolochia)	Radici, rizoma	Acidi aristolochici	Tumore uroteliale, fibrosi interstiziale
Arnica spp. (arnica)	Fiori	Lattoni sesquiterpenici	Inibizione aggregazione piastrinica
Astragalus mongolicus (astragalo)	Radici	NN	Mutageno
Atractylis gummifera (masticogna)	Foglie, fiori	Gomma	Casi di morte, inibizione della fosforilazione ossidativa
Atropa belladonna (belladonna)	Frutti	Atropina	Paralisi vagale
Averrhoa carambola (carambola)	Frutti	Ossalati	Morte in un paziente uremico
Blighia sapida (blighia o akee)	Frutti	Ipoglicina A	Teratogeno[a]
Boldea fragrans (boldo)	Foglie, corteccia	Boldina	Inibizione della produzione di trombossano A_2
Borago officinalis (borragine)	Fiori, foglie	Alcaloidi pirrolizidinici	Epatotossicità
Breynia officinalis (Ji Mu Ju)	Radici, fusto	NN	Danno epatico

segue →

seguito →

Pianta (droga)	Parte della pianta utilizzata	Sostanza responsabile	Effetto indesiderato
Callilepis laureola (impila)	Foglie	Atractilosidi	Alcuni casi mortali in Africa
Capsicum frutescens (capsico)	Frutti	Capsaicina	Anafilassi, inibizione della aggregazione piastrinica
Caulophyllum thalictroides (cohosh azzurro)	Rizoma, radici	Caulosaponina, leontina, metilcistina	Danni renali in neonati
Chrysanthemum parthenium (partenio)	Foglie	Terpeni	Inibizione dell'aggregazione piastrinica (osservata *in vitro* ma non *in vivo*)
Cimicifuga racemosa (cimicifuga)	Rizoma, radice	Glicosidi triterpenici	Epatotossicità in meno di 12 casi
Citrullus colocynthis (coloquintide)	Frutti	Cucurbitacine, elaterina	Dolori addominali
Citrus aurantium (arancia amara)	Buccia del frutto	Sinefrina	Infarto del miocardio, disritmia ventricolare
Citrus paradisi (pompelmo)	Semi, frutto	Flavonoidi	Lesioni della mucosa esofagea, gonfiore ed abrasioni della lingua
Cnicus benedictus (cardo benedetto)	Frutti	Lattoni sesquiterpenici	Irritazioni cutanee
Colchicum autumnale (colchico)	Semi	Colchicina	Gastroenterite, tremori
Conium maculatum (cicuta maggiore)	Frutti, foglie	Coniina	Teratogeno[a]
Convallaria majalis (mughetto)	Erba	Glicosidi cardioattivi	Vomito, disturbi cardiaci
Convolvulus scammonia (scammonea)	Radici	Glucoresine	Gastroenterite, perdite ematiche con le feci
Corynanthe yohimbe (yohimbe)	Corteccia	Yohimbina	Gastroenterite
Crocus sativus (zafferano)	Stimmi	Safrolo	Gastroenterite
Croton tiglium (crotontiglio)	Olio ottenuto dai semi	Diesteri del forbolo	Carcinogeno
Cynara scolymus (carciofo)	Foglie	Lattoni sesquiterpenici	Irritazioni cutanee

segue →

seguito →

Pianta (droga)	Parte della pianta utilizzata	Sostanza responsabile	Effetto indesiderato
Cytisus scoparius (ginestra)	Parti aeree	Citisina	Gastroenterite
Cynoglossum officinale (lingua di cane)	Erba	Alcaloidi pirrolizidinici	Gastroenterite, carcinoma epatico
Cymbopogon spp. (citronella)	Foglie	Olio (safrolo)	Gastroenterite
Digitalis spp. (digitale)	Foglie	Glicosidi cardioattivi	Vomito, disturbi cardiaci
Dipteryx odorata (fava di tonka)	Semi	Cumarine	Reazioni allergiche
Dryopteris filix-mas (felce maschio)	Rizoma	Filicine	Gastroenterite
Echinacea purpurea (echinacea)	Parti aeree, radici	Cinarina, echinacoside	Anafilassi, angioedema orticaria, asma
Ephedra spp. (efedra)	Pianta intera	Alcaloidi	Ipertensione, tachicardia, infarto e calcoli renali
Eucalyptus spp. (eucalipto)	Foglie	Olio essenziale	Bruciore epigastrico e dolori addominali
Euphorbia spp. (euforbia)	Latice	Resiniferatossina	Irritazione cutanea
Ferula asafoetida (assafetida)	Resina	Terpeni	Metaemoglobinemia
Gaultheria procumbens (gaulteria)	Foglie	Olio essenziale	Nausea,vomito
Genista tinctoria (ginestra minore)	Fiori	Anagirina, citisina, metilcistinina	Teratogeno[a]
Ginkgo biloba (ginkgo)	Foglie	Ginkgolide b (è un potente inibitore del PAF)	Ipersensibilità di tipo IV, rash cutanei, emorragie postoperatorie, 1 caso di sindrome di Stevens Johnson
Glycine max (glicine)	Semi	Isoflavoni	Stimolata crescita di tumori preesistenti, antagonismo vs tamoxifene
Glycyrrhiza glabra (liquirizia)	Radici	NN	Sindrome di Fanconi, necrosi tubulare acuta secondaria alla rabdomiolisi

segue →

seguito →

Pianta (droga)	Parte della pianta utilizzata	Sostanza responsabile	Effetto indesiderato
Gloriosa superba (gloriosa)	Tuberi	Colchicina	Gastroenterite
Grindelia spp. (grindelia)	Erba	Resine	Disturbi renali
Hedeoma pulegioides (mentuccia americana)	Foglie	Olio essenziale	Vomito, crampi addominali
Hedera helix (edera)	Frutti	Saponine	Gastroenterite
Hypericum perforatum (iperico)	Sommità fiorite	Ipericina	Fotosensibilizzazione, anafilassi, sanguinamento mestruale[b], attacco apoplettico
Ilex aquifolium (agrifoglio)	Frutti, semi	Ilicina	Gastroenterite
Ilex paraguayensis (matè)	Foglie	Alcaloidi	Aumentato rischio di cancro alla bocca, esofago, laringe, rene, vescica e polmone
Ipomea purga (gialappa)	Tuberi	Glucoresine	Gastroenterite
Juniperus communis (ginepro)	Bacche	Olio essenziale	Gastroenterite
Larrea tridentata (larrea)	Foglie	Acido nordiidroguaiaretico	Casi di epatite
Laurus nobilis (alloro)	Foglie, frutti	Olio essenziale	Irritazioni cutanee
Linum usitatissimum (lino)	Semi	Linamarina	Paralisi spastica
Mandragora officinarum (mandragora)	Radice	Iosciamina, mandragorina	Anafilassi
Manihot esculenta (cassava)	Radice	Linamarina	Paralisi spastica
Matricaria recutita (camomilla comune)	Fiori	Olio essenziale	Anafilassi, dermatite, eczema
Medicago sativa (alfa alfa)	Semi	Canavanina	Gastroenterite, anormalità ematiche (anemia emolitica, pancitopenia), lupus eritematoso

segue →

seguito →

Pianta (droga)	Parte della pianta utilizzata	Sostanza responsabile	Effetto indesiderato
Melaleuca leucadendra (olio di Cajeput)	Foglie	Olio essenziale	Dermatite da contatto
Mentha pulegium (puleggio)	Parti aeree	Pulegone	Necrosi centrolobulare
Myristica fragrans (noce moscata)	Semi	Olio	Gastroenterite, convulsioni, ipocalcemia
Nerium oleander (oleandro)	Frutti	Glicosidi cardioattivi	Gastroenterite
Oenothera biennis (enotera)	Sommità fiorite, semi	Olio	Convulsioni, epilessia
Packera candidissima (chuca)	Radici, parti aeree	Alcaloidi pirrolizidinici	Malattia veno-occlusiva, carcinogeno
Panax ginseng (ginseng)	Radici	Ginsenosidi	Tachicardia, ipertensione, emorragia vaginale
Panax quinquefolius (ginseng americano)	Radici	Panaxosidi	Un caso di colestasi epatica utilizzando una preparazione contenente più droghe
Parthenocissus spp. (edera americana)	Foglie	Ossalati solubili	Ipocalcemia
Passiflora incarnata (passiflora)	Foglie	NN	Vasculite allergica, prolungamento del QTc
Pausinystalia yohimbe (yohimbe)	Corteccia	Alcaloidi (yohimbina)	Ipertensione, tachicardia, disturbi della trasmissione cardiaca e sindrome lupus-simile
Phoradendron flavescens (vischio americano)	Foglie, frutti	Foratossine	Gastroenterite
Pimpinella anisum (anice verde)	Frutto maturo, seme	Anetolo, furanocumarine	Convulsioni, fotodermatite
Piper methysticum (kava)	Rizoma, radice	Kavalattoni	Epatite, cirrosi e FHF
Podophyllum emodi (podofillo indiano)	Rizoma, radice	Podofillina	Vomito, diarrea con presenza di sangue nelle feci, soppressione della funzionalità del midollo osseo
Podophyllum peltatum (podofillo)	Radici, rizoma	Resine	Gastroenterite

segue →

seguito →

Pianta (droga)	Parte della pianta utilizzata	Sostanza responsabile	Effetto indesiderato
Prunus laurocerasus (lauroceraso)	Foglie, frutti	Laurocerasina	Cianuro-simile
Psoralea corylifolia (psoralea)	Frutti	Psoraleni	Reazioni allergiche
Rheum rhaponticum (rabarbaro)	Rizoma	Ossalati solubili	Ipocalcemia
Ricinus communis (ricino)	Semi	Ricina	Disturbi gastrointestinali
Salvia miltiorrhiza (danshen)	Radici	Tanshinoni	Agonista dell'antitrombina III, inibizione dell'aggregazione piastrinica ed aumento del tempo di coagulazione in pazienti sotto trattamento con warfarina
Sassafras albidum (sassofrasso)	Radici	Olio (safrolo)	Carcinogeno, epatotossico
Scutellaria lateriflora (scutellaria della Virginia)	Intera pianta	Flavonoidi (presenza di contaminanti)	Tossicità epatica
Senecio spp. (senecio)	Intera pianta	Alcaloidi pirrolizidinici (retrorsina, jacobina)	Carcinogeno, epatotossicità
Serenoa repens (serenoa)	Frutto	Olio essenziale	Un caso di emorragia intraoperatoria e di epatite colestatica
Silybum marianum (cardo mariano)	Frutto	Tiramina	Dolori addominali, diarrea, debolezza
Sophora flavescens (sofora)	Radici	Alcaloidi	Convulsioni
Strychnos nux vomica (noce vomica)	Seme	Stricnina	Convulsioni
Symphytum spp. (consolida maggiore)	Radici	Alcaloidi pirrolizidinici	Carcinogeno, malattie veno-occlusive
Tanacetum parthenium (partenio)	Parti aeree	Lattoni sasquiterpenici, olio (tujone)	Irritazioni cutanee, spasmi addominali
Taraxacum officinale (tarassaco)	Rizoma	Lattoni sasquiterpenici	Irritazioni cutanee
Taxus baccata (tasso)	Foglie, frutti	Tassine	Gastroenterite

segue →

seguito →

Pianta (droga)	Parte della pianta utilizzata	Sostanza responsabile	Effetto indesiderato
Teucrium spp. (teucrio)	Parti aeree	Taucrine	Dolori gastrici, formazione di metaboliti tossici
Thermopsis spp. (termopsis)	Semi	Anargirina, termopsina	Crampi addominali
Thevetia peruviana (oleandro giallo)	Frutti	Glicosidi cardioattivi	Gastroenterite
Trifolium pratense (trifoglio rosso)	Semi	Tetrabromo-bifenolo A	Genotossico
Tripterygium wilfordii (tripterigio)	Radici	Alcaloidi, glicosidi	Danno cardiaco, shock ipovolemico
Tussilago farfara (farfara)	Foglie	Alcaloidi pirrolizidinici	Carcinogeno
Uncaria tomentosa (unghia di gatto)	Corteccia	Alcaloidi ossindolici	Aumento del tempo di coagulazione
Uncaria guianensis (unghia di gatto)	Corteccia	NN	Un caso di danno renale
Usnea barbata (barba di bosco)	Organismo intero	Acido usnico	Danni epatici, inibizione della fosforilazione ossidativa
Veratrum album (veratro)	Radici	Veratrine	Vomito
Xanthosoma spp. (caladium)	Parti aeree	Ossalato di Ca	Edema della bocca
Zantedeschia spp. (calla)	Parti aeree	Ossalato di Ca	Edema della bocca

[a] Tossicità rilevata nell'animale
[b] Forse dovuto a interazione con contraccettivi
NN = non nota
FHF = epatite fulminante

È chiaro che alcune di queste droghe vanno proscritte (efedra, aristolochia), mentre altre, usate con raziocinio e per brevi periodi (kava, yohimbe) o saltuariamente (senna), sono completamente innocue se i componenti attivi non superano nel prodotto finito quei valori stabiliti dalla natura nel vegetale nel corso dei secoli (cioè non vengono concentrati). Esistono comunque delle sostanze che una volta trasferite nel prodotto fitoterapico finale possono causare reazioni di notevole gravità, specie se l'uso è esagerato sia come dosaggio che come durata del trattamento. Di queste sostanze ricordiamo le più note e cioè gli alcaloidi pirrolizidinici[8], gli acidi aristolochici,

---

[8] Non tutti gli alcaloidi pirrolizidinici sono tossici, come ad esempio quelli presenti nelle piante della famiglia delle *Orchidaceae*.

Tabella 4.5 Sostanze responsabili di reazioni avverse nell'uomo

Classe	Tossicità
Alcaloidi pirrolizidinici	Danni al fegato e ad altri organi; carcinogeni
Acidi aristolochici	Danni al fegato ed al rene; carcinogeni
Lattoni sesquiterpenici	Dermatite
Furanocumarine	Dermatite
Aconitine	Disturbi gastrointestinali
Safrolo	Carcinogeno
Estragolo	Carcinogeno
Acidi ginkgolici	Disturbi epatici seri

i lattoni sesquiterpenici, le furanocumarine, le aconitine, il safrolo e l'estragolo (Tab. 4.5).

Gli alcaloidi pirrolizidinici sono circa 200 e sono presenti in più di 350 specie di piante appartenenti a diverse famiglie quali *Apocinaceae, Asteraceae, Boraginaceae, Celastraceae, Euphorbiaceae, Fabaceae, Graminaceae, Ranunculaceae, Ricophoraceae, Santalaceae, Scopotaceae, Scrophulariaceae*. La struttura base degli alcaloidi pirrolizidinici è data da due anelli a 5 atomi con un azoto in comune in posizione 4, un gruppo idrossimetilico in posizione 1 ed uno idrossilico in posizione 7. Per essere tossici, gli alcaloidi pirrolizidinici devono presentare un doppio legame in posizione 1 e 2 e l'esterificazione di almeno uno degli ossidrili (generalmente con un acido a catena ramificata) in posizione 8 e 7. La biotrasformazione degli alcaloidi in metaboliti tossici instabili, probabilmente derivati pirrolici, avviene per opera del citocromo P450.

Le lesioni epatiche di tipo acuto sembrano il risultato di una breve esposizione ad alte dosi di alcaloidi pirrolizidinici mentre quelle di tipo cronico sembrano correlate ad una esposizione prolungata a piccole dosi di alcaloidi. La epatotossicità degli alcaloidi pirrolizidinici è riproducibile e dose-dipendente negli animali di laboratorio. Gli alcaloidi pirrolizidinici possono facilmente ossidarsi durante la conservazione del materiale vegetale (droga); in questa forma gli alcaloidi, molto solubili in acqua, possono essere facilmente estratti dalla droga durante la preparazione di tisane.

Struttura base della molecola pirrolizidinica (**a**) e di quella pirrolica (**b**) tossica

Gli alcaloidi pirrolizidinici vengono prontamente assorbiti a livello intestinale e convertiti nel fegato in sostanze tossiche (derivati del pirrolo) che si legano alle proteine cellulari, causando dolori addominali accompagnati da vomito e diarrea; nei casi più gravi si ha cirrosi ed ascite. Questi alcaloidi possono provocare danni anche ai polmoni, ai reni e all'intestino; così pure gli alcaloidi pirrolizidinici sono mutageni e possono provocare tumori, malformazione nei nati ed aborto. Gli alcaloidi pirrolizidinici, data la loro tossicità, possono essere facilmente allontanati dalle preparazioni fitofarmaceutiche trattando gli estratti alcolici con resine a scambio ionico.

Gli acidi aristolochici sono presenti in alcune specie di *Aristolochia* (*A. clematitis, A. argentina, A. bracteata, A. debilis, A. esperanzae, A. indica, A. kaempferi, A. longa, A. manshuriensis, A. maxima, A. mollissima, A. reticulata, A. rotunda, A. toscana, A. serpentaria, A. fangchi*). Di queste l'*A. clematitis* e l'*A. serpentaria* sono state utilizzate in campo medico per le loro proprietà antinfiammatorie ed antibatteriche (le parti usate erano le radici ed i rizomi). L'acido aristolochico è una miscela di derivati nitrofenantrenici: i principali sono l'acido aristolochico I che è 3,4-metilene-diossi-8-metossi-10-nitrofenantrene-1-acido carbossilico e l'acido aristolochico II (norderivato). Di minore importanza sono gli acidi aristolochici III e IV. Queste sostanze si accumulano nell'organismo e causano danni gravissimi al fegato e al rene; sono inoltre cancerogene e mutagene. Per tali ragioni i preparati di *Aristolochia* furono ritirati dal commercio nel 1982-1983, incluse le diluizioni omeopatiche fino alla D 10.

I lattoni sesquiterpenici, descritti negli antichi testi di Materia Medica come "principi amari", formano un gruppo di circa 3000 sostanze aromatiche distribuite soprattutto nelle piante appartenenti alle famiglie delle *Apiaceae, Lauraceae, Asteraceae, Magniolaceae* e *Frullanaceae*. Queste sostanze si concentrano nei peli ghiandolari e nei tricomi, ma anche nelle foglie, nei cauli e nelle infiorescenze; sono invece rari negli organi ipogei (radici, ecc.). I lattoni sesquiterpenici sono dotati di attività antibatterica, antiflogistica, analgesica, antielmintica, antitumorale e cardiotonica. Anche se non tossici questi composti provocano dermatite di origine allergica. Essi si comportano da apteni legandosi alle proteine e formando allergeni che a turno sensibilizzano i linfociti. Questo è dovuto alla reattività dell'α-metilene-γ-lattone. La reazione allergica dipende comunque dalla concentrazione dei lattoni sesquiterpenici presenti nel preparato fitoterapico, dalla frequenza del trattamento e dalla sensibilità del paziente. Soggetti sensibili ad una specie vegetale (*Arnica montana*) si sono mostrati sensibili ad altre specie vegetali contenenti anch'esse lattoni sesquiterpenici (*Artemisia annua, Tanacetum parthenium, Inula helenium*, ecc.).

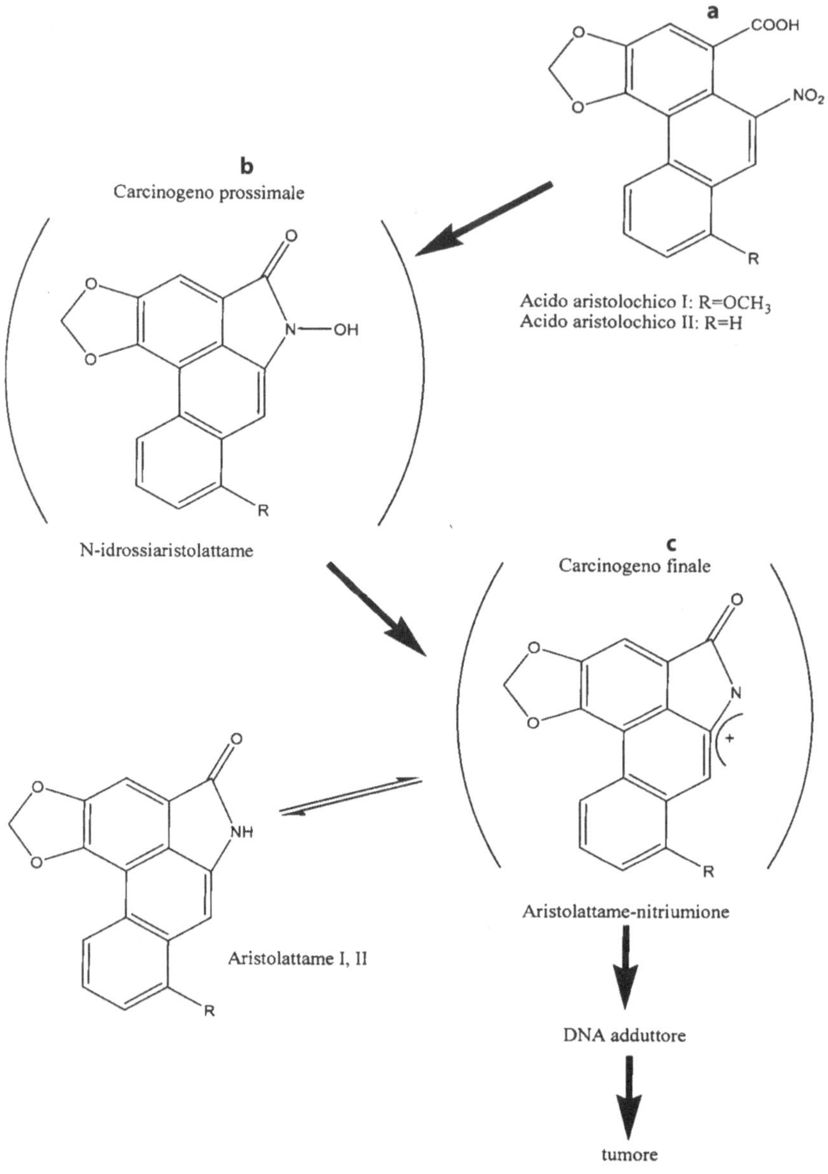

Struttura degli acidi aristolochici (**a**) e dei metaboliti (**b, c**) tossici

Le furanocumarine (psoralene, angelicina, ecc.) sono più di un migliaio e sono ampiamente diffuse nel regno vegetale anche se sono maggiormente presenti in alcune famiglie (*Asteraceae, Fabaceae, Apiaceae, Rutaceae, Rubiaceae*). Queste sostanze fotosensibilizzanti causano iperpigmentazione cutanea, ma in alcuni casi possono provocare una dermatite acuta caratterizzata da vescicole riunite in larghe pustole. In molti casi l'iperpigmentazione può durare per un periodo abbastanza lungo (dermatite di Berloque); ma, a parte la dermatite, si può avere la formazione di radicali liberi che conferiscono alle furanocumarine potenzialità mutagene e carcinogene. Anche l'ipericina, presente nell'*Hypericum perforatum*, è una sostanza fotosensibilizzante e può provocare seri problemi cutanei.

Le aconitine sono alcaloidi diterpenici (aconitina, mesaconitina, jesaconitina) presenti nelle specie del genere *Aconitum* (*A. napellus*). I diterpeni sono poco tossici mentre le basi norditerpeniche esterificate sono molto tossiche. Se la funzione esterea è idrolizzata, la tossicità dei composti equivale a quella dei diterpeni. Tutte le parti della pianta contengono aconitine tossiche; il contenuto di queste sostanze varia durante l'anno ed è massimo nel periodo che precede la fioritura. Le aconitine sono rapidamente assorbite (entro pochi minuti) dopo ingestione orale (l'assorbimento può avvenire anche per contatto dermico). Un grammo di droga fresca (contiene 2-20 mg di aconitine) può portare a morte dopo circa 8 ore. L'intossicazione si manifesta entro 10-20 minuti dall'assunzione con una sensazione di bruciore e formicolio alla bocca, lingua e gola; successivamente (entro 2-8 ore) si ha nausea, salivazione, vomito e diarrea, paralisi dei muscoli scheletrici, disturbi del ritmo cardiaco, convulsioni ed infine morte per paralisi respiratoria.

Gli effetti tossici prodotti dagli alcaloidi dell'aconito sono simili a quelli degli alcaloidi del veratro (veratrine).

Il safrolo (4-allil-1,2-metilenediossibenzene) è il principale componente di diverse essenze tra cui quella che si ricava da *Sassafras albidum* (circa l'80%), *Ocotea cymbarum*, *Cinnamomum micranthum* e *Cinnamomum camphora* (50%-60%). Il safrolo sembra essere presente anche nell'essenza di anice giapponese (*Illicium anisatum*; circa il 6%) mentre risulta assente nell'essenza di anice cinese (*Illicium verum*). L'uso di piante aromatiche contenenti safrolo è oggi sconsigliato a causa del potenziale carcinogeno e mutageno di questa sostanza. Il safrolo causa psicosi (mima gli effetti psicomimetici dell'ecstasy) ed ipertrofia epatica; inoltre inibisce l'attività di alcuni enzimi microsomiali epatici (bifenil idrossilasi, nitroreduttasi, glucuronil transferasi e citocromo P450). A causa dei suoi effetti cancerogeni, l'uso del safrolo come additivo (aromatizzante) nelle bevande e nelle preparazioni farmaceutiche è vietato; in alcuni casi si tollerano quantità minime (< 1 mg/kg nelle bevande e negli alimenti; fino a 5 mg/kg nelle bevande alcoliche contenenti più del 25% di alcol; non più di 100 ppm nei prodotti cosmetici). Una volta somministrato, il safrolo viene metabolizzato nel fegato in prodotti più tossici quali 1'-idrossisafrolo (a opera degli enzimi del citocromo P450) e 1'-sulfossisafrolo (a opera di enzimi sulfotransferasi); questo è uno dei motivi per cui si consiglia di evitare che il safrolo venga somministrato per via sistemica.

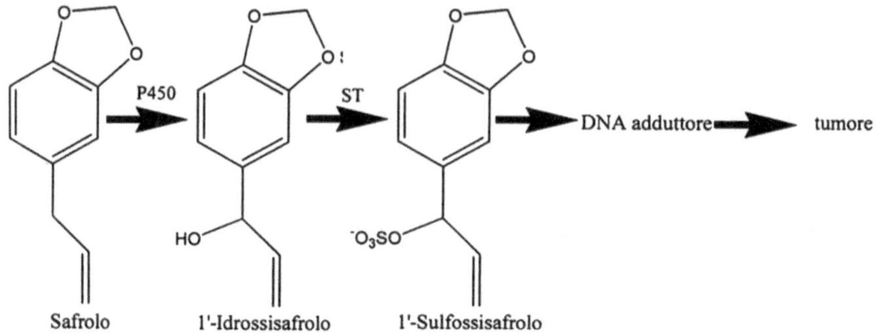

Bioattivazione del safrolo in metaboliti tossici. P450 = enzimi del citocromo P450; ST = enzimi sulfotransferasi

L'estragolo (1-allil-4-metossibenzene) è presente soprattutto negli oli essenziali di finocchio, anice e bardana. Questa sostanza ha una attività carcinogena più importante dello stesso safrolo. A differenza del suo precursore, l'estragolo è potenzialmente carcinogeno, non solo quando viene somministrato per via intraperitoneale, ma anche per via orale o dermica.

Comunque la tossicità delle piante medicinali può essere, entro certi limiti, ridimensionata. Questo è possibile per quelle piante i cui componenti tossici, non contribuendo all'azione terapeutica del prodotto finito, possono essere allontanati mediante procedure estrattive che non comportano una riduzione dell'attività farmacologica del fitoterapico (vedi per esempio gli alcaloidi pirrolizidinici). Un'altra possibilità è quella di selezionare specie vegetali che contengono quantità minime di sostanze tossiche. In ultima analisi la scelta della specie vegetale da utilizzare è importante perché da sola può garantire la sicurezza del trattamento fitoterapico. Resta comunque il fatto che chi determina la sicurezza del fitoterapico è la concentrazione dei costituenti tossici presenti nel prodotto finito.

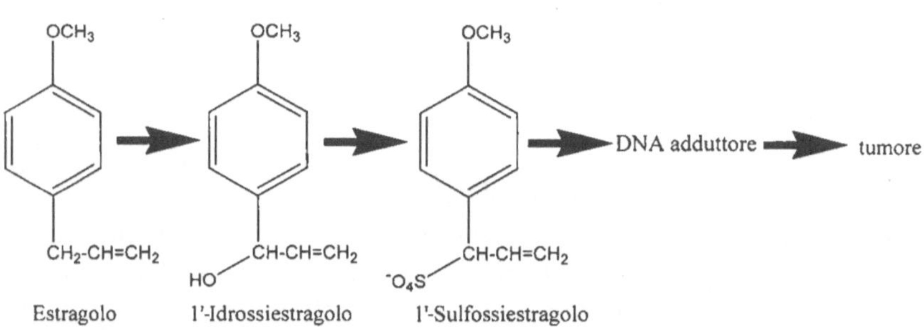

Struttura dell'estragolo e dei suoi metaboliti tossici

4.2 Il tipo di preparazione

Il fitoterapico può essere preparato utilizzando la droga come tale, frantumata e ridotta in polvere, oppure sottoforma di estratto grezzo, cioè un estratto che non ha subito ulteriori processi (purificazione, concentrazione) se non quello estrattivo iniziale.

Nel primo caso il preparato contiene tutti i componenti (attivi, meno attivi e inerti) della droga di partenza e può essere utilizzato per dar luogo a forme farmaceutiche quali compresse, capsule, paste e pomate. Nel secondo caso il fitoterapico conterrà pressappoco la stessa quantità di sostanze attive presenti nel materiale vegetale di partenza. Difficilmente questi prodotti provocheranno reazioni avverse di una certa gravità, se opportunamente utilizzati. Ma il fitoterapico può anche essere preparato a partire da estratti concentrati, purificati o addirittura arricchiti in principi attivi allo stato puro. Il profilo dei costituenti chimici presenti in un estratto concentrato e purificato, preparato in modo arbitrario e non secondo procedure convenzionali, sarà completamente diverso da quello predisposto dalla natura nel corso di millenni e presente in un estratto grezzo. Come si può facilmente immaginare, gli estratti concentrati risultano più tossici di quelli grezzi. È quanto è stato ad esempio osservato per gli estratti concentrati e purificati di ginkgo, iperico, aglio e ginseng; questo però può essere esteso a tutti i preparati di questo tipo. È chiaro dunque che quando si parla di tossicità di un fitoterapico bisogna capire a quale tipo di preparato ci si riferisce, perché più l'estratto è concentrato e più può essere pericoloso. Un noto famacognosta (Farnsworth) scriveva qualche anno fa *"the development of new drug from plants does not involve increasing the potency of the lead natural product because this has been optimized by millions of years of coevolution"*.

Un discorso a parte merita il prodotto omeopatico. Questa formulazione viene talora preparata con sostanze estremamente tossiche che vengono successivamente diluite al punto da non essere più presenti nel prodotto finito:

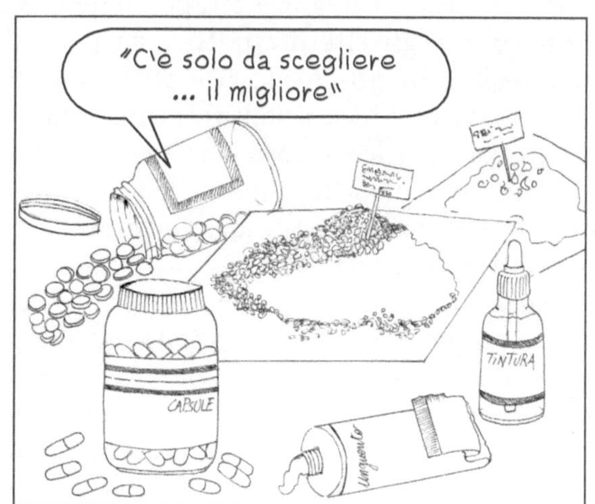

questo è il caso della formulazione 23X ed altre. Comunque mentre una diluizione di 1 a 10 (1X) di molti estratti vegetali grezzi dà luogo ad un prodotto privo di tossicità, lo stesso non si può dire per i metalli pesanti. Dei casi clinici riferiscono di un bambino con acrodinia (rash cutaneo, irritabilità, danno renale) causata da una formulazione 6X di solfito di mercurio, di un altro bambino con eruzioni cutanee causate da un prodotto omeopatico contenente mercurio, di un avvelenamento da tallio in un adulto che aveva fatto uso di un prodotto omeopatico e di 3 casi di avvelenamento per una formulazione 1X di arsenico. Un'indagine ha mostrato poi che i metalli pesanti possono essere presenti nel prodotto omeopatico in quantità notevoli. Un'altra indagine ha invece mostrato che 5 (cioè il 22,7%) di 22 prodotti omeopatici esaminati in India contenevano corticosteroidi non dichiarati sull'etichetta.

Un altro fattore importante riguarda la scelta del fitoterapico più appropriato per un determinato disturbo o stato patologico e la regolazione dei suoi effetti in maniera che questi si adattino non solo alla malattia, ma anche al malato, cosicchè l'intervento risulti sicuro ed efficace. La scelta riguarda innanzitutto la categoria di piante medicinali che può risultare utile per il disturbo (o affezione morbosa) diagnosticato. Per esempio, in caso di tosse si sceglieranno piante antitussive, in caso di asma piante broncodilatatrici, in caso di infezioni urinarie piante antibatterico-diuretiche, in caso di stress piante adattogene, ecc. Quindi si procede alla scelta della pianta più adatta per quel disturbo, la cui intensità d'azione sia cioè proporzionale all'importanza dei sintomi della malattia, in modo che possa controllarli senza recare danno al paziente. In alcuni casi si utilizzano fitoterapici complessi che sfruttano contemporaneamente piante appartenenti a categorie terapeutiche diverse sia per completarne e potenziarne gli effetti curativi, sia per ridurre gli effetti collaterali dannosi. È ovvio che la composizione del fitoterapico complesso deve avere una base scientifica integrata con studi che ne provino la sicurezza e l'efficacia. Ma la sicurezza del trattamento dipende anche dalla dose e dalla frequenza delle somministrazioni: dosi elevate e trattamenti prolungati causano con una certa frequenza effetti indesiderati e tossici.

Anche la forma farmaceutica può essere causa di inconvenienti: per esempio l'infuso di senna (*Cassia angustifolia* o *acutifolia*) può provocare crampi addominali e flatulenza, mentre il macerato, privo di sostanze resinose, non causa disturbi addominali; la tintura di belladonna (*Atropa belladonna*) non provoca effetti centrali indesiderati se preparata utilizzando le foglie e non le radici. Così pure la camomilla (*Anthemis nobilis*) ha un'azione spasmolitica se data come tintura; l'aglio (A*llium sativum*) si comporta da ipocolesterolemizzante solo se dato in capsule gastroresistenti; l'altea (*Althaea officinalis*) manifesta un'azione gastroprotettiva se data in forma di macerato; l'amamelide (*Hamamelis virginiana*) è astringente se si usa un estratto idroalcolico; la garcinia (*Garcinia cambogia*) può manifestare la sua proprietà dimagrante se data come estratto secco, e così via.

In conclusione l'intervento terapeutico è più sicuro se la scelta del fitoterapico viene fatta in base alla natura del disturbo e della malattia, se si regola e si adatta l'intensità e la durata dell'azione in base all'imponenza dei sintomi e al decorso della malattia stessa e infine in base all'età e allo stato fisiologico del paziente (vedi parag. 4.4).

4.3 Inquinamento, sofisticazioni, adulterazioni

In alcuni casi, anche quando i prodotti fitoterapici vengono utilizzati con le modalità più opportune, possono comunque verificarsi ADRs per la presenza nel prodotto finito di contaminanti botanici, chimici, batterici, ecc. (Tab. 4.6). La contaminazione botanica può originare da cause accidentali, come la raccolta di piante diverse da quelle richieste da parte di persone poco preparate nel settore erboristico o la sostituzione, nei magazzini di raccolta, con differenti specie botaniche quando l'immagazzinamento (stoccaggio) non è appropriato. Anche ragioni economiche e/o di mercato possono influenzare la qualità del prodotto vegetale; può ad esempio risultare più conveniente sostituire una droga con un'altra di minore costo [il rabarbaro cinese (*Rheum palmatum*), più costoso, con quello europeo (*Rheum rhaponticum*)] e più facile da reperire [l'uva ursina (*Arctostaphylos uva-ursi*) con il mirtillo (*Vaccinium myrtillus*) facilmente reperibile]. La contaminazione botanica diviene però pericolosa quando il materiale vegetale viene sostituito con un altro che può causare effetti indesiderati gravi. È stato ad esempio visto che i prodotti venduti come ginsèng contenevano: mandragora (*Mandragora officinarum*), nella quale è presente scopolamina, rauwolfia (*Rauwolfia serpentina*), nella quale è presente reserpina e specie di *Cola* che contengono caffeina (Tab. 4.7).

Comunque è il degrado ambientale che può contaminare seriamente le piante medicinali al punto da compromettere la qualità del prodotto fitoterapico finito. In primo luogo i pesticidi ed i metalli pesanti, ma anche i microrganismi (batteri e funghi) pos-

Tabella 4.6 Adulterazioni e contaminazioni di rilevanza clinica

Adulterante/contaminante	Commento
Piante o prodotti vegetali	Diversi prodotti vegetali commercializzati soprattutto in Asia risultano adulterati. Per es. prodotti contenenti psillio (*Plantago* sp.) risultano contenere digitale (*Digitalis lanata*); prodotti contenenti ginkgo (*Ginkgo biloba*) risultano contenere colchicina; ecc. (vedi Tab. 4.7).
Microrganismi e tossine microbiche	I prodotti vegetali possono essere contaminati da batteri, funghi, virus e da tossine prodotte da microrganismi (per es. aflatossine). Alcuni casi clinici associano tali contaminazioni con manifestazioni cliniche come epatite E, mucormicosi ed eruzione cutanea dopo applicazione locale del prodotto kombucha contaminato.
Pesticidi ed agenti da suffumigio	Alcuni casi clinici indicano che i pesticidi (cloroderivati) e gli agenti da suffumigio (per es. carbone bituminoso che bruciando libera fumo contenente solfito) possono raggiungere livelli pericolosi nei prodotti vegetali[a]
Metalli tossici	Casi clinici di intossicazione da fitoterapici contenenti piombo o mercurio sono stati riportati in Europa, Asia, Africa ed America
Radionuclidi	Sr-90, Cs-134 ed altri radionuclidi sono stati trovati in prodotti vegetali provenienti dall'est Europa[a]
Farmaci convenzionali	Diversi farmaci convenzionali sono stati trovati soprattutto in prodotti erboristici asiatici.

[a] La rilevanza clinica rimane incerta

sono contaminare una droga e quindi peggiorare la qualità del fitoterapico.

In realtà i pesticidi[9] si decompongono spontaneamente durante i processi di conservazione del materiale vegetale; al contrario, i metalli pesanti rimangono immodificati mentre i microrganismi possono moltiplicarsi in certe circostanze (per es. un essiccamento lento ed in ambiente umido di organi ricchi di sostanze nutritizie come tuberi, bulbi, rizomi, radici; una prolungata conservazione nei magazzini; una contaminazione ambientale o l'uso di prodotti contaminati durante la preparazione). Il rischio della contaminazione

---

[9] Sostanze che respingono, distruggono o combattono ogni generico inquinante, animale o specie vegetale, che danneggia la produzione, la trasformazione e la conservazione di prodotti vegetali.

Tabella 4.7 Possibili sostituzioni di prodotti vegetali con altri considerati potenzialmente tossici o inattivi

Prodotto vegetale (pianta)	Sostituzione	Possibile reazione avversa
Anice cinese (*Illicium verum*)	Anice giapponese (*Illicium anisatum*)[a]	Convulsioni
Bardana (*Arctium lappa* L. o *Lappa major* Gaerner)	*Atropa belladonna*	Paralisi vagale
Bignonia (*Campis grandiflora*)	*Datura metel* (contiene atropina e scopolamina)	Confusione mentale
Carcadè (*Hibiscus sabdariffa* L.)	*Cinchona* spp.	Stipsi, aritmia
Echinacea (*Echinacea* spp.)	*Parthenium integrifolium* L.	Non nota
Genziana (*Gentiana lutea*)[b]	*Veratrum album, Podophyllum hetrandum*	Vomito
Ginkgo (*Ginkgo biloba*)	Colchicina	Tumori gastrointestinali
Ginseng (*Panax ginseng*)	*Conium maculatum* (contiene coniina ed alcaloidi correlati)	Teratogenicità
Mandragora (*Mandragora officinarum*)	*Podophyllum peltatum* (contiene podofillotossina)	Vomito, diarrea con perdite ematiche
Passiflora (*Passiflora incarnata*)	*Passiflora caerulea* (libera acido cianidrico)	Avvelenamento
Poligala cinese (*Polygala chinensis*)[c]	*Stephania* spp. (contiene L-tetraidropalmatina, sostanza che blocca il recettore presinaptico della dopamina)	Bradicardia, depressione respiratoria, depressione del SNC in 3 bambini; disturbi epatici in 3 adulti
Psillio (*Plantago psillio*)[d]	*Digitalis lanata*	Vomito, debolezza
Spirea (*Spirea ulmaria*)	*Sambucus nigra*	Nausea, vomito, diarrea
Tetranda + Magnolia (*Stephania tetranda*[e] + *Magnolia officinalis*)	*Aristolochia fangchi*	Cancro uroteliale
Tussilago (*Tussilago farfara* L.)	*Petasites vulgaris*	Tossicità a carico del fegato (epatocarcinogenicità)
Vitalba[f] (*Clematis vitalba* L.)[f]	*Podophyllum hetrandum*	Dolore addominale e vomito

[a] L'anice giapponese contiene anisatina, una neurotossina (un antagonista non competitivo dell'acido α-aminobutirrico) responsabile di iperattività del SNC e convulsioni tonico-cloniche
[b] Componente del prodotto asiatico Lung Dam-Cho
[c] Erroneamente considerata componente del prodotto asiatico Jin Bu Huan
[d] Le foglie di psillio e di digitale si somigliano
[e] Il nome cinese di *Stephania* è *fang-ji*, di *Aristolochia* è *fang-chi*
[f] Componente del prodotto asiatico Wai-Ling-Sin

batterica è un elemento da non sottovalutare in quanto funghi e batteri possono produrre sostanze estremamente tossiche per il fegato e cancerogene come le aflatossine. Un esame condotto su 15 piante immagazzinate in un deposito indiano ha permesso l'identificazione di 15 specie di funghi tra cui *Aspergillus flavus* (nel 46% dei campioni). L'aflatossina B1, un potente carcinogeno, era presente in 14 dei 15 campioni analizzati in quantità pari ad 1 mg/g. Le aflatossine, una volta formatesi, rimangono nel materiale vegetale anche dopo distruzione delle muffe tramite sterilizzazione. Causano infiltrazione grassa del fegato, lesione delle cellule epatiche e carcinoma [per le droghe vegetali la FU XI edizione prevede limiti di accettabilità per le aflatossine (5 ppb per l'aflatossina B1 e 10 ppb per le aflatossine totali)]. Resta comunque il problema della carica batterica che deve essere controllata in quanto c'è la necessità di assicurare l'assenza di microrganismi patogeni o indesiderati e di contenere il numero di enterobatteri sia nel prodotto di partenza (droga) che in quello finale (fitoterapico).

Poiché la carica batterica raggiunge in genere valori significativi in organi (foglie, cortecce, radici) che di frequente si utilizzano per preparazioni estemporanee che si eseguono tra le mura domestiche, è chiaro che il rischio per il consumatore è elevato. È quindi necessario che le operazioni di raccolta e conservazione di queste parti vegetali (foglie, cortecce, ecc.) seguano le più elementari norme di igiene e che la carica microbica sia nei limiti tollerati dalle Organizzazioni Internazionali deputate al controllo della qualità dei prodotti vegetali di partenza e finali (Tab. 4.8).

Per i metalli pesanti c'è da sottolineare che in questi ultimi anni sono state ripetutamente accertate contaminazioni da piombo, cadmio, mercurio, manganese ed arsenico. Di recente è stato esaminato il

Tabella 4.8 Valori limite tollerati riferiti ai microrganismi

Microrganismo	Limiti u.f.c. riferiti ad 1g di droga
Batteri aerobi	>10^3-10^4
Lieviti e muffe	>10^2
Enterobatteri ed altri batteri gram-negativi	>10^2
Escherichia coli	Non rivelabile
Salmonella	Non rivelabile
Pseudomonas aeruginosa	Non rivelabile
Staphylococcus aureus	Non rivelabile

u.f.c. = unità formanti colonie

contenuto di 260 prodotti erboristici asiatici ed è stato dimostrato che il 25% conteneva elevati livelli di metalli pesanti, tra cui piombo, mercurio o arsenico mentre il 7% conteneva farmaci non dichiarati sull'etichetta, ma aggiunti illegalmente al prodotto vegetale per ottenere l'effetto desiderato. La FDA ha pubblicato un rapporto su 251 prodotti erboristici asiatici importati negli USA. Di questi 24 contene-

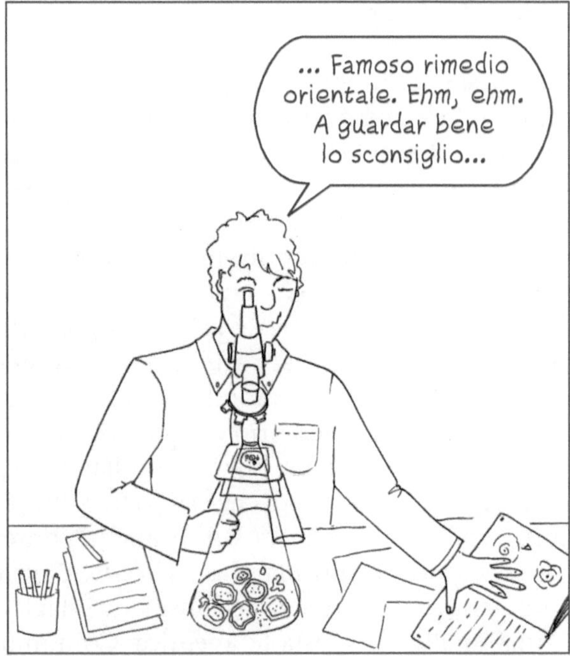

vano piombo, in quantità comprese tra 10 e 319 ppm, 36 contenevano arsenico (24-114 ppm) e 35 mercurio (22-5070 ppm). Altri studi mostrano che in un bambino di Hong Kong il piombo presente in un preparato cinese ha causato encefalopatia e sempre ad Hong Kong 74 pazienti hanno manifestato intossicazione da piombo (lesioni cutanee) presente in preparati erboristici cinesi: di questi 10 sviluppavano tumori. Un caso di corea è stato poi riportato in un adulto che prendeva da 3 a 5 pillole al giorno di un prodotto cinese contenente 14 mg di manganese per pillola. Diverse indagini epidemiologiche e studi analitici hanno successivamente confermato la contaminazione con metalli pesanti di numerosi preparati erboristici cinesi e di conseguenza la loro tossicità.

La contaminazione con metalli pesanti può essere accidentale (contaminazione dell'ambiente) o deliberata (in alcune culture, come quella asiatica, i metalli pesanti sono considerati utili per la salute e quindi deliberatamente aggiunti ai rimedi erboristici tradizionali). Visto che la nostra legislazione considera i metalli pesanti dei contaminanti, la FU XI fissa dei limiti accettabili per alcuni di questi: piombo 3 ppm, cadmio 0,5 ppm, mercurio 0,3 ppm.

Per quanto riguarda i pesticidi il problema è più che mai attuale in quanto la maggior parte delle piante medicinali utilizzate in Italia viene importata da paesi che utilizzano pesticidi da noi vietati da anni. Anche nel caso dei pesticidi bisogna però parlare di limiti consentiti, che possono essere facilmente rispettati se si lascia trascorrere il tempo necessario dalla data dell'ultimo trattamento al momento della raccolta (Tab. 4.9). Resta comunque il fatto che le piante che vegetano in ambienti contaminati possono assorbire pesticidi, ma anche metalli pesanti, attraverso il sistema radicale oppure con l'acqua proveniente da falde acquifere gravemente contaminate. Un'analisi condotta su 17 campioni di ginseng asiatico ha, per esempio, mostrato che alcuni di questi (8 per l'esattezza) contenevano livelli inaccettabili di quintozene ed esaclorobenzene, più di 20 volte superiori ai limiti consentiti. Un esempio di contaminazione acquatica è invece rappresentato da *Spirulina platensis*, un'alga che vive in laghetti artificiali noti contenere elevati livelli di mercurio, arsenico, cadmio, piombo e sostanze radioattive. In particolare, la concentrazione di mercurio è stata trovata pari o superiore a 10 ppm e se si considera che il consumo quotidiano di spirulina si aggira intorno ai 20 g è facile concludere che siamo ben oltre i limiti di sicurezza. I prodotti erboristici cinesi possono anche contenere insetti (*Lombricus, Nidus vespae, Buthus martensi, Hirudo, Cryptotympana atrata*) o loro frammenti, la cui presenza è considerata dagli orientali necessaria ai fini di una migliore risposta terapeutica. Comunque non è molto chiaro se le tossine o i veleni elaborati da questi insetti siano presenti nei prodotti finiti e se siano responsabili di reazioni allergiche. Una contaminazione di insetti e loro frammenti è stata riscontrata per esempio in campioni di spirulina (polvere o tavolette).

Tabella 4.9 Residui di pesticidi presenti nel materiale vegetale: limiti di tolleranza per alcune specie vegetali

Pesticida	Limite tollerato (mg/kg)
Alaclor	0,02
Aldrin, dieldrin, clordano, endrin, fonofos, eptaclor	0,05
Clorpirifos-metile, esaclorobenzene, fossalon	0,1
Clorpirifos, metidation, paration-metile	0,2
Esaclorocicloesano-isomeri	0,3
Clorfenvinfos, deltametrina, diazinone, fenitotrion, paration	0,5
Lindano (α-esaclorocicloesano)	0,6
Azinfos-metile, cipermetrina, dicholorvos, malation, permetrina, quintozene	1,0
Fenvalerato	1,5
Ditiocarbammato	2,0
Bromopropilato, endosulfano, piperonil butossido, piretrina	3,0
Pirimifos-metile	4,0

Un'altra contaminazione che oggi è oggetto di regolari indagini, specie per droghe provenienti dall'est Europa, è quella da sostanze radioattive (radionuclidi).

Diversi studi hanno infine mostrato che i prodotti fitoterapici possono contenere farmaci convenzionali e sostanze ormonali (Tab. 4.10). Per esempio il PC-SPES[10], un prodotto fitoterapico molto popolare che è stato inizialmente creduto interessante nel trattamento del cancro prostatico, è stato visto che contiene farmaci convenzionali quali dietilstilbestrolo, indometacina, etinil-estradiolo e warfarina e questo complica le indagini rivolte a stabilire la reale efficacia, come antitumorale, del prodotto. Il preparato cinese "Zeng Qi", usato come ipoglicemizzante, conteneva glibenclamide. In Canada un composto simile, ma non esattamente identico al sildenafil, è stato trovato in un prodotto fitoterapico cinese venduto come *restoring mental alertness* (ristabilire le capacità mentali). Il sildenafil è stato invece trovato in prodotti fito-

Tabella 4.10 Adulterazioni di prodotti fitoterapici con farmaci convenzionali[a]

Classe farmacologica	Farmaci
Antibiotici	Gliburide, fenformina
Anticoagulanti	Warfarina
Antistaminici	Clorfeniramina
Corticosteroidi	Betametasone, desametasone, prednisolone, prednisone
Dimagranti	Fenfluramina, alprazolam, clorzoxazone
Disfunzione erettile	Sildenafil
Diuretici	Idroclorotiazide
FANS	Aminofenazone, indometacina, acido mefenamico, paracetamolo (acetominofene), fenacetina, fenazone (antipirina), fenilbutazone, propifenazone (isopropilantipirina), diclofenac
Mucolitici e bechici	Bromexina
Ormoni sessuali	Metiltestosterone
Ormoni tiroidei	
Rilassanti muscolari	Clor-2-ossazone
Tranquillanti	Clordiazepossido, diazepam
Vitamine	Tiamina (vitamina B)
Xantine	Caffeina, teofillina

[a] Preparati nei paesi asiatici e sudamericani

---

[10] Il PC-SPES (dove PC stà per "cancro alla prostata", dall'inglese *prostate cancer* e SPES per "speranza") è una miscela di 8 erbe cinesi utilizzata per il trattamento del carcinoma prostatico (*Ganoderma lucidum, Scutellaria baicalensis, Robdosia rubescens, Isatis indigotica, Dendranthema morifolium, Serenoa repens, Panax pseudoginseng, Glycyrrhiza glabra*).

terapici indicati con i nomi commerciali "Actra-Rx, Yilishen, Hua fo, Vinarol e Vasx". Il prodotto "Sleeping Buddha" è risultato contenere estrazolam; un altro chiamato "Diabetes Angel" conteneva gliburide e fenformina; un altro ancora, chiamato "SPES" conteneva alprazolam. Un altro esempio ancora è dato dalla presenza di fenfluramina in un prodotto fitoterapico asiatico venduto come dimagrante.

Nel 2002 le Autorità giapponesi ricevevano la denuncia di 474 casi di epatotossicità associata con l'uso di prodotti vegetali dimagranti, molti dei quali contenenti fenfluramina: in 2 pazienti si sviluppava una epatite fulminante, un altro si salvava dopo trapianto del fegato e 9 morivano dopo sanguinamento intestinale ed infezioni. A sua volta la FDA ha trovato che su 243 prodotti erboristici asiatici il 7% contiene farmaci convenzionali non riportati sull'etichetta. Un'analisi condotta sui prodotti venduti a Taiwan ha mostrato che il 23,7% di questi contiene farmaci come caffeina, acetaminofene, FANS, clorzoxazone e corticosteroidi; un'altra eseguita su prodotti cinesi ha mostrato che l'adulterazione con farmaci di sintesi dipende dal tipo di formulazione ed interessa il 31,7% di pillole, l'8,5% di tavolette ed il 15,7% di capsule. Inoltre, le pillole contenevano 20 o più droghe vegetali e la dose giornaliera prevedeva l'impiego di 6-12 pillole. Alcune pillole contenevano acido mefenamico e diazepam. Questi esempi consentono di fare almeno due riflessioni. La prima è che i prodotti asiatici, piuttosto che quelli europei o americani (USA), sono in genere quelli incriminati in quanto risultano spesso adulterati con farmaci di sintesi.

La seconda è che le adulterazioni da una parte mascherano l'eventuale effetto terapeutico del prodotto vegetale, dall'altra facilitano l'insorgenza di effetti indesiderati e tossici. È chiaro che, se la presenza di questi farmaci è regolarmente riportata nella composizione del fitoterapico, il paziente sa di correre un rischio aggiuntivo nell'assumere un prodotto fitoterapico del genere. Il problema è che queste adulterazioni non vengono segnalate e questo causa gravi conseguenze. Agli esempi poc'anzi riportati se ne possono aggiungere degli altri come casi di ipertiroidismo osservati in pazienti che hanno assunto prodotti dimagranti adulterati con ormoni tiroidei, dietilpropione ed idroclorotiazide; un effetto *cushingoide* è stato osservato in seguito ad abuso di fitoterapici contenenti corticosteroidi; agranulocitosi fatale è stata osservata in seguito ad abuso di fitoterapici contenenti fenilbutazone e aminofenazone; altre reazioni avverse riguardano poi sanguinamento gastrointestinale, aritmia, lesioni cutanee, coma, quasi sempre causate dalla presenza di farmaci convenzionali.

4.4 Il paziente

La possibilità che un prodotto fitoterapico causi ADRs non dipende solo dalla qualità del prodotto, dalla presenza di sostanze tossiche o dal dosaggio, ma anche dal paziente. Vi sono pazienti che per l'età, il sesso, la costituzione, il peso, lo stato neuroendocrino, le particolari condizioni fisiologiche (gravidanza, allattamento, mestruazioni), i pregressi stati morbosi ed altro, richiedono ora una terapia più o meno intensa e duratura, ora meno intensa e limitata nel tempo.

È ovvio che un paziente molto giovane o anziano richiede una cura assai blanda che non un paziente adulto. Per esempio, gli oli essenziali, espettoranti ed antisettici, possono diventare, a dosi eccessive ed in pazienti di una certa età (troppo giovani o in età avanzata), irritanti per le mucose del tratto digerente (anziani e bambini) o addirittura convulsivanti (nei bambini). Anche le droghe tanniche, astringenti a piccole dosi, possono congestionare le mucose del digerente se date a un dosaggio elevato e/o per lungo tempo ad adolescenti ed anziani.

L'uso dei fitoterapici in pediatria è per fortuna, piuttosto limitato; negli USA è stimato attorno all'8%. Il principio generale che il bambino non è da considerare un "piccolo adulto" nei riguardi delle terapie farmacologiche vale anche per la fitoterapia. Confrontato con l'adulto, il bambino può essere particolarmente sensibile agli effetti di piccole variazioni di dose, sia per la diversa corporatura, di taglia più piccola, sia per la diversa capacità di metabolizzare sostanze chimiche. Inoltre si sa ben poco sulla efficacia dei prodotti vegetali nei bambini e le conoscenze che si hanno per gli adulti non possono essere trasferite *sic et simpliciter* ai bambini. Che l'iperico (*Hypericum perforatum*) sia un antidepressivo nell'adulto è un fatto acclarato, ma questo non ci autorizza a utilizzarlo anche nella depressione giovanile in quanto i dati acquisiti non sono del tutto rassicuranti per quanto riguarda il rapporto rischio/beneficio nel bambino/adolescente. La letteratura mostra diversi casi di ADRs prodotte da fitoterapici nei bambini e adolescenti al di sotto di 16 anni.

I fitoterapici sono invece diffusamente utilizzati dai pazienti anziani. Il vecchio detto che gli anziani possono essere più sensibili agli effetti dei farmaci convenzionali piuttosto che gli adulti, deve essere esteso anche ai fitoterapici. Gli anziani presentano un elevato rischio di sviluppare reazioni avverse per diverse ragioni: la necessità di assumere, per problemi di salute, più di un farmaco; la ridotta capacità del fegato, con l'avanzare dell'età, di metabolizzare i farmaci e dei reni di espellerli; la disidratazione e la malnutrizione, comuni nell'anziano.

Anche alcune disfunzioni possono facilitare la comparsa di reazioni avverse. Per esempio, pazienti con *autonomic failure* (danno al sistema nervoso autonomo) o *bipolar depression* (depressione bipolare) mostrano una maggiore sensibilità alle reazioni avverse causate da prodotti contenenti yohimbina (*Pausinystalia yohimbe*); gli alcaloidi dell'efedra (*Ephedra vulgaris*) possono risultare più tossici in pazienti con disfunzione renale (rischio di accumulo); alcuni prodotti [piante contenenti alcaloidi pirrolizidinici, preparazioni cinesi (per es. Jin Bu Huan), piante sospettate di essere epatotossiche (*Viscum album, Scutellaria* spp., *Valeriana officinalis, Teucrium polium, Mentha pulegium, Berberis vulgaris, Hedeoma pulegioides, Azadirachta indica, Sassafras albidum,* ecc.)] possono aggravare le funzioni renale ed epatica se già compromesse. L'anziano comunque ha anche una maggiore probabilità di presentare uno stato confusionale, giramenti di testa e alterazioni della coordinazione e l'assunzione di medicamenti può aumentare il rischio di cadute e di fratture.

I fitoterapici sono spesso utilizzati in gravidanza e durante l'allattamento anche se non esistono studi adeguati e ben controllati sull'uso di questi prodotti in tali circostanze. L'assunzione di fitoterapici durante la gravidanza richiede il consenso del medico come pure il ricorso ai "farmaci sociali" (tabacco, alcol) comportano un rischio che spetta al medico valutare. A parte il rischio di aborto che alcune droghe possono causare (per es. *Ruta graveolens, Petroselinum crispus,* ecc.), ci sono *case reports* e studi epidemiologici che suggeriscono che l'uso di alcune droghe vegetali contenenti alcaloidi pirrolizidinici è associato ad effetti fetotossici ed embriotossici. Uno studio condotto *in vitro* ha mostrato che il ginsenoside Rb, (il maggiore componente del *Panax ginseng*) è teratogeno: alla luce di questo dato la *United Kingdom's Medicines and Healthcare Products Regulatory Agency* ha sconsigliato l'uso del ginseng in gravidanza. Anche le informazioni sulla sicurezza dei fitoterapici assunti nel periodo dell'allattamento sono scarse. Tra i prodotti che dovrebbero essere evitati ci

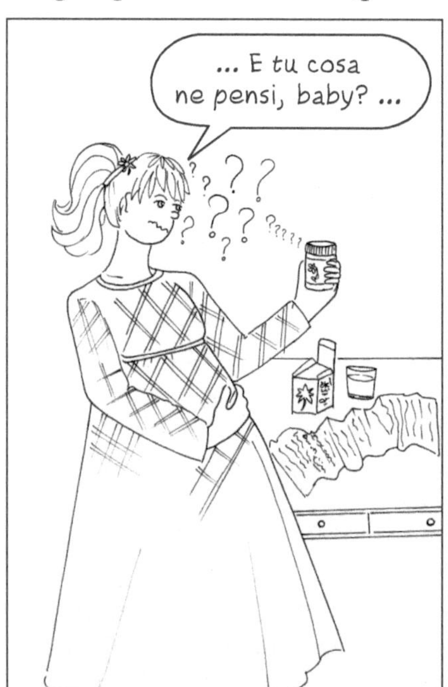

sono quelli contenenti alcaloidi pirrolizidinici e acidi aristolochici perché passando nel latte materno potrebbero creare seri problemi al lattante. Nel *Journal of Pediatrics* di qualche anno fa (1988) è stato riportato un caso di morte di un neonato allattato da madre che faceva uso di piante contenenti alcaloidi pirrolizidinici. Al contrario, l'assunzione di senna (*Cassia angustifolia* o *acutifolia*) o di altre droghe antrachinoniche non costituisce un rischio per il neonato in quanto gli antrachinoni liberi o non sono stati rintracciati nel latte materno o lo sono stati in quantità così esigue da non poter provocare alcun effetto lassativo (Tab. 4.11).

L'autoprescrizione di fitoterapici è poi comune in pazienti ricoverati per interventi chirurgici. È stato osservato che la mancata sospensione di questi prodotti può causare effetti negativi durante l'intervento, come una instabilità emodinamica intraoperatoria (efedra) o dopo, come emorragie (aglio, ginkgo). Inoltre possono sussistere interazioni con gli anestetici generali. Sul sito internet dell'associazione degli anestesisti americani è presente la raccomandazione di non assumere "erbe" da 2 a 3 settimane prima dell'operazione, per la possibilità di interazioni fra i più diffusi fitoterapici (iperico, ginseng, ginkgo) e i farmaci utilizzati nel corso di interventi chirurgici (per es. il ginkgo inibisce l'aggregazione piastrinica, l'iperico prolunga l'effetto di analgesici e narcotici per induzione di isoforme enzimatiche, il ginseng ha effetti ipoglicemizzanti). Inoltre l'assunzione di prodotti contenenti quantità elevate di psoralene (frutti di *Psoralea corylifolia*) può causare eritemi in pazienti esposti a radiazioni ultraviolette. Uno speciale rischio e poi rappresentato dall'assunzione dei seguenti prodotti vegetali durante la guida o in condizioni che richiedono una particolare attenzione: kava, reserpina (componente attivo di specie di *Rauvolfia*), scopolamina (*Datura e Scopalia*

Tabella 4.11 Assunzione di senna da parte di donne che allattano: valutazione della diarrea nel lattante e determinazione degli antrachinoni nel latte materno

Diarrea nel lattante	Presenza di antrachinoni nel latte	Bibliografia
Non valutata	NO	Friebel e Walkowiak (1951)
NO	NO	Duncan (1957) Baldwin (1963)
SI	NO	Greenholf e Leonhard (1973)
NO	NO	Werthman e Krees (1973)
NO	NO	Dubecq e Palmade (1974)
NO	Tracce (1 ng/ml)	Faber e Strenge-Hesse (1988)

spp.), codeina e morfina (*Papaver somniferum*), cocaina (*Erythroxylum coca*), tetraidropalmatina (*Stephania* spp. e *Corydalis* spp.) e cannabinoidi (*Cannabis* spp.) possono alterare le capacità cognitive del paziente. Il rischio è evidente quando i prodotti fitoterapici sono adulterati con farmaci psicotropi. È importante ricordare infine che i principi di farmacogenetica devono essere tenuti presenti anche in fitoterapia. Infatti sono stati spesso riportate differenze negli effetti midriatici e cardioacceleratori di prodotti contenenti atropina (*Atropa belladonna*), il rischio di emolisi in pazienti con deficienza di glucosio-6-fosfato deidrogenasi che assumevano non solo alcuni farmaci convenzionali e le fave (*Vicia faba*), ma anche preparati vegetali come *Viola tricolor*, prodotti ayurvedici contenenti *Acalypha indica* e *Salix caprea* e prodotti cinesi ricchi di mentolo ed il rischio di cancro al cavo orale da betel (*Areca catechu*) in pazienti deficienti di CYP1A1.

4.5 Rischi indiretti

Ci sono infine dei comportamenti che devono essere assolutamente evitati perché pericolosi. Ad esempio un trattamento fitoterapico praticato in un paziente affetto da una seria malattia può comportare il rischio che un approccio terapeutico ben noto venga ridotto, ritardato o sostituito da una terapia con fitoterapici la cui efficacia non è nota. Diverse terapie con fitoterapici rientrano in questa categoria di trattamenti inadeguati. È vero che i *trials* (studi) clinici disponibili sono alcune volte promettenti, ma gli effetti riportati sono talmente limitati da richiedere ulteriori studi, impostati meglio e con *clinical endpoints* (variabili cliniche) rilevanti. Per molti poi la fitoterapia è utile come complemento alla terapia convenzionale piuttosto che alternativa. Questi fatti non sono molto lontani dalla realtà. Un recente studio condotto negli USA ha infatti dimostrato che il 12% dei pazienti intervistati avevano fatto ricorso ai fitoterapici ritardando l'impiego di farmaci convenzionali e il 20% di questi credeva che il ritardare un intervento terapeutico acclarato era stato del tutto negativo. A parte questo atteggiamento, errato, di ritardare il ricorso a terapie convenzionali, un altro rischio risiede nel fatto che i fitoterapici, utilizzati come terapie complementari, possono compromettere l'efficacia del farmaco convenzionale riducendone i livelli plasmatici o ostacolandone gli effetti terapeutici. Questo tipo di rischio è stato dimostrato per diversi preparati fitoterapici tra cui quelli a base di aglio, ginseng americano (*Panax quinquefolium*), iperico e preparati di yohimbe arricchiti in yohimbina.

Un altro aspetto negativo è rappresentato dalla diffusione via telematica di notizie spesso del tutto errate, e dalla possibilità di acquistare via internet droghe vegetali dalle più innocue a quelle più pericolose. Negli anni scorsi sono stati denunciati diversi casi di reazioni avverse da fitoterapici acquistati via internet. Uno di questi casi ha visto coinvolto un uomo di 31 anni il quale ha manifestato

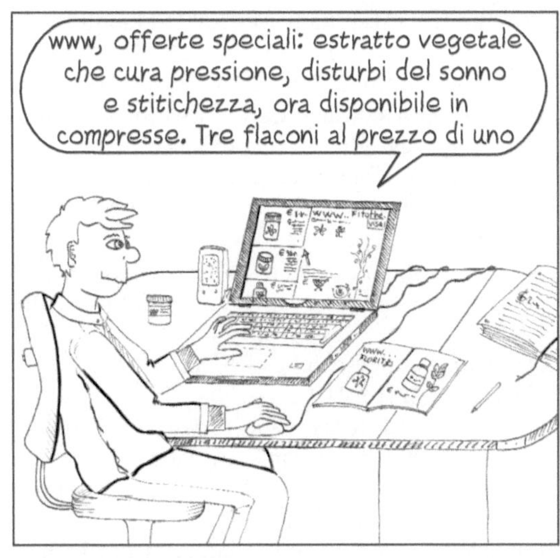

rabdomiolisi ed insufficienza renale dopo aver preso una dose elevata (circa 10 ml) di olio essenziale di artemisia (*Artemisia absinthium*). Il paziente aveva trovato una descrizione del "liquore" di artemisia su un sito web e convintosi che questo liquore fosse la stessa cosa dell'olio di artemisia, aveva ordinato l'olio essenziale di artemisia attraverso un altro sito web che vendeva oli essenziali per l'aromaterapia. Via internet oggi si trovano prodotti estremamente tossici, nefrotossici e anche cancerogeni. Uno studio americano piuttosto recente ha identificato 19 prodotti contenenti acidi aristolochici e 95 prodotti sospettati di contenere questi composti nefrotossici, cancerogeni e mutageni, venduti attraverso un sito web. Le informazioni rilasciate da questo (*world wide web*) e da altri siti web sono state poi trovate imprecise e scarne di informazioni utili per il comune cittadino (consumatore). Il problema è che le notizie diffuse per via telematica non sono filtrate da personale esperto (quindi nella maggior parte dei casi risultano errate), si possono ottenere standosene a casa e non comportano un costo elevato: tutte queste componenti rendono l'informazione telematica potenzialmente pericolosa.

Bibliografia

Adachi M, Saito H, Kobayashi H et al (2003) Hepatic injury in 12 patients taking the herbal weight loss AIDS Chaso or Onshido. Ann Intern Med 139:488-492

Ang-Lee MK, Moss J, Yuan CS (2001) Herbal medicines and perioperative care. JAMA 286:208-216

Baker S, Thomas PS (1987) Herbal medicine in precipitating massive haemolysis. Lancet 1:1039-1040

Baldwin WF (1963) Clinical study of senna administration to nursing mothers. Assessment of effects on infant bowel habit. Can Med Assoc J 89:566-568

Behmanesh Y, Abdollahi M (2002) Haemolysis after consumption of *Viola tricolor*. WHO Drug Information 16:15

Blanc PD, Trupin L, Earnest G et al (2001) Alternative therapies among adults with a reported diagnosis of asthma or rhinosinusitis: data from a population-based survey. Chest 120:1461-1467

Burstein HJ, Gelber S, Guadagnoli E, Weeks JC (1999) Use of alternative medicine by women with early-stage breast cancer. New Engl J Med 340:1733-1739

Chan LY, Chiu PY, Lau TK (2003) An in vitro study of ginsenoside Rb1- induced taratogenicity using a whole rat embryo culture model. Hum Reprod 18:2166-2168

Corm C, Metcalfe K (2002) Risks associated with herbal slimming rimedies. J R Soc Health 122:213-219

De Smet PAGM, Smeets OS (1994) Potential risks of health food products containing yohimbe extracts. Br Med J 309:958

De Smet PAGM (2005) Herbal medicine in Europe. Relaxin regulatory standards. N Engl J Med 352:1176-1178

Drew AK, Myers SP (1997) Safety issues in herbal medicine, implication for the health professions. Med J Austr 166:538-541

Druss BG, Rosenheck RA (1999) Association between use of unconventional therapies and conventional medicinal services. JAMA 282:651-656

Dubecq JP, Palmode J (1974) Étude clinique de l'administration de tamarine chez la mère qui allaite. Gaz Med Fr 81:5173-5175

Duncan AS (1957) Standardized senna as a laxative in the puerperium. A clinical assessment. Br Med J 1:439-441

Ernst E (2002) Herbal medicinal products during pregnancy: are they safe? BJOG 109:227-235

Faber P, Strenge-Hesse A (1988) Relevance of rhein excretion into breast milk. Pharmacology 36 [Suppl 1]:212-220

Favreau JT, Ryu ML, Braunstein G et al (2002) Severe hepatotoxicity associated with the dietary supplement Lipokinetix. Ann Intern Med 136:590-595

Frebel H, Walkowiak L (1951) Are anthraquinone laxatives transferred to breast milk? Med Klin 46:208-209

Garde JF, Aston R, Endler GC, Sison OS (1978) Ratial mydriatic response to belladonna premedication. Anesth Analg 57:572-576

Gold LS, Slone TH (2003) Aristolochic acid an herbal carcinogen, sold on the Web after FDA alert. N Engl J Med 349:1576-1577

Greenholf JO, Leonard HS (1973) Laxatives in the treatment of constipation in pregnant and breast-feeding mothers. Practitioner 210:259-263

Haller CA, Benowitz NL (2000) Adverse cardiovascular and central nervous system events associated with dietary supplements containing ephedra alkaloids. New Engl J Med 343:1833-1838

Harnack LJ, Rydell SA, Stang J (2001) Prevalence of use of herbal products by adults in the Minneapolis/St. Paul, Min, metropolitan area. Mayo Clin Proc 76:688-694

Harris WS, Goodman RH (1968) Hyper-reactivity to atropine in Down's syndrome. N Engl J Med 279:407-410

Henderson L, Yue QY, Bergquist C, Gerden B, Arlett P (2002) St John's wort (*Hypericum perforatum*): drug interactions and clinical outcomes. Br J Clin Pharmacol 54:349-356

Jordan J, Shannon JR, Biaggioni I, Norman R, Black BK, Robertson D (1998) Contrasting actions of pressor agents in severe autonomic failure. Am J Med 105:116-124

Kao SY, Wu CH, Lin SC et al (2002) Genetic polymorphism of cytochrome P450 1 A 1 and susceptibility to oral squamous cell carcinoma and oral precancer lesions associated with smoking/betel use. J Oral Pathol Med 31:505-511

Kassler WJ, Blanc P, Greenblatt R (1991) The use of medicinal herbs by human immunodeficiency virus-infected patients. Arch Intern Med 151:2281-2288

Ko RJ (1998) Adulterants in Asian patent medicines. New Engl J Med 339:847

Kopec K (1999) Herbal medications and breastfeeding. J Hum Lact 15:157-161

Lamabadusuriya SP, Jayantha UK (1994) Acalypha indica induced haemolysis in G6PD deficiency. Ceylon Med J 39:46-47

Li AM, Hui J Chik KW, Li CK, Fok TF (2002) Topical herbal medicine causing haemolysis in glucose-6-phosphate dehydrogenase deficiency. Acta Pedriatr 91:1012

Mathews JD, Riley MD, Fejo L et al (1988) Effects of the heavy usage of kava on physical health: summary of a pilot survey in an Aboriginal community. Med J Aust 148:548-555

Meyer EC, Sommers DK, Schoeman HS, Avenant JC (1990) The effect of autonomic blockers on heart rate: a comparison between two ethnic groups. Br J Clin Pharmacol 29:254-256

Moller MR, Kramer T (2002) Drugs and abuse monitoring in blood for control of driving under the influence of drugs. Ther Drug Monit 24:210-221

Nortier JL, Martinez MC, Schmeiser HH et al (2000) Urothelial carcinoma associated with the use of a Chinese herb (*Aristolochia fangchi*). New Engl J Med 342:1686-1692

Pandha HS, Kirby RS (2002) PC-SPES: phytotherapy for prostate cancer. Lancet 359:2213-2215

Piscitelli SC, Burstein AH, Welden N et al (2002) The effect of garlic supplements on the pharmacokinetics of saquinavir. Clin Infect Dis 34:234-238

Price LH, Charney DS, Heninger GR (1984) Three cases of manic symptoms following yohimbine administration. Am J Psychiatry 141: 1267-1268

Rafferty AP, McGee HB, Miller CE, Reyes M (2002) Prevalence of complementary and alternative medicine use; state-specific estimates from the 2001 Behavioural Risk Factor Surveillance System. Am J Public Health 92:1598-1600

Rao JK, Mihaliak K, Kroenke K et al (1999) Use of complementary therapies for arthritis among patients of rheumatologists. Ann Intern Med 31:409-416

Rasenack R, Muller C, Kleinschmidt M et al (2003) Veno-occlusive disease in a fetus caused by pyrrolizidine alkaloids od food origin. Fetal Diagn Ther 18:223-225

Rosado MF (2003) Thrombosis of a prosthetic aortic valve disclosing hazardous interaction between warfarin and a commercial ginseng product. Cardiology 99:111

Seppala T, Linnoila M, Mattila MJ (1979) Drugs, alcohol an driving. Drugs 17:389-408

Siegel R (1978) Kola, ginseng and mislabeled herbs. JAMA 273:25

Smolinske SC (2005) Herbal product contamination and toxicity. J Pharmacy Practice 18:188-208

Strader DB, Bacon BR, Lindsay KL et al (2002) Use of complementary and alternative medicine in patients with liver disease. Am J Gastroenterol 97:2391-2397

Tay CH, Seah CS (1975) Arsenic poisoninig from antiasthmatic herbal preparations. Med J Aust 2:424-428

Weisbord SD, Soule JB, Kimmel PL (1997) Poison on line – acute renal failure caused by oil of wormwood purchased through the Internet. N Engl J Med 337:1483

Werthman MW, Krees SV (1973) Quantitative excretion of senokot in human breast milk. Med Amm Distr Columbia 42:4-5

Winickoff JP, Houck CS, Rothman EL, Bauchner H (2000) Verve and Jolt: deadly new internet drugs. Pediatrics 106:829-830

Woolf AD (2003) Herbal remedies and children. Do they work? Are they harmful? Review. Pedriatrics 112:240-246

Wooltorton E (2002) Hua Fo tablets tainted with sildenafil-like compound. CMAJ 166:1568

Yu ECL, Yeung CY (1987) Lead encephalopathy due to herbal medicine. Chinese Med J 100:915-917

CAPITOLO 5
Fitofarmacovigilanza: obiettivi

Con il termine fitofarmacovigilanza si definisce una disciplina che, valutando il rischio connesso all'uso dei fitoterapici e monitorando l'incidenza delle ADRs potenzialmente associate al trattamento fitoterapico, aiuta a definire la sicurezza di questi prodotti naturali di origine vegetale.

Gli obiettivi principali sono così riassunti:

- individuare nuove ADRs da fitoterapici, non escluse quelle rare, ma gravi, che potrebbero passare inosservate in ragione della loro gravità o della loro scarsa specificità;
- individuare ADRs che possono manifestarsi in occasione di associazioni farmacologiche non abituali fitoterapico/farmaco convenzionale;
- individuare ADRs che possono manifestarsi per l'influenza di fattori relativi al paziente (età, stato fisiopatologico, caratteristiche genetiche);
- migliorare le informazioni sulle ADRs sospette già note;
- valutare i vantaggi di un fitoterapico rispetto ad una terapia farmacologica convenzionale ben nota;
- facilitare la diffusione delle informazioni acquisite per rendere più corretta e sicura la pratica terapeutica.

Gli strumenti adoperati per individuare le reazioni avverse sono diversi: segnalazione spontanea, monitoraggio intensivo, studi di coorte, studi caso-controllo, banche dati su morbilità/mortalità, monitoraggio degli eventi prescrittivi (PEM, dall'inglese *Prescription-Event Monitoring*), cioè identificazione di eventi clinici conseguenti all'assunzione di fitoterapici di recente commercializzazione. Di tutti questi strumenti, la segnalazione spontanea svolge un ruolo preponderante nel rilevare gli effetti indesiderati e tossici ed ha il pregio di estendere l'osservazione sull'intera popolazione che utilizza un dato fitoterapico nelle condizioni più diverse e di non essere vincolata, come nel caso degli studi clinici, ad una singola ipotesi formulata *ab initio*.

La segnalazione spontanea delle ADRs sospette si è avuta per la prima volta nel 1964 nel Regno Unito. Da questa data in poi è stato richiesto al personale sanitario di compilare una *yellow card*[11] (una scheda pratica) ogni qual volta sospettavano che un farmaco somministrato a dosi normalmente consigliate, per la profilassi o la terapia di una malattia, causasse un effetto indesiderato. La *yellow card* doveva essere compilata anche quando la risposta nociva al farmaco si manifestava in seguito a modificazioni dello stato fisiologico. Questa pratica è ben presto diventata un mezzo mediante il quale medici e farmacisti riportavano le loro "impressioni" sui farmaci in commercio, migliorando le informazioni sulla sicurezza dei farmaci e contribuendo alla scoperta di nuove indicazioni terapeutiche. Al giorno d'oggi in diversi paesi, tra cui l'Italia, si adopera un simile sistema per stabilire la sicurezza di un farmaco di sintesi o naturale.

La scheda per la segnalazione spontanea è fornita dalle Autorità sanitarie competenti: dal Ministero della Salute in Italia, dalla FDA (*Food and Drug Administration*) negli USA, dal CSM (*Committes on Safety of Medicine*) nel Regno Unito e così via. Una volta compilata, la scheda deve essere inviata quanto prima ad un centro nazionale di raccolta; in Italia la scheda va inviata al Servizio Farmaceutico della ASL (Azienda Sanitaria Locale) o dell'azienda ospedaliera di competenza che provvederà a inviarla al Centro Nazionale istituito presso il Servizio Farmaceutico del Ministero della Salute.

Il Centro Nazionale invierà a sua volta le segnalazioni ricevute al centro internazionale delle ADRs, il *WHO Collaborating Center for International Drug Monitoring* di Uppsala, noto come *Uppsala Monitoring Center* (UMC) che aggiorna il database internazionale delle ADRs.

È ovvio che la segnalazione fatta dall'operatore sanitario è solo un sospetto, non una certezza. Per correlare la reazione avversa al fitoterapico sono necessari studi aggiuntivi più specifici (ad esempio studi caso-controllo) che potranno verificare l'ipotesi formulata e fornire ulteriori informazioni che potranno determinare il ritiro, la sospensione, la variazione delle indicazioni terapeutiche o del regime di dispensazione del farmaco in questione. Poiché le ADRs comportano un costo da parte del paziente e del SSN e visto che molte di queste potranno essere previste ed evitate, la fitofarmacovigilanza potrà nel tempo ridurre questi costi e consentire un risparmio di risorse.

Comunque la scarsa regolamentazione nel settore fitoterapico porta a scarsi controlli sia sulla qualità del prodotto fitoterapico (contami-

---

[11] La *yellow card* fu istituita dalla *Committee on Safety of Drugs* (attualmete si chiama *Committee on Safety of Medicines*) inglese, presieduta da Sir Derrick Dunlop. Negli USA si usa la *Med Watch* per segnalare reazioni avverse.

nanti, standardizzazione, ecc.) sia sull'efficacia e sicurezza del prodotto finito. Inoltre, il fenomeno è sottostimato e sottovalutato anche perché sono tuttora pochi i paesi che prevedono la segnalazione delle sospette ADRs da fitoterapici. Nel Regno Unito la segnalazione è partita nel 1996; in Italia la farmacovigilanza è stata implementata con il D.L.vo n. 178 del 29 maggio 1991, con il successivo n. 44 del 18 febbraio 1997 (che recepiva i principi e i criteri della direttiva 93/39 CE) e infine con l'atto normativo più recente, il D.L.vo 8 aprile 2003, n. 95. Da alcuni anni una commissione provvede a raccogliere ed esaminare le ADRs da fitoterapici. Nel settembre 2001 è stato attivato un Centro di controllo di ADRs da prodotti a base di "erbe" medicinali (CRAmac).

Bibliografia

Bent S, Ko R (2004) Commonly used herbal medicines in the United States: a review. Am J Med 116:478-485

Ernst E (2002) Adulteration of Chinese herbal medicines with synthetic drugs: a systematic review. J Internal Med 252:107-113

Ernst E (2004) Challenge for phytopharmacolvigilance. Postgrad Med J 80:249-250

Espinoza EO, Mann MJ, Bleasdell B (1995) Arsenic and mercury in traditional Chinese herbal balls. New Engl J Med 333:803-804

Farah MH, Edwards R, Lindquist M, Leon C, Shaw D (2000) International monitoring of adverse health effects associated with herbal medicines. Pharmacoepidemiol Drug Saf 9:105-112

Ko RJ (1998) Adulterants in Asian patent medicines. New Engl J Med 339:847

Ko RJ, Wilson RD, Loscutoff S (2003) Pc-Spes. Urology 61:1292

Koh HL, Woo SO (2000) Chinese proprietary medicines in Singapore. Regulatory control of toxic heavy metals and undeclared drugs. Drug Saf 23:351-362

CAPITOLO 6

La segnalazione spontanea e i suoi limiti

Nel segnalare le ADRs che si manifestano in seguito all'assunzione di un prodotto fitoterapico il sanitario deve tener presente che la segnalazione deve essere ponderata e non redatta in modo approssimativo. Inoltre, al segnalatore non viene richiesto di denunciare tutti gli effetti indesiderati che seguono alla somministrazione del fitoterapico, ma unicamente quelli che sospetta siano stati causati dal fitoterapico somministrato. Così pure il segnalatore deve tener presente che un fitoterapico può causare una reazione avversa per ragioni diverse (associazione temporale, dose-risposta, meccanismo d'azione, ecc.).

È ovvio che nessuna di queste ragioni poc'anzi citate e meglio esplicitate nella Tabella 6.1 può assicurare l'esistenza di un reale rapporto di causa (prodotto fitoterapico assunto) ed effetto (reazione avversa), ma

Tabella 6.1 Ragioni che possono far sospettare una reazione avversa

Tipo	Commento
Associazione temporale	Esiste un intervallo di tempo possibile tra la somministrazione del fitoterapico e l'insorgenza del probabile evento avverso
Sospensione del trattamento (*dechallenge*)	La sospensione del trattamento con il fitoterapico entro un lasso di tempo plausibile ha causato una riduzione o addirittura la scomparsa dell'evento avverso
Dose-risposta	L'aumento della dose (o la sua riduzione) ha causato un aumento (o riduzione o addirittura la scomparsa) della gravità dell'evento avverso
Ripresa del trattamento (*rechallenge*)	La nuova assunzione del fitoterapico ha portato alla comparsa dell'evento avverso notato in precedenza
Meccanismo d'azione	Il meccanismo d'azione del fitoterapico può rendere ragione della comparsa dell'evento avverso
Effetto di classe	L'evento avverso imputabile a quel fitoterapico è ben noto per fitoterapici della stessa classe farmacologica (che mostrano lo stesso meccanismo d'azione)
Assenza d'alternativa	L'evento avverso non è riconducibile né allo stato della patologia né alla assunzione, presente o passata, di altri farmaci

più se ne verificano più aumentano le possibilità dell'esistenza di questo rapporto.

È invece opportuno segnalare sempre qualsiasi reazione avversa conseguente alla somministrazione di fitoterapici di nuova introduzione nel mercato farmaceutico. Nel caso di fitoterapici presenti sul mercato da molto tempo vanno segnalati quelli seri. Il Consiglio per l'Organizzazione delle Scienze Mediche (CIOMS) considera come ADRs serie quelle che provocano una prolungata ospedalizzazione, che abbiano messo a rischio la vita del paziente e che abbiano causato invalidità permanenti o addirittura esiti letali (CIOMS, 1997). Va inoltre tenuto presente che possono verificarsi in soggetti particolari (donne in gravidanza, donne che allattano, anziani, ecc.) degli eventi avversi ad una certa distanza temporale dalla somministrazione del fitoterapico. Questi effetti ritardati sono difficili da identificare e da collegare ad un precedente trattamento visto il lasso di tempo che può intercorrere: per questo sono pericolosi e quindi considerati seri.

Purtroppo le segnalazioni sono, allo stato attuale, del tutto deludenti sia da un punto di vista quantitativo che qualitativo, nonostante alcuni provvedimenti presi dal Ministero della Salute e dall'Istituto Superiore di Sanità, tra cui la stesura di una scheda di segnalazione (Fig. 6.1) ed un elenco di siti consultabili *online* nei quali viene dato spazio alle tematiche di farmacovigilanza (Tab. 6.2).

Le cause della mancata segnalazione di ADRs da fitoterapici possono essere diverse (Tab. 6.3). In Italia le ADRs non costituiscono un argomento di studio omogeneo nel percorso formativo del medico e del farmacista. Alcuni accenni vengono fatti nell'ambito dei corsi di Farmacologia, altri vengono anche fatti dai clinici quando trattano le diverse patologie, ma una trattazione organica vera e propria non esiste. Di conseguenza medico e farmacista non essendo sensibilizzati verso questo problema sono portati, una volta conclusi gli studi universitari, a sottovalutare o ad ignorare le patologie iatrogene, soprattutto quelle da fitoterapici.

Un'altra causa della mancata segnalazione di reazioni avverse da fitoterapici in Italia è il fatto che ancora oggi non si ritiene necessario che la farmacognosia e la fitoterapia siano argomenti di studio nelle Facoltà mediche. Ogni medico dovrebbe più che mai oggi acquisire conoscenze sul farmaco vegetale durante il corso di formazione di base per il conseguimento della laurea in Medicina e Chirurgia[12] (la sua valenza

---

[12] Istituire una specializzazione in Fitoterapia, come esercizio di una pratica professionale è inutile e da noi non condivisa anche se auspicata da molti: significherebbe togliere alla pratica terapeutica una visione omogenea.

Ministero della Salute

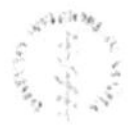

Istituto Superiore di Sanità

SCHEDA DI SEGNALAZIONE DI SOSPETTA REAZIONE AVVERSA A PRODOTTI A BASE DI PIANTE OFFICINALI E A INTEGRATORI ALIMENTARI

INFORMAZIONI SUL PAZIENTE

1. INIZIALI	2. ETA'	3. SESSO	4. PESO CORPOREO	5. ORIGINE ETNICA

6. EVENTUALE STATO DI GRAVIDANZA ☐ NO ☐ SI _______ settimana
ALLATTAMENTO ☐ NO ☐ SI

7. DATA INSORGENZA REAZIONE

8. DESCRIZIONE DELLA REAZIONE ED EVENTUALE DIAGNOSI

11. LA REAZIONE È MIGLIORATA CON LA SOSPENSIONE?
☐ NO   ☐ SI

12. E' STATA ESEGUITA TERAPIA SPECIFICA?
☐ NO   ☐ SI   QUALE? _______________

9. EVENTUALI ESAMI STRUMENTALI E/O DI LABORATORIO RILEVANTI:

13. GRAVITÀ DELLA REAZIONE
☐ OSPEDALIZZAZIONE
☐ INVALIDITÀ GRAVE O PERMANENTE
☐ PERICOLO DI VITA
☐ MORTE

14. ESITO
☐ RISOLUZIONE COMPLETA
☐ RISOLUZIONE CON POSTUMI
☐ REAZIONE PERSISTENTE
☐ MORTE

10. COMMENTI SULLA RELAZIONE TRA PRODOTTO E REAZIONE
☐ CERTA   ☐ PROBABILE   ☐ POSSIBILE   ☐ DUBBIA   ☐ SCONOSCIUTA

INFORMAZIONI SUL PRODOTTO

15. PRODOTTO SOSPETTO
(indicare la denominazione e la composizione come descritte in etichetta)

15-a QUALIFICA DEL PRODOTTO
☐ GALENICO   ☐ PRODOTTO ERBORISTICO   ☐ INTEGRATORE
☐ ALIMENTO   ☐ ALTRO: _______________

15-b PRODUTTORE

16. DOSAGGIO / DIE	17. VIA DI SOMMINISTRAZIONE	18. DURATA DELL'USO DAL AL	19. RIPRESA DELL' USO ☐ SI ☐ NO RICOMPARSA DEI SINTOMI ☐ SI ☐ NO

20. INDICAZIONI O ALTRO MOTIVO PER CUI IL PRODOTTO È STATO ASSUNTO O PRESCRITTO

21. FARMACO(I) CONCOMITANTE(I), DOSAGGIO, VIA DI SOMMINISTRAZIONE, DURATA DEL TRATTAMENTO

22. USO CONCOMITANTE DI ALTRI PRODOTTI *(specificare)*

23. CONDIZIONI CONCOMITANTI E PREDISPONENTI

INFORMAZIONE SUL SEGNALATORE

24. QUALIFICA

☐ MEDICO DI MEDICINA GENERALE   ☐ FARMACISTA

☐ MEDICO OSPEDALIERO   ☐ ALTRO

☐ SPECIALISTA

25. DATI DEL SEGNALATORE
NOME E COGNOME

INDIRIZZO

TEL. FAX

E-MAIL

26. DATA DI COMPILAZIONE	27. FIRMA

Figura 6.1 Scheda di segnalazione. [Da: Farmacovigilanza News, n. 12/13, giugno 2005, Ministero della Salute]

Tabella 6.2 Siti particolarmente rilevanti per affidabilità ed esperienza nel settore della farmacovigilanza

Unione Europea

ITALIA	Direzione Generale della Valutazione dei Medicinali e della Farmacovigilanza	www.ministerosalute.it/medicinali/medicinali.jsp
EMEA	*European Agency for the Evaluation of Medicinal Products*	www.emea.eu.int/index/indexh1.htm
AFSSAPS Francia	*Agence française de sécurité sanitaire des produits de santé*	www.afssaps.sante.fr

Istituzioni internazionali

MCA (UK)	*Medicines Control Agency*	www.mca.gov.uk
WHO (CH)	*EDM: Drug Safety, Drug Utilization*	www.who.int/medicines/organization/qsm/activities/drugsafety/orgdrugsafety.shtml
	UMC: Uppsala Monitoring Center	
ICH (USA)	*International Conference on Harmonisation*	www.ich.org/ich5e.html#Safety
FDA (USA)	*Food & Drug Administration CDER: MedWatch*	www.fda.gov/medwatch/index.html

Paesi terzi

Health (Canada)	*Direction des produits thérapeutiques*	www.hc-sc.gc.ca/hpb-dgps/therapeut/htmleng/index.html
		www.hc-sc.gc.ca/hpb-dgps/therapeut/htmlfrn/adr.html
TGA (Australia)	*Adverse Drug Reactions Unit*	www.health.gov.au/tga/adr/index.htm

[Da: Bollettino d'informazione sui farmaci, Anno IX, n. 5, 2002, Ministero della Salute]

terapeutica, la sua pericolosità e soprattutto la sua complessità) come componente indispensabile della sua preparazione terapeutica. Fino a quando tale cultura non diventerà parte integrante del sapere medico, la fitofarmacovigilanza sarà un hobby per alcuni e ignorata dai più senza alcuna speranza di vedere questa disciplina crescere in modo opportuno ed adeguato ai tempi che corrono.

Il farmacista a sua volta studia le piante medicinali, ma dovrebbe necessariamente approfondire alcuni aspetti relativi ai fitoterapici e comunque il suo contributo è ridimensionato dal mancato interessamento del medico.

Altre ragioni che spingono medici, farmacisti, erboristi, infermieri ed altri a non segnalare le ADRs da fitoterapici sono: il timore di essere

Tabella 6.3 Fattori che ostacolano la segnalazione spontanea da parte del medico e del farmacista

1. Le ADRs non costituiscono argomento di studio approfondito sia nel percorso formativo del medico che del farmacista
2. Il medico non studia il farmaco naturale
3. Timore di trovarsi coinvolti in questioni legali
4. Convinzione che il fitoterapico sia sicuro
5. Non si è certi che sia una reazione avversa da fitoterapico
6. Ignoranza su come procedere per segnalare una ADR
7. Non si sa dove reperire la scheda per la segnalazione spontanea
8. Mancanza di esplicita linea guida
9. Ignoranza sugli scopi della segnalazione spontanea
10. Non si ha tempo da dedicare ad una segnalazione spontanea

coinvolti in questioni legali intraprese a tutela del prodotto dall'industria farmaceutica e/o erboristica che mette in commercio il prodotto fitoterapico; la convinzione, piuttosto diffusa, che i prodotti fitoterapici presenti sul mercato siano sicuri; la completa ignoranza su come procedere per segnalare una reazione avversa; la convinzione che siano altri a dover fare la segnalazione; l'assenza di sanzioni per chi non segnala; il dubbio se l'effetto indesiderato osservato debba essere segnalato. A tal proposito è opportuno far presente che non sempre è facile identificare una reazione avversa che non sia già stata sospettata o nota. Il compito è arduo anche perché alcune reazioni avverse mimano comuni disturbi o patologie e pertanto possono essere difficilmente distinguibili. D'altra parte le ADRs possono insorgere anche per cause non farmacologiche [il placebo, per esempio, provoca ADRs che vanno da quelle più banali (prurito) a quelle più serie (aritmie) pur essendo privo di attività farmacologica]. Ci sono poi casi in cui la reazione avversa insorge dopo che il fitoterapico sia stato somministrato quotidianamente e per un lungo periodo (in questi casi piuttosto che segnalare la reazione avversa bisogna denunciare l'uso irrazionale del fitoterapico). Un altro aspetto da considerare è il fatto che il sanitario può essere portato a fare, consapevolmente, una scelta sulle reazioni da segnalare; in altri termini può essere portato a segnalare una reazione avversa e trascurare altri sintomi, o perché già noti o perché insospettabili. In questo caso la segnalazione non è completa (anzi è falsa), e quindi non rappresentativa, sia in termini di gravità che di novità, del fitoterapico e del soggetto coinvolto. Una segnalazione del genere porta a sottostimare il rischio che comporta la somministrazione di un determinato fitoterapico: in questi casi è più appropriato parlare di sottosegnalazione (*under-reporting*) che

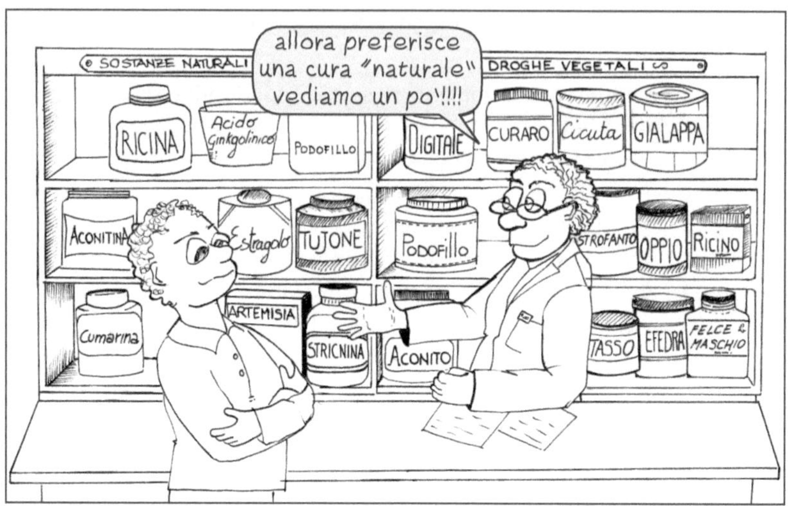

deve essere vista come un limite del sistema di segnalazione. È necessaria la costante consapevolezza di queste difficoltà per poter stabilire quali reazioni devono essere segnalate. I metodi attualmente adottati sono indispensabili, ma, come si può immaginare, inadeguati.

La conseguenza di tutto ciò è che forse il numero di ADRs che si segnalano è molto ridotto rispetto al totale delle ADRs che si verificano (per i farmaci convenzionali oscilla dall'1% al 10% a seconda degli studi; per i fitoterapici molto probabilmente siamo su valori inferiori). Nel Regno Unito, paese sensibile a queste problematiche, negli anni '90 veniva segnalato meno del 10% delle reazioni avverse gravi.

Bibliografia

Barnes J, Mills SY, Abbot NC, Willoughby M, Ernst E (1998) Different standards for eporting ADRs to herbal remedies and conventional OTC medicines: face to face interviews with 515 users of herbal remedies. Br J Pharmacol 45:496-500

Council for International Organizations of Medical Sciences (1997) Basic requirements for the use of terms for reporting adverse drug reactions (VIII): renal and urinary system disorders. Pharmacoepidemiol Drug Saf 6:203-211

Kaplowitz N (1997) Hepatotoxicity of herba remedies: insights into the intricacies of plant-animal warfare and cell death. Gastroenterology 113:1408-1412

Larrey D (1997) Hepatotoxicity of herbal remedies. J Hepatology 26[Suppl 1]:47-51

Leiper JM, Lawson DH (1985) Why do doctor not report advers drug reactions? Neth J Med 28:546-550

Capitolo 7

Le reazioni avverse da fitoterapici: definizione, classificazione e loro individuazione

La maggior parte dei fitoterapici provoca diversi, se non numerosi, effetti, ma in genere quello che è richiesto è un unico effetto (terapeutico) per il trattamento di un disturbo o di una patologia. Gli altri effetti, pericolosi e non, sono indesiderati e comunemente chiamati effetti collaterali. Altre espressioni adottate sono reazione avversa ed evento avverso, anche se la prima è più indicata per indicare effetti farmacologici indesiderati o potenzialmente pericolosi[13]. Da quanto poc'anzi detto si evince dunque che le reazioni avverse sono un "luogo comune" ogni qualvolta si somministrano fitoterapici (o farmaci convenzionali). Queste reazioni avverse possono essere relativamente lievi, moderate, ma anche molto gravi. Nella stragrande maggioranza dei casi le reazioni avverse da fitoterapici sono di lieve entità e scompaiono gradualmente quando si sospende la terapia, si modifica la posologia o quando c'è una assuefazione da parte dell'organismo. Non esiste comunque la possibilità di misurare la gravità di una reazione avversa, sostanzialmente perché la valutazione è molto soggettiva. Tra le reazioni lievi o di scarsa importanza clinica si descrivono i disturbi digestivi (ivi compreso nausea, diarrea, stipsi, perdita di appetito, ecc.), il mal di testa, l'astenia, i disturbi muscolari e l'insonnia. Comunque, reazioni avverse lievi possono essere considerate moderate quando il paziente le descrive come molto fastidiose. Ad ogni modo tra le reazioni moderate vanno elencate anche le reazioni cutanee, la difficoltà nell'urinare, le variazio-

---

[13] Allo scopo di uniformare il significato di reazione avversa e di evento avverso fra i diversi paesi, l'OMS ha fornito delle definizioni che sono state riprese nell'art. 2 del D.L.vo 24 giugno 2003, n. 211: "Attuazione della direttiva 2001/20/CE relativa all'applicazione della buona pratica clinica nell'esecuzione delle sperimentazioni cliniche di medicinali per uso clinico". L'**evento avverso** è qualsiasi evento clinico dannoso che si manifesta in un paziente o in un soggetto coinvolto in una sperimentazione clinica (o durante un trattamento farmacologico in generale) cui è stato somministrato un medicinale ma che non ha necessariamente un rapporto causale con questo trattamento. La **reazione avversa** è qualsiasi reazione dannosa e indesiderata a un medicinale in fase di sperimentazione e non che avvenga alle dosi normalmente usate nell'uomo per la profilassi, la diagnosi e la terapia della malattia e a seguito di modificazioni della fisiologia. Sono comprese tutte le dosi di farmaco prescrivibili clinicamente ma viene esclusa l'overdose accidentale o deliberata.

ni dell'umore, le alterazioni del comportamento, le alterazioni ematiche (ridotto numero di leucociti) e plasmatiche (livelli di glucosio, ecc.). Le reazioni lievi e moderate non richiedono la sospensione del trattamento e nemmeno il ritiro dal commercio del prodotto: queste reazioni possono essere facilmente controllate rivedendo la posologia ed apportando alcune modifiche quali riduzione della dose giornaliera, verifica della frequenza delle somministrazioni, interferenze con i pasti. Diverso è il discorso delle reazioni gravi quali insufficienza epatica, insufficienza renale, disturbi cardiocircolatori: in questi casi si tratta di reazioni che possono risultare letali. In questi frangenti bisogna immediatamente sospendere la terapia e valutare l'opportunità di ritirare dal commercio il prodotto fitoterapico. La possibilità che un fitoterapico causi delle reazioni gravi è piuttosto remota[14], ma rappresenta comunque un rischio. Questa probabilità può essere accertata solo con l'indagine clinica. È bene però ribadire che gli studi clinici, ideati sostanzialmente per valutare l'efficacia di un farmaco (che sia di sintesi o naturale) su pazienti selezionati ed in numero limitato, per un breve periodo ed in strutture che garantiscono la massima assistenza al paziente (ospedali, cliniche), non sono in grado di valutare la sicurezza del fitoterapico introdotto in commercio. I limiti maggiori della sperimentazione clinica sono rappresentati dal ristretto numero di pazienti (alcune centinaia o qualche migliaio) e dal modo come vengono reclutati (sono esclusi, per motivi di sicurezza, gli anziani, i bambini, le donne gravide o che allattano e pazienti con varie patologie).

Tutto ciò fa si che le ADRs individuate nel corso degli studi sono quelle relativamente frequenti (1/100 oppure 1/1000), correlate al meccanismo d'azione del fitoterapico oppure alla dose utilizzata.

È tuttavia difficile che si possano individuare reazioni avverse di tipo A a bassa incidenza o dovute all'interazione fitoterapico/farmaco convenzionale (Tab. 7.1) come anche è estremamente difficile che studi clinici *pre-marketing* possano individuare reazioni di tipo B-E, a bassissima incidenza e non riproducibili sperimentalmente nell'animale di laboratorio.

Ulteriori difficoltà sono infine legate all'enorme varietà di forme e preparazioni fitoterapiche in commercio, o prescritte dal medico, il più delle volte complesse, non standardizzate, al loro stato di conservazione ed al fatto che i fitoterapici sono in massima parte autoprescritti. Ad ogni modo, l'individuazione di ADRs avviene in genere per quelle di tipo B e solo dopo che il fitoterapico è stato messo in commercio. Esempi di ADRs di tipo B sono: le reazioni cutanee causate da specie vegetali appartenenti alle famiglie delle *Asteraceae.*

---

[14] Questo è il caso di fitoterapici preparati con estratti grezzi, non concentrati.

Tabella 7.1 Tipi di ADRs

Tipo	Caratteristiche	Difficoltà nell'identificazione	Metodi per identificare
A Prevedibili e dosi-dipendenti (rappresentano una esagerazione degli effetti terapeutici del medicamento)	Relativamente frequente (1/100). Prevedibile	Può coincidere con disturbi relativamente frequenti	Trials clinici (di fase I e II)
	Dose-dipendente. Prevedibile	È rara a dosi basse. Gli studi sperimentali possono essere inadeguati (cefalee nell'animale)	Studi di *follow-up*
	Può o non esistere una relazione temporale	È assente una relazione temporale	Monitoraggio delle segnalazioni
	Può o non essere specifica	Si verifica in situazioni particolari	Segnalazioni spontanee o aneddotiche
	Può o non essere grave (mortalità molto bassa)	Può essere dovuta ad interazioni	Studi sperimentali (su animali di laboratorio)
	Può essere studiata sperimentalmente	Ha un meccanismo poco chiaro	
B Idiosincrasiche, allergiche	Poco frequente (1/1000). Non prevedibile	Rara	Segnalazione spontanea. *Trials* clinici (di fase IV, occasionalmente di fase III)
	Predisposizione individuale (genetica o altro)	Inaspettata o imprevedibile	Monitoraggio delle segnalazioni
	Dose-indipendente	Meccanismo patogenico poco chiaro o del tutto ignoto	Studi caso-controllo e sorveglianza caso-controllo
	Esiste una relazione temporale	Manca un test diagnostico	Cartelle cliniche
	È fitoterapico specifica	Può non essere riproducibile sperimentalmente	Banche dati di morbilità e fitoterapico-utilizzazione
	È in molti casi seria ma reversibile. (Mortalità alta)	Si manifesta quando il fitoterapico viene assunto in concomitanza con altri farmaci	Studi sperimentali su animali (non noti)

segue →

seguito →

Tipo	Caratteristiche	Difficoltà nell'identificazione	Metodi per identificare
C Trattamenti cronici	Aumentata frequenza di malattia spontanea	Inaspettata. Frequente	Studi caso-controllo. Studi di *follow-up*
	Meccanismo d'azione poco chiaro	Può non essere riproducibile sperimentalmente	Banche dati di morbilità e fitoterapico-utilizzazione
	Avviene dopo trattamenti cronici o dopo intervalli di tempo casuali	Molteplici fattori casuali	Monitoraggio delle segnalazioni
	Specifica e spesso grave	Conoscenze farmacologiche inadeguate. Assenza di confronti adeguati (pazienti non trattati)	
D Effetti ritardati	Grave ed irreversibile	Inaspettata, imprevedibile	Monitoraggi di eventi di prescrizioni
	Avviene dopo un lungo periodo di induzione	Fattori causali multipli. Non sempre struttura-dipendente. Assenza di confronti adeguati.	
E Effetti fine trattamento	Poco frequente	Inaspettata	Monitoraggi di eventi di prescrizioni
		È specifica	Può non essere riproducibile
	Può essere seria ma reversibile Dose-dipendente	Assenza di confronti adeguati	

Le reazioni di tipo A sono individuate soprattutto tramite studi clinici. Al contrario l'individuazione delle reazioni di tipo B avviene soprattutto attraverso la segnalazione spontanea.

Le reazioni di tipo C possono essere individuate con studi caso-controllo e di *follow-up*, mentre quelle di tipo D ed E mediante monitoraggio delle segnalazioni. Le ADRs possono dipendere dalle caratteristiche intrinseche del fitoterapico, dalle condizioni fisiopatologiche del paziente e dalle condizioni estrinseche al fitoterapico ed alle condizioni fisiopatologiche del paziente.

Le caratteristiche intrinseche al fitoterapico possono riguardare l'azione farmacologica (acidosi e bradicardia causata dall'aconito), le proprietà allergizzanti (propoli, camomilla, kava, ginkgo, iperico, ecc.), le proprietà farmacocinetiche (accumulo di farmaci con lunga emivita), la mutagenicità, gli errori di somministrazione oppure l'uso prolungato (la senna somministrata quotidianamente e per anni può causare un danno renale; la liquirizia provoca effetti mineralcorticoidi, ecc.), i fattori fisico-chimici (incompatibilità che possono verificarsi quando si associano due o più estratti vegetali), ecc.

Le condizioni fisiopatologiche del paziente possono essere così riassunte: diversa reattività tissutale dovuta a stati fisiologici particolari (età infantile o senile, gravidanza, ecc.) che comportano modificazione dell'interazione tra farmaco e recettori sugli organi bersaglio, o modificazioni dei meccanismi fisiologici farmacocinetici; presenza di stati fisiologici che possono modificare la farmacocinetica o la farmacodinamica di determinati fitoterapici; patologie immunitarie che possono facilitare l'insorgenza di iperattività allergica a fitoterapici con immunogenicità relativamente scarsa.

Le condizioni estrinseche al fitoterapico e alle condizioni fisiopatologiche del paziente rappresentano le condizioni più frequenti, possono essere dovute ad interazioni con farmaci convenzionali o con tossici ambientali o voluttuari (alcol, fumo), si manifestano con maggiore probabilità aumentando il numero di farmaci convenzionali somministrati in associazione e possono manifestarsi a causa di aumentata o diminuita risposta farmacologica, per modificazioni farmacocinetiche (il fitoterapico può modificare la biodisponibilità del farmaco convenzionale dato contemporaneamente, indurre o inibire gli enzimi epatici, competere con il legame proteico, indurre modificazioni nell'assorbimento o nell'eliminazione), per interazioni farmacodinamiche (il fitoterapico può modificare la risposta di organi bersaglio comuni a quelli del farmaco associato, può favorire fenomeni di sinergismo o di antagonismo, pertanto può essere potenziato l'effetto terapeutico o l'effetto tossico) o per incompatibilità chimica tra sostanze associate che possono determinare l'inattivazione di una di esse.

Bibliografia

Ernst E (1998) Harmless herbs? A review of the recent literature. Am J Med 104:170-180

Nortier JL, Martinez MC, Schmeiser HH e coll (2000) Urothelial carcinoma associated with the use of a Chinese herb (*Aristolochia* fang-chi). N Engl J Med 342:1686-1692

Capitolo 8

La sperimentazione clinica: in molti casi una opportunità, ma anche una necessità

A differenza dei farmaci convenzionali, i prodotti fitoterapici possono essere commercializzati anche in assenza di evidenze cliniche necessarie per dimostrare la loro efficacia terapeutica e la loro sicurezza. Questa situazione anomala è stata in parte corretta dalla Direttiva 2004/24/CE (del 31 marzo 2004) che prevede in campo europeo una registrazione semplificata dei prodotti fitoterapici, fondata sull'impiego tradizionale, a garanzia della sicurezza d'uso e dell'efficacia (vedi Appendice A).

Ma pone un interrogativo: è sufficiente l'uso secolare di fitoterapici tradizionali per garantirne l'efficacia e la sicurezza? Certamente no. Avranno senz'altro la loro importanza le documentazioni bibliografiche e le certificazioni di esperti come anche l'esatta identificazione botanica del prodotto e la "qualità" dello stesso, per ottenere una registrazione "facilitata" di questi prodotti, ma tutto ciò non garantisce in modo assoluto la loro sicurezza, e poi come ci si comporta con i fitoterapici più nuovi o moderni? C'è poi un'ulteriore considerazione da fare.

Si ritiene che un terzo (il 25% secondo altri) dei farmaci utilizzati provengano da piante medicinali tramandateci dalla tradizione; se questo assunto ha un fondamento sarebbe opportuno condurre studi clinici per acquisire elementi che conducano all'identificazione di nuove preparazioni fitoterapiche. D'altro canto le segnalazioni di reazioni avverse da fitoterapici inducono a studi *pre-marketing* e *post-marketing* per meglio garantire, entro margini ragionevoli, la sicurezza dell'intervento fitoterapico. Sir Bradford Hil nei suoi libri *Principles of Medical Statistics* e *Controlled Clinical Trials*, pubblicati verso la fine degli anni '50, descriveva con dovizie di particolari i criteri da adottare, come la scelta del campione rappresentativo di una intera popolazione, la necessità di un confronto con terapie già note e l'analisi statistica dei risultati, per una corretta impostazione degli studi clinici. Ancora oggi questi criteri sono validi per la conduzione di una ricerca clinica metodologicamente valida.

Nell'affrontare questo aspetto della ricerca clinica cercheremo di evidenziare i vantaggi e gli svantaggi che gli studi clinici comportano rifacendoci in buona sostanza agli schemi adottati per i farmaci convenzionali e riportando qualche dato statistico.

8.1 Studi pre-marketing

Gli studi clinici *pre-marketing* sono in genere predittivi dell'efficacia del medicamento che sta per essere introdotto sul mercato farmaceutico, ma forniscono anche un giudizio preliminare sulla sicurezza del medicinale. Ciò nonostante alcuni (circa il 3% di nuovi farmaci convenzionali) vengono ritirati dal commercio per problemi di tollerabilità durante i primi anni di utilizzo ed altri subiscono delle restrizioni nel dosaggio e nell'utilizzo per la segnalazione di gravi fenomeni tossici (circa il 10% nel caso di farmaci convenzionali). Questi "inconvenienti" che si verificano sono da attribuire ai limiti della sperimentazione *pre-marketing*. Quando un nuovo farmaco viene introdotto in commercio l'esperienza sull'uomo è limitata a poche centinaia o migliaia di pazienti (in genere meno di 3000). Questo numero limitato non consente di identificare le ADRs rare. I *trials* clinici prevedono poi dei protocolli restrittivi e pazienti selezionati.

Con la commercializzazione il farmaco (di sintesi o naturale) viene assunto (prescritto, consigliato o autoprescritto) da una popolazione eterogenea (che include bambini, anziani, donne in gravidanza, pazienti con patologie concomitanti, ecc.), spesso contemporaneamente con altri farmaci, con la possibilità di interazioni. Pertanto reazioni avverse che non si evidenziano durante gli studi *pre-marketing* possono manifestarsi o diventare rilevanti per alcuni sottogruppi di pazienti. Esempi includono l'aumentata sensibilità alla propoli (nei soggetti predisposti a malattie allergeniche).

Durante gli studi *pre-marketing* i pazienti sono in genere trattati per periodi relativamente brevi, pertanto le reazioni avverse con un lungo periodo di latenza non possono essere caratterizzate. Ma c'è dell'altro, almeno per quanto riguarda in modo specifico il fitoterapico. Spesso si introduce in commercio una preparazione fitoterapica fatta in un certo modo e successivamente la stessa preparazione, per renderla più pronta nella sua azione terapeutica (più efficace), viene concentrata in componenti attivi con il risultato che l'esperienza acquisita in precedenza dalla popolazione che ne ha fatto uso è poco utile ai fini della valutazione della sicurezza del nuovo prodotto, più concentrato.

Sono queste considerazioni che hanno fatto capire che è necessario proseguire lo studio di un medicamento (convenzionale o fitoterapico) anche dopo la sua commercializzazione. È così che è nata anche l'esigenza di una farmacovigilanza *post-marketing* per i prodotti fitoterapici.

8.2 Studi post-marketing

Gli studi *post-marketing* comprendono metodologie diverse e complementari tra loro.

Come primo approccio si raccolgono tutte le ADRs ricavate dai casi riportati in letteratura o riferite dal personale sanitario con il sistema della segnalazione spontanea. A questo fanno seguito studi epidemiologici. Prima del 1961 l'unica possibilità che aveva il medico di denunciare una sospetta reazione avversa era rappresentata dalla segnalazione aneddotica (Tab. 8.1). Verso la fine del 1961 il Dr. Mc Bride riferiva, con una lettera inviata a *Lancet,* un'aumentata incidenza di malformazioni in neonati da madri che avevano fatto uso di un nuovo sedativo, la talidomide. Questa storica segnalazione segna il passaggio tra la segnalazione aneddotica di sospette reazioni avverse e la raccolta sistematica delle stesse, dando così luogo alla segnalazione spontanea. La segnalazione spontanea rappresenta un sistema di segnalazione precoce delle nuove ADRs che si manifestano quando un nuovo farmaco entra in commercio.

Gli studi epidemiologici vengono classificati in studi epidemiologici sperimentali e non sperimentali o osservazionali. La differenza risiede nel fatto che negli studi sperimentali lo sperimentatore pianifica il disegno sperimentale e adotta strategie terapeutiche su gruppi di soggetti: problemi di natura etica limitano però questo tipo di indagine in campo umano per cui gli epidemiologi devono necessariamente ricorrere in molti casi agli studi osservazionali. In questo secondo tipo di studio il ricercatore si limita ad osservare l'andamento del fenomeno che, pur non essendo conclusivo, come quello dedotto da uno studio sperimentale, può comunque fornire informazioni utili.

Gli studi osservazionali possono distinguersi in ecologici o descrittivi, trasversali, caso-controllo e di coorte (Fig. 8.1). I primi sono col-

Tabella 8.1 Segnalazione aneddotica: caratteristiche

- È la comunicazione ad una rivista, da parte di un medico, di un evento indesiderato insorto in un suo paziente, sottoforma di lettera breve o *case report*
- Di norma è necessario più di un rapporto per generare un segnale e ciò dipende dalla gravità della reazione e dalla qualità dell'informazione
- Il segnale proveniente dal rapporto spontaneo spesso si riferisce ad un gruppo troppo piccolo di casi (da 3 a 9) ed è principalmente di tipo qualitativo e non quantitativo
- In casi eccezionali anche un solo buon rapporto (con un *rechallenge* positivo) può generare un segnale forte (per esempio la focomelia da talidomide)
- Il numero di *case report* necessario a fornire una evidenza sufficiente per un segnale d'allarme può differire in base alla natura dell'effetto, alla qualità del rapporto ed alla probabilità che vi siano evidenze da altre fonti
- Tali segnali, prevalentemente qualitativi, sono quasi sempre riferiti ad effetti avversi di tipo B

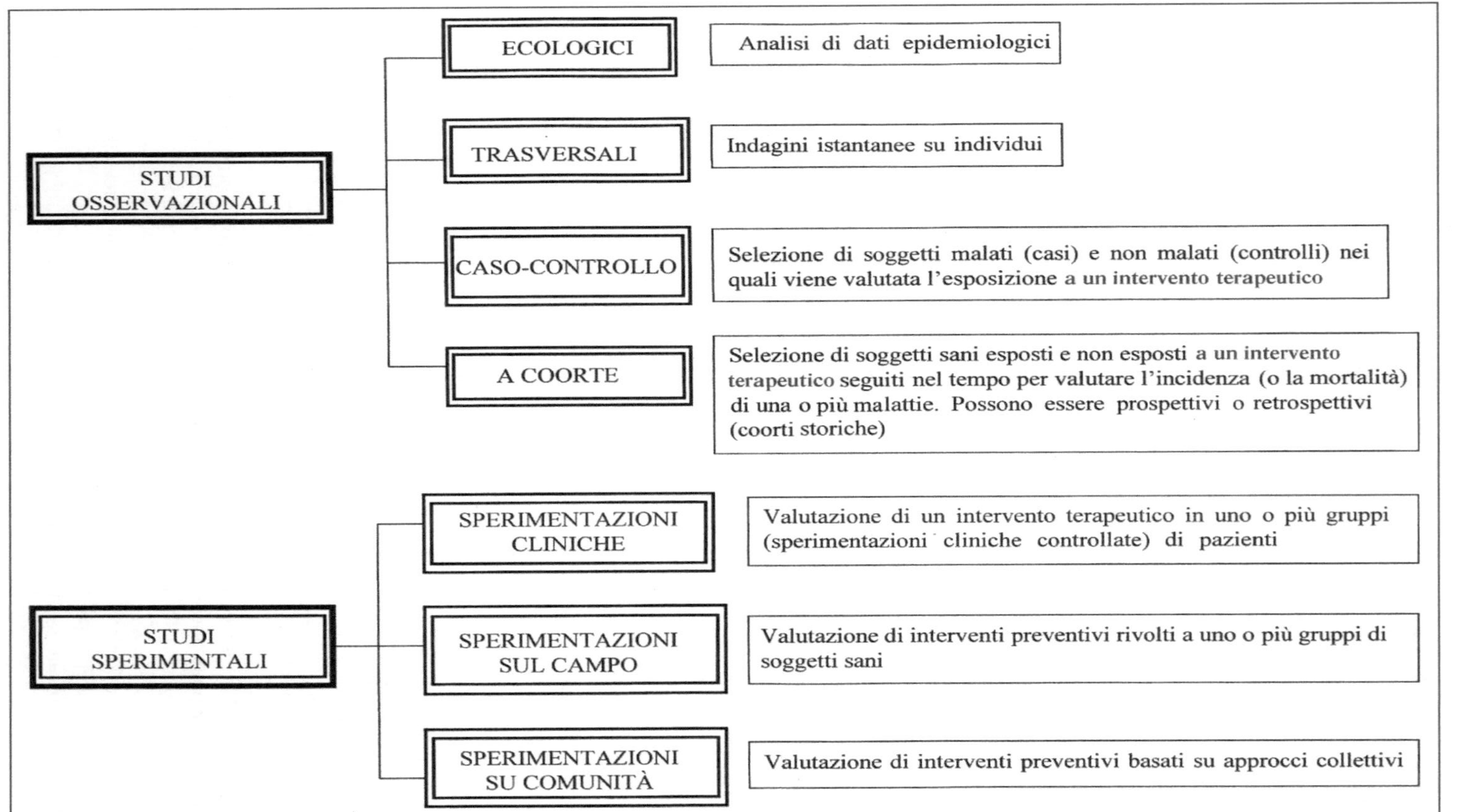

Figura 8.1 Classificazione e caratteristica dei diversi studi epidemiologici. [Da: Signorelli (2000), parzialmente modificata]

lettivi, riferiti cioè a popolazioni o comunque a gruppi di persone; gli altri (trasversali) sono dati individuali, riferiti cioè a singoli soggetti; gli studi caso-controllo e quelli di coorte sono anche considerati analitici in quanto prendono in esame il rischio della malattia e dell'intervento terapeutico. In particolare gli studi di coorte considerano soggetti non affetti dalla malattia, selezionati in base all'esposizione ad un farmaco e seguiti nel tempo (*follow-up*) allo scopo di registrare i casi di ADRs. Gli studi caso-controllo considerano soggetti già malati (casi) per i quali viene valutata l'esposizione ad un farmaco. Comunque non c'è da meravigliarsi se un particolare studio epidemiologico non rientri in nessuna delle categorie appena menzionate in quanto può, per esempio, verificarsi che uno studio caso-controllo venga effettuato nell'ambito di uno studio di coorte. Questo indica che lo studio epidemiologico, anche se è riconducibile a schemi comuni, conserva le sue caratteristiche individuali relativamente agli obiettivi da raggiungere ed alle vie da perseguire per ottenerli.

Gli studi sperimentali, pur essendo metodologicamente più corretti, incontrano limitazioni nella loro applicazione in campo umano a causa di problemi etici. Comunque lo sperimentatore è chiamato a risolvere il problema di annullare la disomogeneità dei soggetti paragonati mediante l'associazione casuale, con i criteri della randomizzazione, ad uno dei gruppi sperimentali (Tab. 8.2).

Gli studi epidemiologici sperimentali si dividono in due gruppi: sperimentazioni cliniche (*clinical trials*) ed interventi preventivi (*preventive trials*). Lo studio clinico prevede un confronto che può essere rappresentato dalla comparazione dello stato della malattia prima e dopo il trattamento oppure tra i risultati che si ottengono con una nuova terapia. Confronti di questo genere possono però essere poco attendibili o addirittura rischiosi perché possono indurre a conclusioni errate. Nello studio clinico il confronto deve essere simultaneo, deve cioè avvenire all'interno dello stesso studio. Solo un confronto e l'adozione di adeguate condizioni sperimentali possono mettere lo sperimentatore in condizione di arrivare, entro limiti di ragionevole possibilità, a stabilire l'efficacia e la sicurezza di un prodotto fitoterapico nuovo o vecchio che sia.

Il più diffuso studio clinico è lo studio clinico controllato: questo si esegue su persone generalmente malate con l'intento di valutare l'efficacia di specifici trattamenti farmacologici nell'arrestare o rallentare il processo morboso (da qui il termine controllato per indicare un termine di paragone). La sperimentazione clinica che riguarda in particolare nuovi medicamenti da introdurre in commercio viene in genere classificata in 4 fasi:

Tabella 8.2 Tavola dei numeri casuali

0347	7386	3696	3661	4698	7162	3326	8045	6011	1095
9774	6762	4281	5720	4253	3732	707	0751	2451	8973
1676	2766	5650	7170	3290	7853	1355	5859	8897	1410
1256	9926	9696	2731	0503	9315	5712	1421	8826	8176
5559	3564	3854	4622	3162	0990	0618	3253	2383	3030
1818	9246	4417	5809	7983	1962	0676	0310	5523	0505
2662	9775	8416	4499	8311	3224	2014	8845	1093	8871
2342	6474	8297	7781	0745	1408	3298	0772	9385	1075
3236	1995	5092	1197	0056	3138	8022	5353	8660	0453
3785	3512	8339	0830	4234	9688	5442	8798	3585	4839
7029	1213	4033	3826	1389	0374	1776	1304	0774	1930
5662	3735	9683	8775	9712	9347	7033	0354	9777	4480
9949	2277	8842	4572	1664	1600	0443	6679	9477	2190
1608	0472	3327	3409	4559	6849	1272	3445	9927	9514
3116	3243	5027	8719	2015	0049	5285	6044	3868	1180
6834	1370	5574	7740	4422	8426	0433	0952	6807	0657
7457	6576	5929	6860	7191	6754	1358	2476	1554	9552
272	8653	4855	6572	9657	3610	9646	4245	9760	0.491
0039	2961	6637	2030	7784	0329	1045	0426	1104	6724
2994	9424	6849	1082	5375	9330	3425	5727	4048	5192

[Da: Signorelli (2000)]

– Fase I: studi preliminari su un nuovo principio attivo;
– Fase II: studi pilota per evidenziare l'attività e valutare la sicurezza a breve termine;
– Fase III: studi su gruppi di pazienti più numerosi per poter valutare l'efficacia, la sicurezza e l'incidenza di ADRs;
– Fase IV: studi condotti dopo la registrazione del farmaco per appurare nuove indicazioni terapeutiche e l'entità degli effetti collaterali rari.

Nello studio clinico sono importanti le regole etiche (controllate dai Comitati Etici e dal Ministero della Salute) che sono:

• valide ragioni scientifiche che fanno ritenere che il nuovo farmaco è più efficace e sicuro di quelli impiegati sino a quel momento;

• il paziente deve essere informato e dare il suo benestare (consenso informato);

• se durante lo studio sperimentale emerge che un trattamento sia migliore rispetto ad un altro, la sperimentazione deve essere interrotta;

• la ragionevole certezza che il medicamento in studio non sia pericoloso.

In alcuni studi clinici i pazienti di un gruppo possono non essere sottoposti ad alcun trattamento terapeutico o essere sottoposti al trattamento con placebo. Questa procedura si pratica quando si dubita dell'effetto benefico di un medicamento su di una determinata patologia in quanto si suppone che il solo atto di somministrazione del farmaco potrebbe causare un miglioramento.

Un'altra possibilità è di effettuare lo studio in cieco. Per singolo cieco si intende la situazione in cui il soggetto non è a conoscenza del gruppo di trattamento a cui è stato assegnato; a doppio cieco quando né il paziente né lo sperimentatore sono a conoscenza dell'assegnazione; per triplo cieco quando l'elaborazione statistica dei dati viene fatta senza conoscere a quale gruppo corrispondono i diversi trattamenti.

Dall'esame dei dati pubblicati dall'Osservatorio Nazionale sulla Sperimentazione Clinica dei medicinali del Ministero della Salute, si evince che le categorie terapeutiche nelle quali si eseguono maggiormente sperimentazioni cliniche sono quelle dei farmaci antineoplastici ed immunomodulatori (31,9%), dei farmaci per il sistema nervoso (11,2%) e degli antibiotici per uso sistemico (9,8%).

In Italia la sperimentazione clinica viene promossa e sostenuta soprattutto da aziende farmaceutiche (75,7%); il restante 24,3% è coordinato da promotori o enti *no profit* (non a fini commerciali) e cioè Aziende Ospedaliere, ASL, Associazioni scientifiche, IRCCS, Università, ecc. Le aziende farmaceutiche e gli enti *no profit* concentrano la loro ricerca prevalentemente su antineoplastici ed immunomodulatori. La maggior parte della sperimentazione clinica è svolta in strutture ospedaliere (Ospedali a gestione diretta e Aziende ospedaliere).

La sperimentazione clinica *no profit* non ha come obiettivo primario la commercializzazione di un nuovo farmaco e quindi l'acquisizione di un brevetto (*patent*) e l'esclusività del mercato, piuttosto l'esigenza di determinare un miglioramento, con la ricerca clinica, delle strategie terapeutiche. La indipendenza culturale non è sinonimo di autofinanziamento economico e non comporta un'autonomia nella stesura del protocollo sperimentale: sia la ricerca clinica *profit* che *no profit* seguono lo stesso *iter* burocratico ed hanno gli stessi obblighi, ivi compreso la pubblicazione dei risultati.

8.3 Comitati Etici

I recenti provvedimenti normativi in materia di sperimentazione clinica, ivi compreso il D.L.vo 211/2003 (che recepisce la Direttiva Europea 2001/20/CE) ribadiscono il ruolo "chiave" del Comitato Etico nella ricerca clinica, investendolo di un compito importante quanto delicato. Il Comitato Etico deve infatti essere interpellato ed emettere un proprio parere prima che inizi una qualsivoglia sperimentazione clinica. In particolare è tenuto ad esprimersi sulla pertinenza e rilevanza della sperimentazione clinica e quindi valutare il protocollo sperimentale, l'idoneità dello sperimentatore e dei suoi collaboratori, l'adeguatezza e la completezza delle informazioni riportate ed infine la procedura seguita per ottenere dal paziente il consenso informato. Il primo Comitato Etico fu istituito in Italia nel 1984; oggi se ne hanno 308 (dato riferito al 2004), operano all'interno di Aziende Sanitarie Locali (47,7%) e di Strutture Ospedaliere (31,5%) e vengono istituiti prevalentemente dal Direttore Generale della struttura (79,2%).

Ogni Comitato Etico si compone mediamente di 14 membri che sono in parte dipendenti della struttura (54,8%) ed in parte persone esterne (45,2%): ovviamente la categoria del clinico è quella più rappresentata (26,1%), segue quella dei farmacisti (8,0%), esperti in materia giuridica (7,9%), volontari (6,9%), direttori sanitari (6,6%), infermieri (6,4%), medici di medicina generale (6,1%), farmacologi (6,1%), bioeticisti (4,5%), medici legali (4,3%), personale amministrativo (3,4%), teologi/religiosi (2,5%), pediatri (2,1%), psicologi (1,2%) ed altre ancora (direttore scientifico di IRCCS 0,8%, sociologo 0,7%, biologo 0,6%, veterinario 0,1%, fisico 0,1%).

In Italia esiste in genere un Comitato Etico ogni 185 000 abitanti: questo rappresenta una forma di garanzia per il cittadino coinvolto nella ricerca clinica. Il maggior numero di Comitati Etici è stato istituito nel 1998 (Fig. 8.2) a fronte di una richiesta di sperimentazione clinica più pressante e della esigenza di tutelare il più possibile i cittadini coinvolti nei *trials* clinici (come diretta conseguenza dei

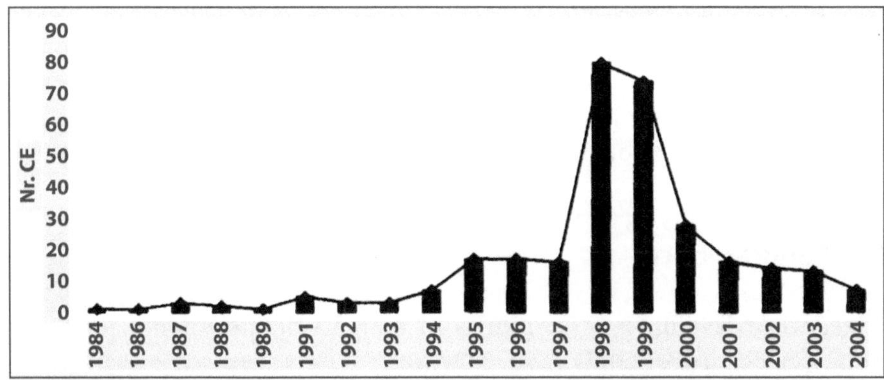

Figura 8.2 Comitati etici per anno di istituzione. CE = Comitati Etici. [Da: La Sperimentazione Clinica dei Medicinali in Italia, 4° Rapporto Nazionale, Luglio 2005]

decreti ministeriali del 18 e 19 marzo 1998). In alcune regioni (per es. Valle d'Aosta, Piemonte, Lombardia e Campania) esiste un Comitato Etico regionale che si affianca agli altri Comitati Etici, mentre in Umbria esiste un solo Comitato Etico regionale centrale. Lo scopo è forse quello di realizzare un'armonizzazione procedurale e

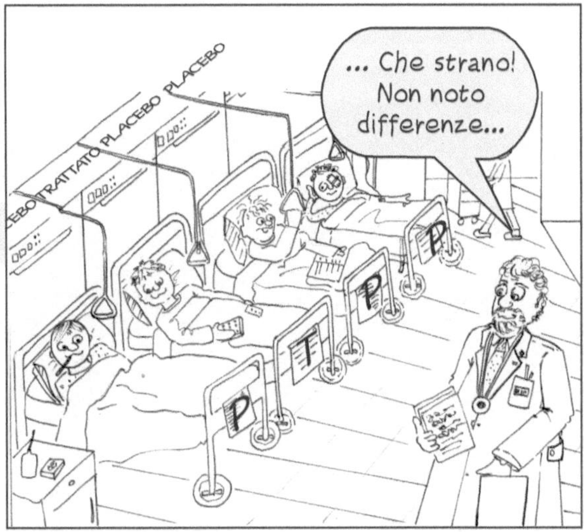

metodologica, esigenza peraltro sentita in campo nazionale visto il numero elevato di Comitati Etici presenti in Italia.

Bibliografia

Del Tacca M (1997) L'etica nella ricerca biomedica. La Nuova Italia Scientifica, Roma

Signorelli C (2000) Elementi di metodologia epidemiologica (5ª ed). Società Editrice Universo, Roma

Spilker B (1991) Guide to clinical trials. Raven Press, New York

Capitolo 9
Danni prodotti dal fitoterapico

In genere qualsiasi farmaco può produrre dei danni a carico di organi e tessuti, in particolare quelli deputati alla loro trasformazione ed escrezione e quelli nei quali si ha una rapida moltiplicazione cellulare. Non si comporta diversamente il fitoterapico che può causare danni per una sua specifica attività farmaco-tossicologica o perchè interagisce con farmaci convenzionali e/o con particolari alimenti. Gli effetti indesiderati possono derivare anche da un uso inappropriato (scorretto) del fitoterapico o dalla scarsa qualità del prodotto (iniziale) utilizzato per la preparazione del fitoterapico. Le segnalazioni in tal senso riportate in letteratura sono diverse, anche se non sempre chiariscono il reale ruolo svolto dal fitoterapico. A parte quanto riferito nel Capitolo 3, riportiamo qui come esempi, l'attacco ischemico secondario a crisi ipertensive da *Panax ginseng*, un caso di rabdomiolisi da *Monascus purpureus* e la gravidanza indesiderata in una donna che assumeva contraccettivi orali ed iperico. In questo Capitolo riferiremo sul potenziale danno prodotto dal fitoterapico, semplice o complesso (associazione di più sostanze vegetali), mentre le possibili interazioni con i farmaci convenzionali e con gli alimenti verranno affrontate successivamente.

9.1 Danni a livello epatico

Il fegato ha diverse funzioni tra cui quella di metabolizzare i farmaci e le sostanze estranee che, ingerite per *os*, raggiungono inevitabilmente quest'organo. Pertanto il danno epatico è una potenziale complicazione che interessa qualsiasi farmaco, naturale o di sintesi. Nonostante i progressi raggiunti negli studi di tossicologia, non è possibile stabilire un'esatta correlazione tra il danno epatico osservabile nell'animale e quello osservabile nell'uomo. La letteratura relativa ai farmaci convenzionali riporta diversi esempi di prodotti risultati sicuri in studi preclinici negli animali, ma che poi si sono manifestati epatotossici nell'uomo causando in alcuni casi morte o l'esigenza di trapianto del fegato.

I danni epatici ancora oggi rappresentano la principale causa di interruzione di *trials* clinici. È oggi ben noto che diverse piante possono essere epa-

Tabella 9.1 (a) Piante epatotossiche

Pianta	Sostanza responsabile del danno epatico
Eupatorium cannabinum	AP (amabilinet, supinine[a])
Petasites hybridus	AP (senecionina[a/b], integerrimina[a], senkirkina[a])
Senecio nemorensis var *funchsii*	AP (furhsisenecionina, senecionina[a/b])
Senecio nemorensis var *vulgaris*	AP (senecionina[a/b], seneciofillina[a], retrosina[a])
Senecio nemorensis var *jacobaea*	AP (jacobina[a], senecionina[a/b], senecifillina[a], jacolina, jacomina, derivati clorinati[c])
Senecio nemorensis var *aureus*	AP (senecionina[a/b])
Tussilago farfara	AP (senkirkina[a], senecionina[a/b], tussilagina)
Alkanna tinctoria	AP (7-angelylretronecina, triangularina, diidrossi-triangularina)
Anchusa officinalis	AP (licopsamina)
Borago officinalis	AP (licopsamina, amabilina, supinina)
Symphytum officinale	AP (simfitina[a], lycopsamina, lasiocarpina[a/b], eliosupina N-ossido)
Symphytum peregrinum	AP (licopsamina[a], intermedina[a], simfitina[a], achimidina[a], 7-acetilicopsamina, simlandina)
Symphytum asperum	AP (asperumina[a/b/d], lasiocarpina[a/b/d], supinina, eleurina, europina, acetillasiocarpina[a])
Heliotropium europaeum	AP (eliotropina[a/b/d], lasiocerpina[a/b/d], supinina, elaurina, europina, acetillasiocarpina[a])
Cynoglossum officinale	AP (eliosupina N-ossido, echinatina, acetil eliosupina[a])
Atractylis gummifera	Atractilato, gummiferina
Callilepis laureola	Atractilato
Teucrium chamaedrys	Diterpenoidi
Larrea tridentata	Acido nordiidroguaiaretico
Cassia angustifolia	Antroni?
Lycopodium serratum (presente nel prodotto cinese Jin Bu Huan)	Levo-tetraidropalmitina

AP = alcaloidi pirrolizidinici
[a] Alcaloidi tossici
[b] Noti per aver causato tossicità nell'uomo
[c] Noti per la loro carcinogenicità
[d] Usati in omeopatia

Tabella 9.1 (b) Piante medicinali sospettate di essere epatotossiche

Pianta medicinale	Sostanza responsabile del danno epatico
Azadirachta indica	NN
Berberis vulgaris	Alcaloidi isochinolinici
Hedeoma pulegioides	Pulegone, mentofurano
Mentha pulegium	Pulegone, mentofurano
Sassafras albidum	Safrolo
Scutellaria spp.	Flavonoidi
Teucrium polium	Diterpeni
Valeriana officinalis	NN
Viscum album	Lectine e viscotossine

NN = non nota

totossiche. Le specie vegetali più a rischio sono riportate nella Tabella 9.1 (a e b). Comunque i disturbi epatici sono considerati endemici in aree (Africa, Giamaica) dove vegetali contenenti alcaloidi pirrolizidinici vengono utilizzati per la preparazione di infusi, decotti o tisane. Intossicazioni epidemiche sono state registrate anche in India e Afghanistan. Alcuni casi sono stati osservati anche nei Paesi occidentali. Il principale danno prodotto dalle sostanze pirrolizidiniche è l'occlusione delle piccole vene centro-lobulari che può causare congestione epatica fino a necrosi parenchimale. In alcuni casi si può sviluppare fibrosi ed anche cirrosi. La forma acuta di epatite è caratterizzata da dolore addominale, ascite ed epatomegalia associata ad un aumento delle attività delle aminotrasferasi. La biopsia può anche rivelare necrosi emorragica. Se le lesioni del tessuto epatico sono limitate, un ricovero in ospedale può risolvere il problema; quando però le lesioni sono estese può sopraggiungere la morte. Un caso fatale di malattia veno-occlusiva è stato descritto in un neonato la cui madre aveva assunto un fitoterapico contenente alcaloidi pirrolizidinici durante la gravidanza.

Recentemente sono stati segnalati diversi casi di epatite acuta (circa 30), di cui alcuni di epatite fulminante, in soggetti che consumavano preparati a base di kava (la maggior parte di questi casi si sono verificati in Germania e due in Svizzera). Le Autorità sanitarie di molti paesi, tra cui l'Italia, hanno deciso il ritiro a scopo cautelativo di tutti i preparati contenenti kava presenti sul mercato. Il Ministero della Salute tedesco con la Circolare del BfArM, datata 14 giugno 2002, chiedeva il ritiro dal commercio di tutti i preparati a base di kava; essa faceva seguito al ritiro, in Svizzera (novembre 2001), del Laitan® (estratto di kava) da parte dell'IKS (Ufficio Sanitario Intercantonale Svizzero). Il 22 dicembre 2002 seguiva da parte del Ministero della Salute Italiano la "Sospensione cautelativa della commercializzazione di prodotti contenenti kava (*Piper methysticum*)" a seguito della segnalazione di effetti collaterali a carico della funzione epatica verificatisi in Svizzera e in Germania. Nel marzo 2003 faceva eco il divieto contro l'uso del *Piper methysticum* imposto dal *Government's Medicine Control Agency* (MCA) in Inghilterra al quale, a poco a poco, seguiva quello della maggior parte degli altri Paesi europei. Sembra, comunque, che la tossicità della kava sia il risultato di una cattiva procedura di estrazione. Infatti, casi di tossicità epatica si sono verificati in Europa con estratti alcolici o acetonici mentre non sono noti casi di danno epatico in seguito all'utilizzo di estratti acquosi (usati correntemente nelle isole del Pacifico). Inoltre, in molti casi, gli individui che manifestavano disturbi epatici, oltre ai preparati di kava, tra l'altro molto concentrati in kavapironi, assumevano altri farmaci (naturali o di sintesi). Infine, alcuni individui che manifestavano danno epatico in seguito all'assunzione di kava presentavano una deficienza genetica dell'enzima metabolico epatico CYP2D6.

Casi di epatite (almeno 3) sono stati riportati poi in seguito all'utilizzo di senna. Due casi si sono verificati in seguito all'utilizzo di dosi elevate di senna mentre nel terzo caso l'individuo era omozigote per l'allele CYP2D64 (cioè nell'individuo le reazioni di fase I di detossificazione epatica erano quasi assenti). Inoltre in uno dei tre casi, a parte l'assunzione per tre anni di un litro di una tisana al giorno preparata con 70 g di senna (frutti), è stata ipotizzata la presenza di contaminanti (metalli) nella droga in quanto sono stati trovati alti livelli di cadmio nelle urine.

È stato pienamente dimostrato che l'acido aristolochico induce danni a livello renale ed a livello epatico; inoltre sono stati denunciati più di 20 casi di carcinoma uroteliale associato ad insufficienza renale in utilizzatori di preparati contenenti specie di *Aristolochia*. Per questo nel maggio del 2001 la FDA ha ritirato dal commercio tutti i preparati contenti acido aristolochico.

Sono riportati in letteratura anche casi di epatite in seguito all'utilizzo di preparati cinesi contenenti più droghe vegetali. Una recente *review* ha analizzato 5 preparazioni cinesi (utilizzate per curare malattie cutanee quali psoriasi ed eczema) che hanno portato all'insorgenza di epatite. In tutte le preparazioni era presente un estratto ottenuto da diverse specie di *Paeonia*. Inoltre sono riportati numerosi casi di danno epatico in seguito all'utilizzo di preparati cinesi ad attività dimagrante quali "Chaso" (contenente tè verde, semi di *Cassia torae*, foglie di lotus, *Fructus lycii*, *Fructus crataegi* e fiori di crisantemo) e "Onshido" (contenente estratti di *Gynostemma pentaphyllum makino*, tè verde, aloe, *Fructus crataegi* e semi di *Raphanus sativus*); in tali preparati sono state rinvenute tracce di N-nitroso-fenfluramina (le sostanze nitrose sono epototossiche).

In letteratura sono inoltre riportati casi di epatite in seguito all'utilizzo di piante indiane (piante utilizzate nella medicina ayurvedica) che presentavano contaminanti (per es. piombo). È riportato poi un caso di danno epatico (che ha richiesto trapianto) dovuto all'utilizzo contemporaneo di scutellaria (*Scutellaria lateriflora*) e tabebuia (*Tabebuia impetiginosa*); in questo caso è stata ipotizzata la presenza di adulteranti come ad esempio la presenza di *Teucrium polium* (canutola o camedrio polio), una pianta epatotossica che è anche venduta sotto il nome di scutellaria. Danni epatici si sono verificati anche in seguito all'ingestione di preparati contenti scutellaria/vischio o scutellaria/vischio/valeriana. La Tabella 9.2 sintetizza questi ed altri casi clinici riportati in letteratura. I dati riportati si riferiscono in genere ad un "cattivo" uso del fitoterapico (dosi elevate e prolungate nel tempo, preparati concentrati, impiego di solventi non adatti), all'uso di fitoterapici complessi, contenenti sostanze decisamente tossiche, o all'impiego di specie diverse da quelle comunemente utilizzate.

Tabella 9.2 Reazioni avverse da droghe vegetali e principi attivi a carico del fegato: casi clinici

Prodotto naturale	Reazione avversa	Sostanza responsabile	Possibile meccanismo
Acido usnico[a]	Danno epatico		Inibizione della respirazione mitocondriale (fosforilazione ossidativa) ed induzione della morte degli epatociti da parte dei radicali liberi.
Alcaloidi pirrolizidinici[b]	Occlusione della vena centrolobulare	Formazione di derivati pirrolici che sono epatocarcinogeni	Formazione di un addotto tra i metaboliti degli alcaloidi pirrolizidinici (derivati pirrolici) ed il DNA
Aristolochia (*Aristolochia* spp.)	Danni epatici	Acido aristolochico	Formazione di un addotto tra i metaboliti dell'acido aristolochico ed il DNA
Betel (*Piper betle*)[c]	Carcinoma epatico	Safrolo	Formazione di un addotto safrolo-DNA
Camedrio (*Teucrium chamaedrys*)[d]	Epatite acuta, cronica e fulminante	Diterpeni neoclerodanici contenenti furano (teucrina-a)	I furanoditerpenoidi sono trasformati dal citocromo P450 3A in metaboliti elettrofili i quali riducono i livelli di glutatione e di tioli e danneggiano il plasmalemma; induzione dell'apoptosi delle cellule epatiche
Canutola o camedrio polio (*Teucrium polium*)[e]	Colestasi epatica acuta, danno epatico fulminante	Diterpeni neoclerodanici	Necrosi delle cellule epatiche
Cascara (*Rhamnus purshiana*)	Colestasi epatica	Glicosidi antracenici	NN
Celidonia (*Chelidonium majus*)	Epatite acuta e citolisi epatica	Alcaloidi isochinolinici	NN
Cimicifuga (*Cimicifuga racemosa*)	Epatite, ittero colestatico, danno epatico	Glicosidi triterpenici	Risposta di tipo immunologica
Dai-saiko-to, Saiko-keishi-kankyo-to[f]	Danno epatico	Costituenti della scutellaria e della paeonia	Meccanismo autoimmune
Efedra (*Ephedra sinica*)[g]	Epatite acuta	Efedrina	Meccanismo idiosincrasico

segue →

seguito →

Prodotto naturale	Reazione avversa	Sostanza responsabile	Possibile meccanismo
Impila (*Callilepis laureola*)	Epatite fulminante	Atractilosidi	Inibizione delle funzioni mitocondriali
Isabgol[h]	Epatite cronica	NN	NN (si esclude un meccanismo autoimmune)
Jin Bu Huan[i]	Epatite acuta e cronica	L-tetraidropalmatina (potente sostanza neuroattiva), alcaloidi pirrolizidinici	NN
Kava (*Piper methysticum*)	Epatite, necrosi e colestasi epatica, danno epatico fulminante	Kavapironi	Meccanismi immunoallergici ed idiosincrasici (induzione del citocromo CYP450, riduzione dei livelli di glutatione o inibizione della COX)
Larrea (*Larrea tridentata*)[l]	Danno epatico fulminante, colestasi e cirrosi epatica	Acido nordiidroguaiaretico, sostanze ad attività estrogenica	Inibizione della trasformazione dell'acido arachidonico e dell'azione del citocromo P450; presenza di sostanze estrogene epatotossiche.
Masticogna (*Atractylis gummifera*)	Epatite acuta	Atractilosidi (atractilina) e gummiferina	Inibizione delle funzioni mitocondriali (inibizione del ciclo di Krebs)
Puleggio (*Mentha pulegium*)	Danno epatico	Pulegone ed il suo metabolita mentofurano (epatotossina)	Deplezione dei livelli di glutatione
Scutellaria (*Scutellaria lateriflora*)	Danno epatico	Flavonoidi citotossici	NN
Senna (*Cassia angustifolia, C. acutifolia*)	Danno epatico	Reina antrone	Blocco della catena respiratoria

[a]L'acido usnico è un alcaloide presente nella *Cetraria islandica*. Sono riportati in letteratura diversi casi di epatite in seguito all'assunzione di miscele di droghe vegetali contenenti acido usnico (e norefedrina).
[b]Piante medicinali che contengono alcaloidi pirrolizidinici appartengono al genere *Heliotropium, Crotalaria, Senecio e Symphytum*.
[c]Un caso di carcinoma epatico si è verificato in un individuo in seguito all'utilizzo cronico (per 32 anni) di gomme contenenti betel. Inoltre è riportato in letteratura un caso di danno epatico in seguito all'utilizzo di una preparazione contenente farfara (*Tussilago farfara*) e sassofrasso (*Sassafras albidum*, che contiene safrolo).
[d]Sebbene il camedrio sia stato pienamente dimostrato essere epatotossico e dal 1996 il Ministero della Salute consideri velenose le sue sommità fiorite cosi come tutte le preparazioni da esso ottenute, la droga viene ancora utilizzata per ottenere preparazioni ad azione dimagrante.

segue →

seguito nota Tab 9.2 →

[e] In letteratura è riportato un caso di epatite acuta in seguito all'utilizzo di *Teucrium capitatum* L. (sottospecie del *Teucrium polium*).

[f] Due preparazioni utilizzate nella Medicina kampo. Dai-saiko-to (anche denominato Da-Chai-Hu-Tang) è costituito da 8 droghe: 6 g di *Bupleuri radix* (*Bupleurum falcatum* L.), 4 g di *Pinelliae tuber* (*Pinellia ternata* BRETT.), 3 g di *Scutellariae radix* (*Scutellaria baicalensis* GEORGI.), 3 g di *Paeoniae radix* (*Paeonia lactiflora* PALL.), 3 g di *Zizyphi fructus* (*Zizyphus jujuba* MILL. var. *inermis* REHD.), 2 g di *Aurantii fructus immaturus* (*Citrus aurantium* L. var. *daidai* MAKINO.), 1 g di *Zingiberis rhizoma* (*Zingiber officinale* ROSC.) e 1 g di *Rhei rhizoma* (*Rheum palmatum* L.).
Saiko-keishi-kankyo-to è costituito da 7 droghe: 6 g di *Bupleuri radix*, 3 g di *Scutellariae radix*, 3.0 g di *Trichosanthes radix*, 3 g di *Cinnamomi cortex*, 3 g di *Ostreae testa*, 2 g di *Glycyrrhizae radix* e 2 g di *Zingiberis siccatum rhizoma*.

[g] L'efedra, anche denominata ma huang, è largamente utilizzata (particolarmente in USA dove nel 1999 ha coinvolto circa 12 milioni di persone, con un giro di affari di diversi miliardi di dollari) per migliorare la performance atletica, la perdita di peso e le prestazioni sessuali. Recentemente sono stati anche riportati casi di epatite in seguito all'utilizzo di miscele di piante contenenti anche ma-huang.

[h] Preparato contenente *Plantago ovata* (cuticola) ed *Emblica officinalis*.

[i] Jin Bu Huan è un erba medicinale cinese contenente un estratto di *Lycopodium serratum*. Preparazioni contenenti Jin Bu Huan sono largamente vendute negli Stati Uniti. In tutti i casi di epatite è stato utilizzato un estratto, prodotto da una stessa casa farmaceutica cinese, che sembrerebbe contenere adulteranti.

[l] È stato riportato un caso di epatite acuta in seguito all'ingestione di una preparazione contenente oltre alla larrea anche la consolida maggiore (*Symphytum officinale*) e la cascara.

NN = Non nota

9.2 Danni a livello cardiocircolatorio

La tossicità dei fitoterapici a carico dell'apparato cardiovascolare può essere attribuita a diversi fattori che possono coesistere nel singolo paziente. In primo luogo il convincimento, dovuto ad una incontrollata pubblicità sui mezzi di comunicazione di massa e anche attraverso internet, che i fitoterapici possano sostituire in tutto e per tutto i farmaci convenzionali nella cura di importanti patologie cardiovascolari con risultati sovrapponibili e senza gli effetti collaterali dei farmaci attualmente in commercio. Tutto ciò è sicuramente fuorviante. Ad esempio, nello scompenso cardiaco, non vi sono evidenze disponibili che pazienti con gravi disturbi (in classe III o IV NYHA) possano trarre benefici dall'uso di fitoterapici come il biancospino. Esistono studi randomizzati che hanno evidenziato la indubbia superiorità in questa patologia degli ACE-inibitori, degli antagonisti dei recettori dell'angiotensina II e dei beta-bloccanti. Analogamente, l'effetto anti-ipertensivo ed ipocolesterolemizzante dell'aglio appare marginale se non controverso. E lo stesso vale per l'azione ipotensiva delle foglie di ulivo o del tiglio, del tè verde o del cacao. Utilizzare i fitoterapici da soli nel trattamento di un paziente iperteso in Stadio I o II o di una grave ipercolesterolemia espone lo stesso ad un aggravamento della patologia a carico degli organi bersaglio (cuore e rene). Un altro problema è rappresentato dall'associazione tra fitoterapici e farmaci convenzionali. I fitoterapici possono interferire in maniera significativa sia sulla farmacodinamica che sulla farmacocinetica di numerosi farmaci cardiovascolari. Ad esempio, il biancospino favorisce l'azione bradicardizzante dei beta-bloccanti, favorendo l'insorgere di disturbi di conduzione dell'impulso cardiaco. Invece, preparati a base di aglio, gingko o ginseng interferiscono con alcuni anticoagulanti orali (i dicumarolici), potenziandone l'azione e facilitando l'insorgenza di emorragie; analoga interazione è possibile anche nei confronti degli antiaggreganti piastrinici. Infine, soprattutto preparati contenenti un miscuglio di droghe, possono aggravare la malattia cardiovascolare di base quando assunti per trattare patologie concomitanti. Si pensi ad esempio a preparati contenenti efedrina, reserpina o addirittura ormoni tiroidei e ai prevedibili effetti su pazienti scompensati.

In letteratura sono poi documentati diversi casi di aritmia e disritmia cardiaca in seguito ad un uso prolungato o all'assunzione di elevate quantità di liquirizia. Di recente (1999) è stato pubblicato un caso clinico di tachicardia ventricolare severa in una donna di 44 anni che aveva ingerito giornalmente per 4 mesi 40-70 g di caramelle alla liquirizia. Inoltre è presente in letteratura un caso di scompenso cardiaco congestizio in seguito all'utilizzo di una miscela di "erbe" cinesi contenente tra l'altro la liquirizia.

Nel 1997 in seguito alla segnalazione di casi di morte (almeno 3) per blocco cardiaco dopo assunzione di integratori alimentari contenenti *plantain* (*Plantago major*) la FDA ha sospeso la vendita di tali prodotti (*Plantago major* è una pianta erbacea perenne appartenente al genere *Plantago* che include più di 200 specie; da non confondere con la pianta della banana tropicale *Musa paradisiaca* il cui frutto è denominato *plantain*). Analisi di laboratorio su questi prodotti hanno dimostrato la presenza di lanatosidi (principi attivi contenuti nella *Digitalis lanata*); ulteriori analisi sui singoli ingredienti presenti nelle preparazioni hanno poi mostrato che il prodotto denominato *plantain* non era altro che *Digitalis lanata* (questo è un esempio di *mislabelling*).

Infine la letteratura scientifica internazionale riporta da alcuni anni diversi casi di ADRs a livello cardiocircolatorio (per es. pericardite) in seguito all'utilizzo di preparati vegetali asiatici contenenti metalli pesanti (arsenico, mercurio, piombo, ecc.). Nella Tabella 9.3 elenchiamo le ADRs da fitoterapici riportate in letteratura come casi clinici.

9.3 Danni a livello gastrointestinale

I disturbi delle funzioni gastrointestinali sono eventi comuni che possono essere attribuiti ad un ampio *range* di medicamenti. Si stima che il

17,8% di ADRs riguardano il digerente e in particolare i disordini della motilità gastrointestinale, alterato svuotamento gastrico e disturbi nell'assorbimento di nutrienti. Si possono poi verificare emorragie, ulcere o più semplicemente stati infiammatori (colite); ci sono poi dei sintomi (nausea, vomito, diarrea, stipsi) che con una certa frequenza vengono segnalati in seguito alla somministrazione orale di molti medicamenti tra cui i fitoterapici (Tab. 9.4). Questi sintomi, poco o per niente documentati clinicamente, sono lievi e transitori e difficilmente richiedono la sospensione del trattamento. La Tabella 9.5 riporta invece le ADRs emerse da studi clinici (principalmente da studi *post-marketing*).

9.4 Danni a livello cutaneo

La pelle è uno dei più comuni *target* di reazioni avverse. Eruzioni cutanee si ottengono nell'1% circa di pazienti trattati in *trials* clinici *pre-marketing* di molti farmaci e anche nei gruppi trattati con placebo. Molti farmaci utilizzati di *routine* sono associati ad eruzioni cutanee come le aminopenicilline (5%-7%), gli antibiotici sulfonamidici (3%-4%) e gli antiepilettici (5%-10%); circa nel 90% dei casi i disturbi cutanei sono lievi e passeggeri mentre nel 2% dei casi le reazioni cutanee risultano di una certa gravità. Nel caso di fitoterapici non si hanno dati certi sull'incidenza di reazioni cutanee manifestatesi in seguito alla loro assunzione, anche se è certo che droghe contenenti determinati composti (furanocumarine, aconitine, ecc.) sono più a rischio di altre. In genere si parla di reazioni cutanee anche se queste andrebbero distinte in eruzioni cutanee e in reazioni di ipersensibilità, distinguendo poi le prime in esantemi, orticaria, angioedema, ecc., in base alla gravità della reazione. La reazione di ipersensibilità o sindrome di ipersensibilità, detta anche *dress*/ipersensibilità (*dress* da *drug reaction with eosinophilia and systemic symptoms*) è piuttosto grave ed è caratterizzata da eruzioni, linfoadenopatia, febbre, epatite, artralgia, infiltrazione polmonare, nefrite interstiziale ed anormalità ematologiche. I sintomi più frequenti sono febbre e rash cutanei e la popolazione più esposta è quella di colore. Dall'esame della letteratura scientifica risulta che le reazioni cutanee da fitoterapici più frequenti sono la dermatite irritante da contatto (DIC), la fotodermatite (FD) e la dermatite allergica da contatto (DAC). La DIC indica la risposta della cute ad un danno fisico o chimico. Ovviamente questo tipo di dermatite si verifica quando la cute viene a contatto con il vegetale, raramente quando il vegetale viene assunto per via orale. Sono stati ad esempio documentati diversi casi di dermatite irritante da contatto (eruzioni cutanee bollose) e bruciature in seguito all'applicazione topica di

Tabella 9.3 Reazioni avverse da fitoterapici a carico del sistema cardiovascolare: casi clinici

Droga (pianta)	Reazione avversa	Sostanze responsabili	Possibile meccanismo
Aconito (*Aconitum napellus*)[a]	Tachicardia ventricolare seguita da fibrillazione ventricolare, asistole ed arresto cardiaco.	Aconitina	NN
Aglio (*Allium sativum*)	Emorragia, ematoma epidurale spinale	Ajoene	Inibizione dell'aggregazione piastrinica (per interazione sulla cascata metabolica dell'acido arachidonico)
Angelica o Dong quai (*Angelica sinensis*)[b]	Ipertensione, emorragia	Cumarine, acido ferulico	L'acido ferulico inibendo la produzione di trombossano A_2 può interferire con l'aggregazione piastrinica
Caulofillo o cohosh azzurro (*Caulophyllum*	Scompenso cardiaco congestizio	Caulosaponina, leontina, metilcistina	Riduce il flusso di sangue al cuore provocando costrizione dei vasi coronarici
Digitale (*Digitalis lanata*)	Blocco cardiaco	Glicosidi cardioattivi (digossina)	Inibizione della ATP-asi Na^+/K^+ dipendente
Efedra (*Ephedra sinica*)[d]	Ipertensione, palpitazione, tachicardia, infarto del miocardio, emorragia intracerebrale, morte.	Efedrina	Vasocostrizione delle coronarie (per effetti simpaticomimetici diretti ed indiretti)
Ginkgo (*Ginkgo biloba*)[e]	Ematoma subdurale bilaterale, emorragia intracerebrale, ifema	Ginkgolidi	Inibizione dell'aggregazione piastrinica (per inibizione del fattore attivante le piastrine, PAF)
Ginseng (*Panax ginseng*)[f]	Arterite cerebrale, emorragia uterina e vaginale	Ginsenosidi, panaxinolo	Inibizione dell'aggregazione piastrinica (attraverso un aumento dei livelli di GMPc ed AMPc nelle piastrine, inibizione del flusso di calcio nelle piastrine ed inibizione della produzione di trombossano A_2)

segue →

seguito →

Droga (pianta)	Reazione avversa	Sostanze responsabili	Possibile meccanismo
Iperico (*Hypericum perforatum*)[g]	Crisi ipertensiva, anemia (necrosi del midollo osseo)	NN	NN
Jin Bu Huan[h]	Bradicardia acuta	L-tetraidropalmatina	NN
Liquirizia (*Glycyrrhiza glabra*)	Tachicardia ventricolare, aritmia, ipertensione, arresto cardiaco	Saponine triterpeniche (glicirrizina)	Azione mineralcorticoide dovuta ad una riduzione del catabolismo epatico dei corticosteroidi (attraverso l'inibizione dell'enzima 11-β-deidrogenasi)
Passiflora (*Passiflora incarnata*)[i]	Tachicardia ventricolare non sostenuta, prolungato intervallo QT	Alcaloidi con attività ormonale	NN
Stramonio (*Datura stramonium*)[l]	Tachicardia, aritmia, ipertensione	Alcaloidi tropanici (iosciamina, ioscina, atropina)	Antagonisti dei recettori colinergici
Vite del Dio del tuono (*Tripterygium wilfordii*)[m]	Shock ipovolemico, tachicardia ventricolare, morte	Triptolide, tripdiolide	Attività immunosoppressiva

[a] L'aconito, sebbene sia una droga altamente tossica, viene ancora utilizzata nella medicina tradizionale cinese. Gli effetti collaterali a livello cardiaco si manifestano dopo circa due ore dall'assunzione della droga. In letteratura sono riportati diversi casi di morte in seguito all'utilizzo della droga in individui a cui era stato consigliato di assumere preparazioni a base di aconito per trattare dolori muscolari e disturbi neurologici. Il più recente (Lowe e coll., N Engl J Med 2005; 353:1532) caso di tachicardia ventricolare in seguito all'ingestione di aconito è stato riportato in una donna americana di 66 anni che non era affetta da disturbi cardiaci.

[b] In letteratura è riportato un caso di ipertensione in una donna (e nel figlio che allattava) che assumeva angelica per contrastare la debolezza postpartum. La pressione sanguigna sia nella donna che nel figlio si normalizzò dopo sospensione della droga.

[c] In letteratura è riportato il caso di un bambino, la cui madre assumeva caulofillo per promuovere le contrazioni dell'utero, che alla nascita presentava infarto del miocardio associato a scompenso cardiaco congestizio. Dopo due anni il bambino, sebbene manifestasse miglioramenti sintomatologici, presentava cardiomegalia (eccessivo volume del cuore) e danno alla funzione ventricolare sinistra.

[d] In letteratura sono riportati numerosi casi di ipertensione, palpitazione, ischemia, tachicardia, infarto del miocardio ed emorragico ed infine morte in seguito all'ingestione di preparati contenenti efedra.

[e] La letteratura è ricca di casi clinici di emorragia ed emorragia postoperatoria in seguito ad utilizzo di ginkgo. C'è da dire che solo nell'ultimo anno (2005) sono stati documentati 6 casi di emorragia da ginkgo.

segue →

seguito nota Tab. 9.3

[f] Un caso di arterite è stato associato all'utilizzo di ginseng in una donna di 28 anni che aveva assunto una tisana preparata con circa 60 fette di droga.

[g] È stato recentemente (2005) riportato in letteratura un caso di morte (in seguito a necrosi del midollo osseo) in un uomo di 22 anni che per trattare uno stato di depressione aveva assunto per 3 settimane 1 g/die di iperico.

[h] La letteratura riporta tre casi di bradicardia in bambini che hanno utilizzato preparazioni (destinate agli adulti) contenenti Jin Bu Huan. L'ingestione di alte dosi di Jin Bu Huan può indurre nei bambini disturbi a livello cardiovascolare (e a livello neurologico), mentre un trattamento prolungato negli adulti (come è stato riportato nella Tabella 9.2) può indurre epatite.

[i] In letteratura è riportato un caso di reazione avversa in una donna in seguito all'utilizzo, a dosi terapeutiche, di *Passiflora incarnata*. Tra i sintomi clinici che la donna manifestava sono inclusi prolungato intervallo QT e tachicardia ventricolare non sostenuta.

[l] Lo stramonio è la droga data dai semi di *Datura stramonium*. La droga è oggi raramente utilizzata come medicamento, ma molto usata dai giovani per le sue proprietà allucinogene. In letteratura sono riportati numerosi casi di avvelenamento da stramonio in seguito al suo abuso da parte dei giovani.

[m] In letteratura è riportato un caso di ipotensione seguita da shock ipovolemico, tachicardia ed infine morte in un uomo di 36 anni che aveva assunto la vite del Dio del tuono per alleviare dolori artritici.

NN = Non noto

Tabella 9.4 Disturbi gastrointestinali da fitoterapici: osservazioni e impressioni documentate e non da studi clinici

Droga (pianta)	Reazione avversa	Sostanze responsabili
Aglio (*Allium sativum*)	Dolori addominali, modificazioni della flora batterica intestinale[a]	Allicina, ajoene, composti sulfurei
Aloe (*Aloe* spp.)	Diarrea, crampi addominali	Antrachinoni
Anice (*Pinpinella anisum*)	Nausea, vomito	Anetolo (olio)
Efedra (*Ephedra novadensis*)	Costipazione	Tannini
Equiseto invernale (*Equisetum hyemale*)	Diarrea	Tannini, alcaloidi
Finocchio (*Foeniculum vulgare*)	Nausea, vomito	Anetolo (olio)
Fitolacca o uva turca (*Phytolacca americana*)	Vomito, dolore addominale	Fitolaccigeina
Genziana (*Gentiana lutea*)	Nausea, vomito	Genziopicrina, amarogentina
Idrangea (*Hydrangea arborescens*)	Nausea, vomito	Glicosidi
Lavanda (*Lavandula angustifolia*)	Nausea, vomito	Alcol perillico e perillilico (metaboliti del limonene)
Menta americana (*Hedeoma pulegioides*)	Nausea, vomito, diarrea	Pulegone (olio)
Partenio (*Chrysanthemum parthenium*)	Ulcere del cavo orale	Partenolide

segue →

seguito →

Droga (pianta)	Reazione avversa	Sostanze responsabili
Passiflora (*Passiflora incarnata*)	Nausea, vomito	Alcaloidi armanici
Poligala (*Polygala senega*)	Nausea, vomito, diarrea	Saponine
Prezzemolo (*Petroselinum crispus*)	Nausea, vomito	Apiolo, miristicina (olio)
Romice crespa (*Rumex crispus*)	Diarrea, nausea	Tannini, antrachinoni
Salice (*Salix* spp.)	Nausea, vomito, irritazione gastrica, disturbi della digestione	Salicilati
Senna (*Cassia* spp.)	Diarrea, crampi addominali	Antrachinoni
Tabebuia (*Tabebuia* spp.)	Nausea, vomito	Naftochinoni
Tanaceto (*Tanacetum vulgare*)	Nausea, vomito	Tuione (olio)
Vischio peloso (*Phoradendron tomentosum*)	Dolori addominali	Foratossine, tiramina
Tormentilla (*Potentilla tormentosa*)	Nausea, vomito[a]	Tannini
Uva ursina (*Arctostaphylos uva ursi*)	Nausea, vomito	Arbutina

[a] Segnalate dalla Commissione E tedesca

Tabella 9.5 Disturbi gastrointestinali da fitoterapici: studi clinici[a]

Droga (pianta)	Commento
Agnocasto (*Vitex agnus castus*)	Una rivisione sistematica ha riportato lievi e reversibili effetti collaterali, tra cui nausea e disturbi gastrointestinali
Artiglio del diavolo (*Harpagophytum procumbens*)	Studi clinici hanno riportato una bassa frequenza di disturbi gastrointestinali (flatulenza, diarrea).
Biancospino (*Crataegus laevigata*)	Due studi *post-marketing* hanno evidenziato effetti collaterali nell'1,4% e nell'1,3% di pazienti (totale dei pazienti 4675): tra gli effetti collaterali sono segnalati nausea, disturbi gastrici ed intestinali.
Carciofo (*Cynara scolimus*)	Di tre studi *post-marketing* solo uno ha evidenziato nell'1,3% dei pazienti effetti collaterali tra cui flatulenza.
Cardo mariano (*Silybum marianum*)	Uno studio *post-marketing* ha evidenziato effetti collaterali nell'1% dei pazienti (n = 3500) tra cui nausea, diarrea, dispepsia, flatulenza e gonfiore addominale.
Centella (*Centella asiatica*)	Studi clinici hanno evidenziato effetti collaterali lievi e transitori (tra cui nausea e dolori gastrici).

segue →

seguito →

Droga (pianta)	Commento
Chelidonia (*Chelidonium majus*)	Uno studio clinico ha riportato effetti collaterali tra cui nausea e diarrea.
Cimicifuga (*Cimicifuga racemosa*)	Una revisione sistematica ha riportato lievi e transitori effetti collaterali, tra cui disturbi gastrici.
Echinacea (*Echinacea* spp.)	Uno studio *post-marketing* condotto su 1000 pazienti ha riscontrato nausea e vomito (0,5% dei pazienti), dolori addominali (0,3%) e diarrea (0,3%).
Emblica (*Emblica officinalis*)	Una revisione sistematica ha riportato che 3 pazienti su 38 manifestavano vomito.
Fieno greco (*Trigonella foenum-graecum*)	Studi clinici hanno riportato lievi disturbi gastrointestinali (flatulenza, nausea, senso di pienezza e diarrea).
Garcinia (*Garcinia cambogia*)	Studi clinici hanno riportato lievi effetti collaterali, tra cui dolori gastrici.
Ginkgo (*Ginkgo biloba*)	Uno studio *post-marketing* ha evidenziato effetti collaterali nell'1,7% dei pazienti (n=10 815): tra gli effetti collaterali sono segnalati nausea, dolori gastrointestinali e diarrea.
Guggulipide (*Commiphora mukul*)	Studi clinici hanno evidenziato effetti collaterali lievi, tra cui nausea, vomito e diarrea.
Iperico (*Hypericum perforatum*)	Studi osservazionali (n = 17) hanno evidenziato occasionali, lievi e transitori disturbi gastrointestinali.
Ippocastano (*Aesculus hippocastanum*)	Tre studi di coorte hanno evidenziato effetti collaterali nell'1,5% dei pazienti (n=10.725): tra gli effetti collaterali sono segnalati disturbi gastrointestinali. Studi clinici randomizzati hanno riportato effetti collaterali (tra cui nausea, vomito, costipazione e diarrea) nel 14,4% dei pazienti trattati contro il 12,4% dei pazienti con placebo.
Kava (*Piper methysticum*)	Due studi *post-marketing* hanno evidenziato effetti collaterali nel 2,3% e nell'1,5% dei pazienti (n = 3000): tra gli effetti più frequenti sono riportati lievi disturbi a carico del digerente.
Menta (olio di) (*Mentha piperita*)	Studi clinici hanno segnalato effetti collaterali nel 20% (11%-36%) dei pazienti, tra cui bruciori di stomaco, nausea e vomito.
Ortica (*Urtica dioica*)	Uno studio osservazionale ha segnalato disturbi gastrointestinali in 33 pazienti su un totale di 4087.
Pino marittimo (*Pinus maritima*)	Uno studio clinico ha mostrato che l'1,5% dei pazienti (n=2000) manifesta effetti collaterali (tra cui disturbi gastrointestinali).
Pruno africano (*Pygeum africanum*)	Studi clinici hanno segnalato problemi gastrointestinali in alcuni pazienti.

segue →

seguito →

Droga (pianta)	Commento
Rusco (*Ruscus aculeatus*)	Studi clinici hanno dimostrato effetti collaterali simili a quelli indotti dal placebo: in rari casi si ha nausea e disturbi gastrici.
Serenoa (*Serenoa repens*)	Due studi *post-marketing* hanno evidenziato effetti collaterali nel 95% e nel 98% dei pazienti (totale = 1769): tra gli effetti collaterali sono riportati diarrea e costipazione.
Valeriana (*Valeriana officinalis*)	Uno studio *post-marketing* (n = 3447) ha evidenziato occasionali disturbi gastrointestinali.

[a] Per la bibliografia consultare Capasso e coll. (2006)

paste contenti aglio fresco. La maggior parte dei casi si sono verificati in bambini che utilizzavano una pasta di aglio fresco per trattare il raffreddore o lievi contusioni. È stato riportato anche un caso di dermatite da contatto in seguito all'ingestione di aglio crudo. È riportato anche un caso di eruzione cutanea simile a quella indotta dall'*Herpes zoster* in un individuo che per curare dei dolori ad un fianco utilizzava una pasta a base di aglio.

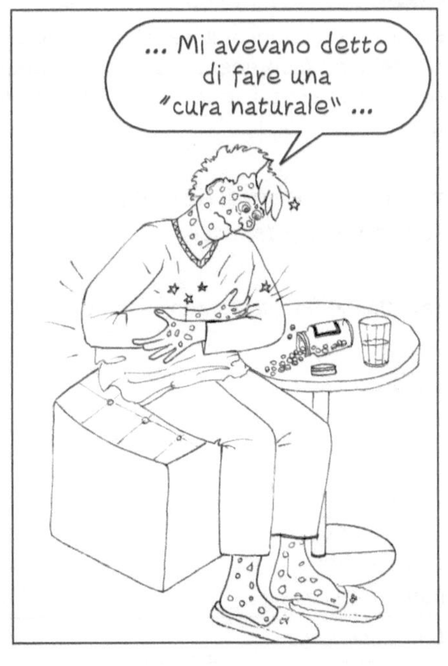

Infine sono stati documentati numerosi casi di orticaria da contatto e dermatite allergica da contatto in individui che lavoravano a contatto con spezie ed alimenti (cuochi, casalinghe, ecc.).

Nel 2001 è stato riportato un caso di eritema nodoso a carattere ricorrente correlato all'assunzione orale di echinacea utilizzata per il trattamento del raffreddore. È bene sapere che a causa della sensibilità crociata fra i componenti dell'echinacea ed allergeni strutturalmente simili c'è il rischio che si possano verificare dermatiti da contatto.

Più frequente è invece la FD che è una eruzione cutanea che si manifesta in seguito al contatto con sostanze fotosensibilizzanti presenti nelle piante e successiva esposizione ai raggi ultravioletti (esposizione ai raggi solari). Molte piante contengono composti chimici (psoraleni) che a contatto con la pelle umana si legano al DNA; una successiva

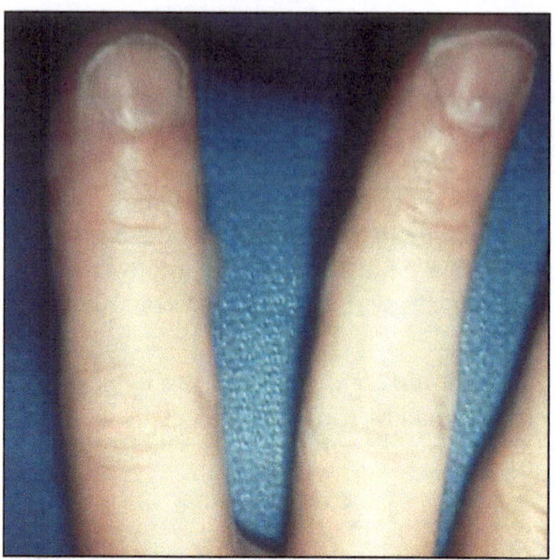

Figura 9.1 Lesioni bollose causate dalla buccia del lime (contenente furanocumarine) e successiva esposizione solare. [Da: Deleo (2004)]

esposizione al sole comporta un danno al DNA che si traduce in formazione di vescicole ed eritema. Dopo risoluzione dell'infiammazione, l'area della pelle coinvolta mostra una marcata iperpigmentazione. È stato ampiamente dimostrato che le furanocumarine contenute in alcune piante rendono la pelle più sensibile alle radiazioni ultraviolette e causano fotodermatiti (Fig. 9.1). Piante contenenti furanocumarine appartengono alla famiglia delle *Rutaceae, Umbelliferae, Moraceae, Cruciferae* e *Ranunculceae* (Tab. 9.6). In letteratura sono riportati anche diversi casi di fotodermatite causata da foglie di fico, sedano, limone, ecc.

Tabella 9.6 Piante contenti furanocumarine

Pianta	Nome comune
Rutaceae	
Citrus aurantifolia	Lime
Citrus limon	Limone
Citrus bergamia	Bergamotto
Dictamnus albus	Frassinella (o limonella)
Citrus amara	Arancio amaro
Ruta chalepensis	Ruta d'Aleppo
Umbelliferaceae	
Daucus carota	Carota
Anthriscus sylvestris	Cerfoglio selvatico (o prezzemolo della mucca)
Foeniculum vulgare	Finocchio
Anethum graveolens	Aneto
Heracleum lanatum	Panace austriaco
Apium graveolens	Sedano
Cruciferaceae	
Brassica juncea	Mostarda
Ranunculaceae	
Suksdorfia ranunculifolia	Bottone d'oro

In letteratura è riportato poi il caso clinico di un uomo di 49 anni che, in una giornata assolata durante un'escursione in una riserva naturale tropicale, per curare e prevenire punture di insetto ha applicato sulla schiena il succo di combava (o papeda delle Mauritius), agrume originario dell'India utilizzato nella medicina popolare per le punture di insetto; si ottiene dal *Citrus hystrix*. Il giorno dopo l'individuo presentava una estesa e dolorosa eruzione cutanea sulla zona trattata con il succo (Fig. 9.2).

L'estratto di iperico è presente in diversi fitoterapici utilizzati per trattare stati di depressione lieve e moderata. Tra gli effetti collaterali dell'iperico sono riportati diversi casi di fotosensibilità. Tuttavia, una rassegna sistematica (2001) ha

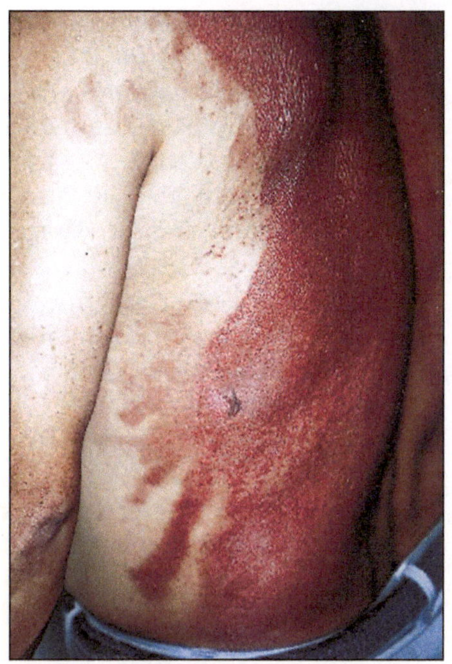

Figura 9.2 Eritema e vesciche causate dall'applicazione topica di succo di *Citrus hystrix* e successiva esposizione solare. [Da: Koh e Ong (1999)]

mostrato che l'assunzione di dosi terapeutiche di iperico raramente (1:300 000) causa FD. Infatti, dei diversi casi di fotosensibilità in seguito all'assunzione di iperico, solo due si sono verificati a dosi terapeutiche. In entrambi i casi le reazioni cutanee sono regredite dopo pochi giorni dalla sospensione del trattamento con iperico. Un aumento del rischio di fotosensibilità si può verificare in seguito all'assunzione di 2-4 g *pro die* di un estratto di iperico (che corrisponde ad una dose di 5-10 mg di ipericina) (la dose terapeutica di iperico è di 900 mg al giorno di estratto secco suddiviso in tre dosi). In letteratura è riportato poi un caso di eruzione eritematosa associata a sensazione di bruciore in un individuo di 44 anni che aveva assunto da 4 giorni un estratto di iperico (333 mg *pro die*). L'eruzione interessava sia zone della pelle esposte alla luce che zone non esposte. In seguito alla sospensione dell'assunzione di iperico e mediante trattamento con prednisolone (30 mg *pro die* per 2 settimane) si è avuta una completa guarigione dell'individuo nell'arco di 5 settimane.

La DAC è la risposta cutanea del sistema immune nei confronti di alcune sostanze estranee all'organismo. Si manifesta generalmente in individui che sono stati precedentemente sensibilizzati da piante o da prodotti presenti nelle piante. Le sostanze chimiche ad azione sensibilizzante (allergeni) penetrano l'epidermide, reagiscono con specifiche immuno-globuline E (IgE) (legandosi ai mastociti) e provocano il rilascio di mediatori vasoattivi (istamina, prostaglandine, leucotrieni, ecc.) che amplificano la risposta immunitaria. I sintomi possono essere blandi (come ad es. eritema o orticaria limitata al punto di contatto), o di grave entità come eruzioni generalizzate, broncospasmo o morte per anafilassi. Casi di DAC si sono verificati in seguito all'utilizzo (orale o topico) di fito-terapici a base di aloe gel, arnica, essenza di gelsomino, neem, ginkgo, ecc.

In letteratura è riportato un caso di DAC (manifestatasi con eczema e dermatite papulare) in un individuo in seguito ad un uso prolungato (4 anni) di aloe gel per via topica ed orale [l'applicazione topica di aloe gel ha inoltre portato a casi clinici di lieve prurito, forte sensazione di bruciore, seguita da grave dermatite (in individui precedentemente sot-toposti a dermoabrasione) e dermatite da contatto (molto rara)].

In letteratura sono descritti più di 100 casi, tra il 1844 e il 1977, di dermatite allergica da contatto causati dall'arnica (*Arnica montana*), la maggioranza dei quali dovuti all'utilizzo di tintura di arnica non dilui-ta. È stato inoltre riportato un caso di dermatosi febbrile acuta in una donna di 25 anni in seguito all'utilizzo di una crema contenente arni-ca [l'arnica è anche utilizzata nelle formulazioni cosmetiche (negli Stati Uniti nel 1998 in commercio erano presenti 97 cosmetici contenenti arnica)]. Sebbene si sconsigli l'applicazione di tinture di arnica in pros-simità di occhi e di bocca e sulle ferite, recentemente (1999) è stato pubblicato un caso di grave danno alla mucosa orale in un individuo che utilizzava, senza diluire (rapporto di 5:1 con acqua), una tintura alcolica concentrata (70%) contenente arnica ed essenza di menta. Un uso prolungato di arnica può provocare dermatite con formazioni di pustole mentre l'assunzione di alte concentrazioni può provocare la formazione di vescicole o addirittura necrosi cutanea. L'arnica induce allergia e dermatite da contatto crociata con *Helianthus annuus*, con *Chrysanthemum indicum* e con piante appartenenti al genere *Asteraceae* (*Calendula officinalis, Matricaria chamomilla*, ecc.). Sono stati effettua-ti numerosi tests epicutanei (*patch tests*) per dimostrare che l'arnica contiene sostanze allergizzanti. Due recenti studi hanno mostrato che su 443 pazienti esaminati cinque hanno sviluppato dermatite alle mani, braccia o gambe (crociata con calendula) e su trenta pazienti affetti da dermatite atopica quattro hanno mostrato dermatite allergica in segui-to a contatto con un estratto di arnica. C'è infine da dire che casi di der-matite allergica si sono verificati anche con altre specie di arnica tra cui *A. sachalinensis*.

In letteratura sono inoltre riportati numerosi casi (più di 50) di der-matite allergica da contatto, dermatite irritante da contatto e di eruzione cutanea (tipo eritema multiforme) in seguito all'utilizzo topico dell'essenza di Niaouli (Fig. 9.3). Inoltre è stato riportato un caso di dermatite da contatto in seguito all'ingestione dell'essenza ed un caso di

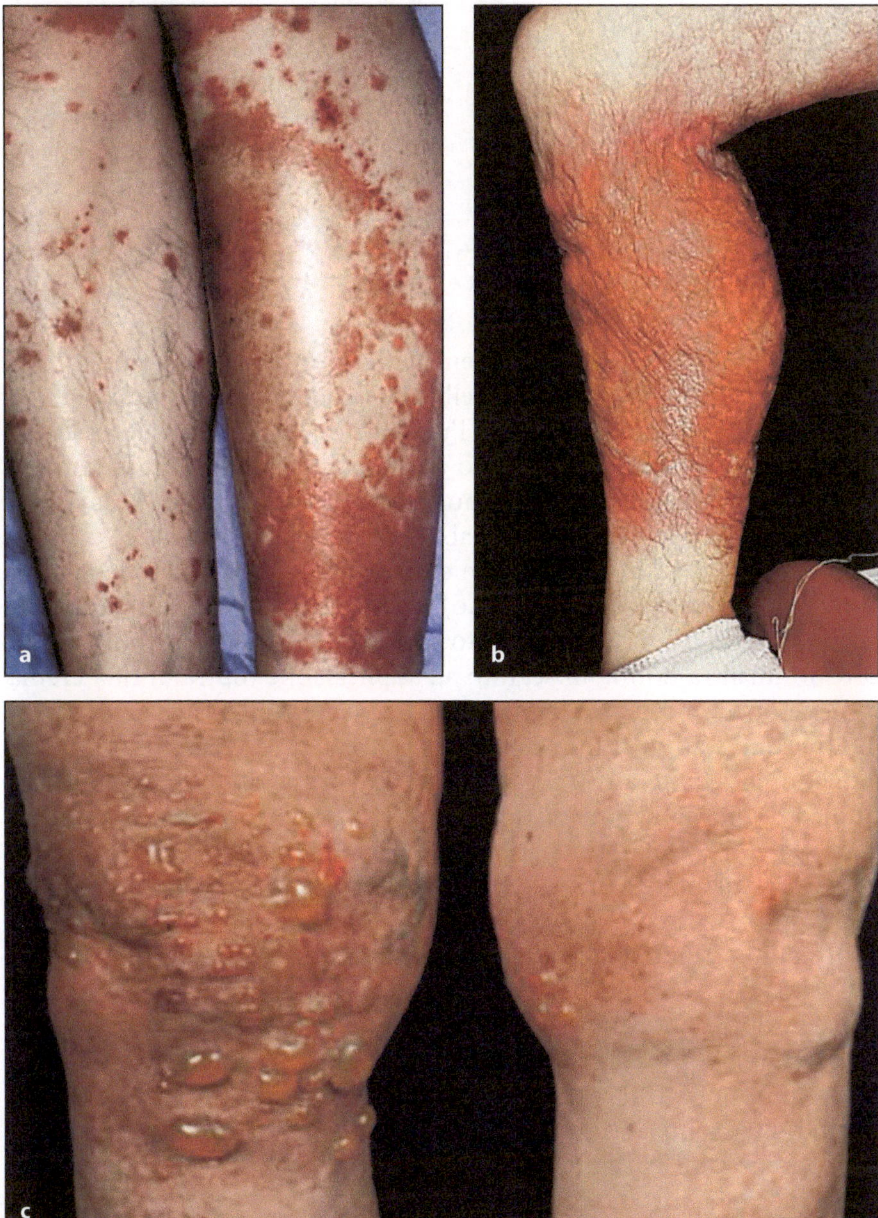

Figura 9.3 Dermatite da contatto causata dall'applicazione topica di olio di Niaouli: (**a**) placche eczematose con configurazione anulare e margine purpureo. [Da: Khanna e coll. (2000)]. (**b**) Eritema diffuso ed (**c**) eruzioni bollose. [Da: Mevorah e coll. (2003)]

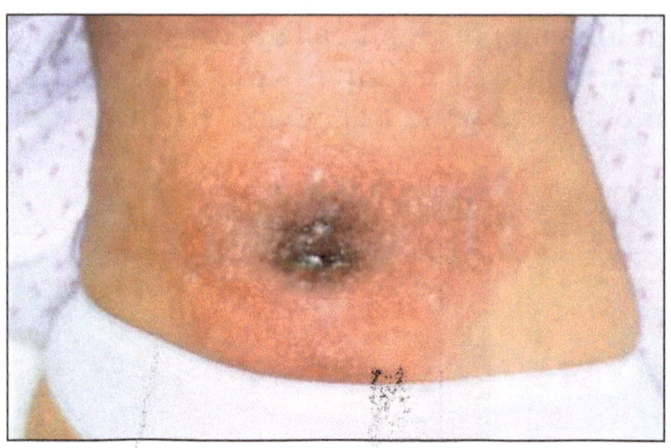

Figura 9.4 Eruzione bollosa acuta causata dall'applicazione topica di olio di Niaouli. [Da: Perrett e coll. (2003)]

linear IgA *disease* (rara affezione dermatologica bollosa acquisita) in seguito all'applicazione topica dell'olio su un *piercing* a livello ombelicale (Fig. 9.4). Una recente rassegna sistematica ha mostrato che vi è un diverso *rate* di dermatite allergica da contatto nelle diverse nazioni in seguito all'esposizione con olio essenziale di Niaouli. Tale fenomeno riflette molto probabilmente la diversa composizione chimica dell'olio essenziale nei diversi paesi. I *patch tests* hanno mostrato che l'utilizzo di olio essenziale ossidato (quindi olio essenziale conservato a lungo) porta ad un aumento del potenziale di sensibilizzazione. Inoltre, la risposta varia in base all'assorbimento ed alle proprietà metaboliche della pelle umana.

In letteratura è riportato poi un caso clinico di DAC (eritema, papule e vescicole sul dorso della mano) in una donna in seguito ad applicazione topica di un medicamento contenente curcuma ed un caso di DAC in un'altra donna in seguito all'applicazione topica di una crema contenente tetraidrocurcumina (uno dei principi attivi della curcuma). Inoltre sono stati documentati due casi clinici di DAC (eczema) in due individui in seguito all'applicazione topica, prima di un intervento chirurgico di una soluzione disinfettante (clorexidina) contenente curcumina (la clorexidina è una soluzione disinfettante utilizzata nelle sale operatorie prima di un intervento chirurgico). Sono stati riportati anche due casi di DAC alle mani ed alle braccia di due individui che per lavoro erano venuti a contatto con la curcuma e la curcumina.

Casi di DAC si sono poi verificati in individui che hanno utilizzato per uso topico olio di gelsomino (*Jasminum officinale*) e olio di legno di rosa (*Aniba rosaeodora*) e diversi casi di FD in individui che hanno usato topicamente (aromaterapia) olio di bergamotto (*Citrus bergamia*). Inoltre sono riportati casi di DAC in seguito all'utilizzo di cosmetici contenenti il balsamo del Perù (la droga contiene il benzoato di coniferile che è un agente sensibilizzante).

È stato anche riportato un caso di DAC in un uomo di 35 anni, affetto da psoriasi, in seguito all'utilizzo di una crema (Psorigon) contenente *Melia azadirachta*. Sono riportati inoltre casi di dermatite in seguito all'utilizzo di spezie (tra cui la salvia) ed in seguito all'utilizzo topico di preparati cinesi ed indiani. Analisi cromatografiche hanno però evidenziato che molti di questi preparati erano adulterati con arsenico inorganico e/o alte concentrazioni di corticosteroidi (effetti collaterali a livello cutaneo sono tipici di creme a base di corticosteroidi o arsenico).

In letteratura è riportato un caso di eritema sulla coscia destra (eruzione non pigmentosa) di una donna di 31 anni (Fig. 9.5) in seguito all'assunzione di due preparazioni contenenti efedra (*Ephedra hebra*). L'eritema molto probabilmente è stato causato dalla pseudoefedrina e dall'efedrina in quanto l'eritema multiforme è tra gli effetti collaterali che si manifestano dopo assunzione di questi farmaci.

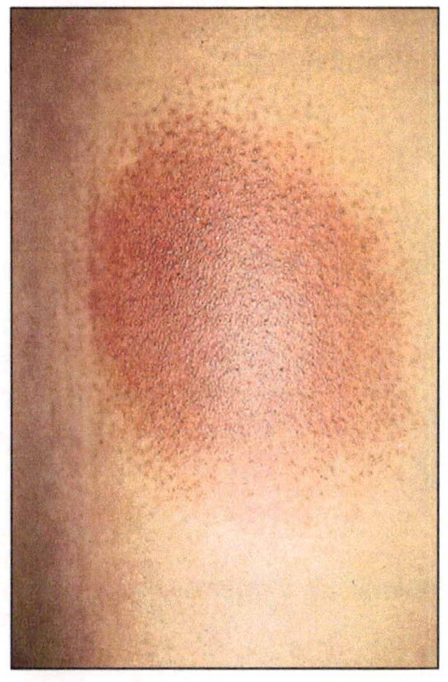

Figura 9.5 Eritema con papule rossastre causate dall'assunzione orale di due preparazioni contenenti efedra (*Ephedra hebra*). [Da: Matsumoto e coll. (2003)]

In letteratura sono inoltre riportati casi di DAC da olio di oliva (più di venti) e di orticaria da contatto da paprika (2 casi) in individui che per lavoro venivano a contatto con le due droghe (pizzaioli, massaggiatori, ecc).

Infine, mentre è ben documentato che l'uso cronico o dosi elevate (dosi superiori a 400 mg di kavapironi al giorno) di kava porta alla comparsa di eruzioni squamose simili alla pellagra, pochi casi clinici di DAC in seguito all'assunzione orale di kava sono riportati in letteratura. Il primo caso clinico di DAC risale al 1996 ed un secondo caso è stato riportato nel 2000 in una donna di 36 anni che aveva assunto giornalmente 120 mg di un estratto di kava (Antares) per un periodo di 3 settimane. Dopo quattro giorni dal termine del trattamento la donna presentava eritema, papule e piaghe diffuse sul tronco. Il trattamento sistemico con corticosteroidi ed antistaminici ha portato ad una rapida scomparsa dell'eruzione; al contrario il prurito è perdurato per diverse settimane.

Un attento esame della letteratura mostra però che le ADRs da fitoterapici non sono in genere descritte in modo accurato e nemmeno confermate dal dermatologo per cui è preferibile che chi effettua la segnalazione non ricorra a termini specifici che indicano una precisa diagnosi. Le segnalazioni dovrebbero contenere le seguenti informazioni:

- distribuzione della lesione (viso, mani, piedi, aree fotoesposte *vs* aree coperte);
- numero di lesioni;
- tipo di lesioni (macule, porpore, pustole, vesciche, ecc.);
- presenza di secreto;
- durata delle lesioni;
- sintomi/segni associati (febbre, prurito, ingrossamento di linfonodi).

La segnalazione dei casi dovrebbe poi essere accompagnata da documentazione fotografica.

Nella Tabella 9.7 sintetizziamo i casi clinici riportati di recente in letteratura.

Tabella 9.7 Reazioni avverse da fitoterapici a carico della cute: casi clinici

Droga (pianta)	Reazione avversa	Sostanze responsabili	Possibile meccanismo
Achillea (*Achillea millefolium*)[a]	DAC	Lattoni sesquiterpenici (perossiachifolide)	Agenti allergizzanti
Aglio (*Allium sativum*)	DIC, DAC, bruciature	Diallilsolfuro, allilpropilsolfuro, allicina (DIC e DAC), diallilsolfuro (bruciature)	Allergeni (allergia di tipo I e IV)
Allemao o cuchi (*Astronium urundeuva*)[b]	Dermatite	NN	NN
Aloe gel (*Aloe* spp.)	DIC, DAC immediata e ritardata, bruciore, lieve prurito	Composti non identificati a basso peso molecolare	NN
Amamelide (*Hamamelis virginiana*)[c]	Dermatite	NN	NN
Arnica (*Arnica montana*)	DAC, dermatosi febbrile acuta	Lattoni sesquiterpenici (elenalina e xantalongina)	Agenti allergizzanti
Artemisia (*Artemisia vulgaris*)[d]	DAC	Lattoni sesquiterpenici (psilostacina e psilostacina-C)	Deboli agenti sensibilizzanti

segue →

seguito →

Droga (pianta)	Reazione avversa	Sostanze responsabili	Possibile meccanismo
Bardana (*Arctium lappa*)[e]	DAC	Lattoni sesquiterpenici (arctiopicrina)	Agenti allergizzanti
Bergamotto essenza (*Citrus bergamia* Risso)	DAC	NN	Agenti allergizzanti
Betel (*Piper betle*)[f]	Leucomelanosi da contatto	Fenoli, catecoli, derivati benzenici	Inibizione della sintesi di melanina o citotossicità nei confronti dei melanociti
Boswellia (*Boswellia serrata*)[g]	DAC	NN	NN
Calendula (*Calendula officinalis*)[h]	DAC, FD	Loliolide	NN (probabilmente agente allergizzante)
Camomilla romana e comune (*Anthemis nobilis, Matricaria chamomilla*)[i]	DAC, orticaria	Nobilina (lattone sesquiterpenico) nel caso della camomilla romana; bisabololo ed antecotulide nel caso della camomilla comune	Agenti allergizzanti
Centella (*Centella asiatica*)[l]	DAC	Triterpeni (asiaticoside, acido asiatico, acido madecassico)	Deboli sensibilizzanti
Combava (*Citrus hystrix*)	FD	Psoraleni	Fotosensibilizzanti
Cumino nero olio (*Nigella sativa*)[m]	DAC	NN	NN
Curcuma (*Curcuma longa*)	DAC	Curcumina, tetraidrocurcumina	Agenti sensibilizzanti
Echinacea (*Echinacea purpurea*)	Eritema nodoso	Polisaccaridi, echinacoside	Potenziamento della risposta immunitaria
Efedra (*Ephedra hebra*)[n]	Eritema con papule	Efedrina e pseudoefedrina	NN
Enula (*Inula helenium*)[o]	DAC	Lattoni sesquiterpenici (alantolattone, isoalantolattone)	Agenti sensibilizzanti

segue →

seguito →

Droga (pianta)	Reazione avversa	Sostanze responsabili	Possibile meccanismo
Fico foglie (*Ficus carica*)	FD, bruciatura	Psoralene, bergaptene	Fotosensibilizzanti
Fico d'india (*Opuntia ficus-indica*)[p]	DAC	NN	NN
Gelsomino essenza (*Jasminum officinale*)	DAC	NN	Agenti allergizzanti
Ginkgo (*Ginkgo biloba*)[q]	DAC	Acidi ginkgolici	Potenti allergeni
Ginseng (*Panax ginseng*)	Sindrome di Stevens-Johnson	NN	NN
Iperico (*Hypericum perforatum*)	FD, eruzione eritematosa	Ipericina	Fotosensibilizzante
Kava (*Piper methysticum*)	DAC, dermatite squamosa	Kavapironi	Eccessiva produzione o ritenzione di cheratina
Lavanda olio (*Lavandula* spp.)	DAC	Acetato di linalile, linalolo[r]	Allergizzanti, danno della membrana cellulare
Mai Men Dong (*Ophiopogon japonicum*)[s]	Sindrome di Stevens-Johnson	NN	NN
Menta essenza (*Mentha piperita*)[t]	DAC	Mentone, carvone	Agenti sensibilizzanti ed irritanti
Neem (*Azadirachta indica*)	DAC	NN	NN
Niaouli essenza (*Melaleuca alternifolia*)	DIC, DAC, reazione di ipersensibilità sistemica, IgA lineare	Sesquiterpeni (cineolo, limonene, cimene, ecc.)	Potenti allergizzanti
Ortica (*Urtica dioica*)[u]	Prurito, orticaria, dermatite	Acetilcolina, istamina	Irritazione
Primula obconica (*Primula obconica*)[v]	DAC	Primina, primetina, miconidina (precursore biosintetico della primina)	Agenti allergizzanti

segue →

seguito →

Droga (pianta)	Reazione avversa	Sostanze responsabili	Possibile meccanismo
Ratania (*Krameria triandra*)[w]	DAC	NN	NN
Rosmarino (*Rosmarinus officinalis*)[x]	DAC	Carnosolo	NN
Ruta (*Ruta graveolens*)	FD	Psoraleni (bergaptene e xantotossina), dictamnina	Fotosensibilizzanti
Sedano radice (*Apium graveolens*)[y]	FD	Psoraleni	Fotosensibilizzanti
Tarassaco (*Taraxacum officinale*)	DAC	Lattoni sesquiterpenici (glucopiranoside dell'acido taraxinico)	Agenti sensibilizzanti
Tanaceto (*Tanacetum parthenium*)[z]	DAC, stomatite	Lattoni sesquiterpenici (partenolide)	Agenti sensibilizzanti

[a] L'achillea è attualmente utilizzata sia in campo medico che nella preparazione di molti cosmetici (negli Stati Uniti nel 1998 l'achillea era presente in 65 formulazioni cosmetiche). Sono presenti in letteratura due casi di dermatite sviluppatasi in seguito all'ingestione di un infuso di achillea. Tests clinici hanno mostrato che vi è una bassa incidenza di sviluppare dermatite utilizzando cosmetici contenenti 0,1-0,5 % di un estratto al 2 % di achillea.

[b] *Astronium urundeuva* (anche denominata allemao) è una pianta largamente utilizzata nella medicina popolare del Brasile per il trattamento di disturbi ginecologici e dermatologici. In letteratura sono riportati diversi casi di lesioni cutanee e dermatite (acuta, subacuta e cronica) in seguito all'utilizzo topico di un estratto ottenuto dalla pianta.

[c] È stato riportato un caso di dermatite periorbitale in seguito all'utilizzo di un gel per gli occhi contenente amamelide.

[d] Sono presenti in letteratura diversi casi clinici di DAC da artemisia. Tuttavia solo un caso di DAC si è verificato in seguito all'utilizzo della droga come medicinale in un uomo che per trattare un eruzione cutanea ha ingerito un infuso di artemisia. La mancanza di casi clinici è probabilmente dovuta alla bassa concentrazione di allergizzanti nella pianta.

È stata dimostrata una reazione allergica crociata tra l'artemisia e i pollini di camomilla.

[e] Sono riportati in letteratura tre casi di DAC in tre individui che hanno utilizzato cerotti contenenti un estratto di bardana (*Arctium lappa*) per trattare ferite o tendiniti.

[f] Leucomelanosi da contatto si sono verificate nell'aprile del 1997 in Taiwan in individui che utilizzavano una crema per la cura del viso preparate con foglie di betel cotte a vapore.

[g] In letteratura è riportato un solo caso [Acebo e coll. (2004)] di dermatite allergica da contatto in una donna di 28 anni in seguito all'applicazione di una crema naturopatica (per trattare una scottatura di secondo grado alle gambe) contenente un estratto di *Boswellia serrata*, olio di rosmarino, olio di oliva e cera.

[h] *Patch tests* hanno mostrato che la calendula può indurre reazioni allergiche crociate con altri membri della famiglia *Asteraceae/Compositae*. In uno studio condotto su 443 pazienti, 9 hanno sviluppato dermatite alle mani, braccia o gambe (crociata con arnica). È stato riportato anche un caso di fotodermatite a viso, collo e braccia in un individuo in seguito ad applicazione di un unguento contenente calendula e successiva esposizione al sole.

segue →

seguito nota Tab. 9.7

[i] In letteratura sono riportati casi di orticaria, dermatite da contatto, dermatite fotoallergica da contatto ed aggravamento di dermatiti eczematose in seguito all'utilizzo di estratti di camomilla romana (*Anthemis nobilis*) (sotto forma di impacco o di infuso) o di camomilla comune (*Matricaria chamomilla*) (sotto forma di infuso). Sono anche documentati casi di reazioni anafilattiche crociate con *Artemisia vulgaris* in seguito all'ingestione di un infuso di camomilla comune. Infine sono stati descritti diversi casi di rinocongiuntivite, asma ed orticaria in seguito a contatto con fiori di camomilla comune.

[l] Sono riportati in letteratura casi di dermatite allergica da contatto in seguito all'utilizzo di una preparazione farmaceutica contenente centella (Centellase®).

[m] La letteratura riporta due casi di DAC per applicazione topica dell'olio di cumino nero (generalmente utilizzato per trattare acne, eczema, ecc.).

[n] In alcuni studi viene riportato come Ma huang l'*Ephedra hebra* e non l'*Ephedra sinica*.

[o] In letteratura è riportato un caso di DAC in un individuo che per un massaggio ha utilizzato un olio contenente enula ed un caso di stomatite in un individuo che ha utilizzato un rinfrescante dell'alito contenente oltre all'enula anche radici di *Glycyrrhiza uralensis*.

[p] In letteratura è riportato il caso di una donna che per trattare un'eruzione cutanea sul lato sinistro della spalla ha applicato delle foglie di fico d'india. Successivamente, ad una seconda applicazione delle foglie di fico d'india la donna ha manifestato placche eritematose con essudazione seguite da prurito.

[q] Sono riportati in letteratura due casi di dermatite allergica in seguito all'utilizzo di preparazioni contenenti ginkgo. Tuttavia è stato dimostrato che questi casi si sono verificati per ingestione di estratti di ginkgo non depurati di acidi ginkgolici. Gli acidi ginkgolici sono potenti allergizzanti presenti nei frutti di *Ginkgo biloba* (in letteratura sono documentati numerosi casi di dermatite allergica da contatto in seguito all'ingestione o al contatto con i frutti).

[r] L'acetato di linalile ed il linalolo non sono allergeni. Si ipotizza che questi composti subiscano un'auto-ossidazione (durante la conservazione o il maneggio) che porta alla formazione di sostanze allergizzanti.

[s] Mai Men Dong (tuberi di *Ophiopogon japonicum*) è una droga molto utilizzata in Cina per il trattamento di malattie a livello polmonare tra cui l'asma (lieve e moderata). In letteratura sono riportati due casi di sindrome di Stevens-Johnson in seguito all'utilizzo di Mai Men Dong.

[t] In letteratura sono riportati pochi casi di DAC a livello della mucosa orale in seguito all'utilizzo di dentifrici o sigarette contenenti essenza di menta (*Mentha piperita*). Si sconsiglia l'utilizzo di gomme o alimenti contenenti essenza di menta in caso di lesioni a livello della mucosa orale. In letteratura sono anche riportati diversi casi di cheilite da contatto in seguito all'utilizzo di dentifrici e gomme da masticare contenenti l'essenza di menta (*Mentha spicata*). Inoltre è riportato un caso di DAC (lesioni vescicolo-bollose) a livello delle ginocchia in una donna in seguito a ripetute applicazioni di garze bagnate in un infuso preparato con le foglie di *Mentha spicata*. Il carvone è l'allergene presente nella *Mentha spicata* responsabile delle reazioni avverse a livello cutaneo.

[u] È riportato un caso di gengivostomatite in seguito all'assunzione di un infuso di foglie di ortica.

[v] Numerosi casi di dermatite allergica in seguito al contatto con *Primula obconica* sono stati riportati in letteratura fino ad oggi. Una recente rassegna sistematica ha mostrato che i soggetti a maggior rischio sono le donne con età superiore ai 35 anni. Oltre alla *P. obconica* anche altre specie di primula possono indurre dermatite allergica da contatto tra cui principalmente le specie alpine come la *P. auricula* e la *P. denticulata*. Da diversi anni sono presenti sul mercato semi di *P. obconica* privi di primina (o con un titolo molto basso di primina) per facilitare la coltivazione di questa pianta ed evitare l'insorgenza di casi di dermatite.

[w] Sebbene la letteratura riporti solo un caso di DAC (localizzata nella zona anogenitale) in un individuo che utilizzava un estratto di ratania, altri casi di dermatite sono stati riportati intorno al 1930.

[x] Sono stati documentati due casi di dermatite in seguito al contatto con foglie di rosmarino. Un caso si è manifestato in un individuo di 56 anni che, in seguito all'utilizzo di una preparazione contenente foglie di rosmarino per alleviare il dolore ad un ginocchio, ha sviluppato dermatite da contatto. Il secondo caso si è manifestato in una donna di 23 anni che usava un gel contenente un estratto di rosmarino per la pulizia del viso. È anche riportato un caso di dermatite occupazionale (mani, braccia e faccia) in un uomo di 56 anni, che lavorando in un industria alimentare, è venuto a contatto con un estratto di foglie di rosmarino. Recentemente (2003) è stato pubblicato un caso di dermatite da contatto, aggravata da esposizione al sole, dovuta a reattività crociata tra rosmarino e timo (*Thymus vulgaris*).

[y] Un caso di fotodermatite si è verificato durante la PUVAterapia [terapia utilizzata nel trattamento della psoriasi che consiste nell'uso di radiazioni ultraviolette (UVA) in associazione a psoraleni per via orale].

[z] Studi clinici hanno mostrato che l'utilizzo orale di foglie fresche di tanaceto induce infiammazione della lingua e della mucosa buccale ed inoltre gonfiore delle labbra.

NN= Non noto

9.5 Danni a carico del sistema nervoso (neurologici o psichici)

Pazienti con problemi neurologici o psichici ricorrono spesso ai fitoterapici per migliorare la qualità della vita, sicuri di utilizzare rimedi privi di tossicità. Purtroppo la realtà e che l'assunzione di fitoterapici viene, anche se raramente, associata a reazioni avverse che riguardano la sfera nervosa e psichica. Le manifestazioni cliniche riferite riguardano l'arterite cerebrale, coma, confusione mentale, encefalopatia, allucinazioni, disordini nel movimento e disturbi dell'umore. I fitoterapici che potenzialmente possono indurre queste reazioni avverse contengono in genere ginseng, eucalipto, passiflora, liquirizia, kava, efedra, ginkgo, iperico ed altre droghe ancora (Tab. 9.8). ADRs a carico del sistema nervoso possono verificarsi, oltre che per i componenti chimici presenti nel prodotto vegetale (per es. efedrina), anche per la scarsa qualità del prodotto fitoterapico finito. Infatti la

Tabella 9.8 Reazioni avverse di natura psichica e neurologica da fitoterapici: casi clinici

Droga (pianta)	Reazione avversa	Sostanze responsabili	Possibile meccanismo
Efedra (*Ephedra sinica*)[a]	Allucinazioni, emorragia intracerebrale, disordini disforici acuti, convulsioni	Efedrina	Stimolazione del sistema nervoso centrale (effetti collaterali tipici dei farmaci simpaticomimetici diretti ed indiretti)
Eucalipto essenza (*Eucaliptus globulus*)[b]	Depressione del sistema nervoso centrale, coma	Eucaliptolo	Azione a livello del sistema nervoso centrale
Ginkgo (*Ginkgo biloba*)[c]	Ematoma subdurale bilaterale, emorragia subaracnoidea, ematoma parietale destro	Ginkgolidi	Inibizione dell'aggregazione piastrinica [per inibizione del fattore attivante le piastrine (PAF)]
Ginseng (*Panax ginseng*)[d]	Arterite cerebrale, aggravamento della schizofrenia, mania	Ginsenosidi, panaxinolo	Inibizione dell'aggregazione piastrinica (attraverso un aumento dei livelli di GMPc ed AMPc nelle piastrine, inibizione del flusso di calcio nelle piastrine ed inibizione della produzione di trombossano A_2)

segue →

seguito →

Droga (pianta)	Reazione avversa	Sostanze responsabili	Possibile meccanismo
Iperico (*Hypericum perforatum*)[e]	Ansia	Iperforina	Sindrome serotoninergica
Kava (*Piper methysticum*)[f]	Coreoatetosi, allucinazioni	Kavapironi	NN
Liquirizia (*Glycyrrhiza glabra*)[g]	Encefalopatia	Saponine triterpeniche (glicirrizina)	Inibizione della 11 β-idrossi-steroide deidrogenasi
Neem (*Azadirachta indica*)[h]	Encefalopatia (perdita di coscienza)	Azadiractina	Come conseguenza della leucocitosi ed acidosi metabolica
Puleggio (*Mentha pulegium*)[i]	Encefalopatia, allucinazioni	Pulegone ed il suo metabolita mentofurano (provocano danni epatici e neurologici)	Diminuzione dei livelli di glutatione
Passiflora (*Passiflora incarnata*)[l]	Confusione	Alcaloidi con attività ormonale	NN
Salvia cinese o Danshen (*Salvia miltiorrhiza*)[m]	Convulsioni, perdita di coscienza	Cumarina	NN
Shan-don-Gen (*Sophora subprostrata*)[n]	Convulsioni e perdita di coscienza	Matrina, ossimatrina	Effetti acetilcolino-simili (a livello del recettore nicotinico), agonista del recettore α adrenergico.
Stramonio (*Datura stramonium*)[o]	Confusione, allucinazione, convulsioni	Alcaloidi tropanici	Inibizione della neurotrasmissione colinergica

[a] La letteratura scientifica è documentata da numerosi casi (più di 30) di ADRs di natura psichica e neurologica in seguito all'assunzione di efedra.

[b] In letteratura sono riportati diversi casi di ADRs in seguito all'ingestione (accidentale o meno) di olio di eucalipto. Inoltre, è stato descritto un caso di debolezza muscolare seguita da perdita di coscienza in una bambina di 6 anni a cui era stato applicato topicamente un rimedio erboristico contenente olio di eucalipto per trattare un'orticaria.

[c] Sono riportati diversi casi di ADRs a livello del sistema nervoso in individui cha assumevano ginkgo. Un caso di ematoma subdurale bilaterale è stato riportato in una donna di 33 anni che utilizzava cronicamente (2 anni) un estratto di ginkgo. Un caso di emorragia subaracnoidea è stato descritto in un uomo di 61 anni che aveva assunto 120 mg/die di ginkgo per sei mesi. Inoltre è riportato un caso di ematoma parietale destro (che si concluse con una permanente deficienza neurologica) in un uomo di 56 anni che aveva assunto un preparato a base di ginkgo per 18 mesi.

segue →

seguito nota Tab. 9.8 →

Sono anche riportati casi di ADRs a livello del sistema nervoso in soggetti che utilizzavano un estratto di ginkgo in associazione ad altri farmaci di sintesi. Un caso di ematoma subdurale è stato riportato in un uomo di 78 anni che assumeva un estratto di ginkgo ed il lisinopril per 6 mesi. Un caso di coma si è verificato in una donna con malattia di Alzheimer in trattamento con trazodone e ginkgo (probabilmente il coma si era manifestato in seguito ad un eccesso di GABA; i flavonoidi del ginkgo sembrano essere degli agonisti del GABA in quanto si legano ai recettori per le benzodiazepine). Infine è riportato un caso di emorragia parietale in una donna in seguito all'assunzione per due mesi di warfarina e ginkgo.

[d] In letteratura sono riportati 3 casi di ADRs a livello del sistema nervoso in seguito all'utilizzo di ginseng; in particolare è stato riportato un caso di arterite cerebrale in una donna di 28 anni che aveva utilizzato un rimedio erboristico preparato utilizzando la radice di *Panax ginseng*; un caso di aggravamento di schizofrenia in un individuo che aveva fumato sigarette contenenti ginseng; un caso di mania in una donna depressa.

[e] In letteratura è riportato un caso di ansia in una donna di 33 anni in seguito all'assunzione di una singola dose di iperico.

[f] È presente in letteratura un caso di allucinazione in un uomo di 34 anni ed un caso di coreoatetosi in un aborigeno in seguito all'assunzione di elevate quantità di una bevanda di kava.

[g] Sono stati riportati due casi di encefalopatia (in addizione ai classici sintomi di ipertensione, ipokalemia e soppressione del sistema renina-aldosterone) in seguito all'assunzione giornaliera di basse dosi di liquirizia; s'ipotizza che alcuni individui potrebbero essere suscettibili a basse dosi di liquirizia (e quindi di acido glicirrizico) a causa di una deficienza dell'enzima 11 β-idrossisteroide deidrogenasi.

[h] Sono stati riportati due casi di encefalopatia (vomito, sonnolenza, tachipnea e convulsioni) in due bambini dopo assunzione orale di un olio ottenuto dai semi di *Azadirachta indica*.

[i] Sono riportati in letteratura due casi di encefalopatia (oltre ad edema cerebrale e convulsioni), di cui uno con esito mortale, in due bambini in seguito all'ingestione di un tè di menta puleggio. Analisi del sangue hanno evidenziato la presenza di mentofurano in un bambino e di pulegone e mentofurano nell'altro. Sono stati inoltre documentati casi di allucinazione (oltre a vomito, convulsioni, danno renale ed epatico) in seguito all'utilizzo di puleggio.

[l] Sono riportati 5 casi di confusione mentale in individui (due donne e tre uomini) che avevano utilizzato un preparato (Relaxir®) a base di frutti di *Passiflora incarnata*.

[m] È la droga data dalle radici di *Salvia miltiorrhiza*; La droga è utilizzata nella medicina tradizionale cinese per trattare disturbi a livello epatico e renale. In letteratura è riportato il caso di un ragazzo di 15 anni che presentava convulsioni e successiva perdita di coscienza in seguito all'utilizzo di un decotto ottenuto dalle radici di *Salvia miltiorrhiza* assunto per trattare un calcolo renale.

[n] Shan-don-Gen è la droga data dalle radici di *Sophora subprostrata*. La droga è utilizzata nella medicina tradizionale cinese principalmente come antipiretico e disinfettante. In letteratura sono riportati tre casi di ADRs a livello del sistema nervoso (convulsioni, distonia e perdita della coscienza) in tre individui che hanno utilizzato preparati di Shan-don-Gen per trattare l'epatite B, un'infezione della gola (associata ad uno stato febbrile) o un'infezione del viso.

[o] In letteratura sono presenti numerosi casi di comparsa di allucinazioni e convulsioni in seguito all'assunzione di stramonio. Il più recente caso di allucinazione è stato riportato nel 2005 in un bambino di sei anni. Inoltre in letteratura sono riportati casi di allucinazione e convulsioni anche in seguito all'utilizzo di altre specie di *Datura* (per es. *Datura inoxia*). L'assunzione della droga porta inizialmente ad una stimolazione e successivamente ad una depressione (sonno, coma) del SNC. Prima di giungere al sonno si passa appunto attraverso la fase allucinatoria con torpore e disorientamento.

presenza di contaminanti (metalli pesanti), adulteranti (presenza di farmaci convenzionali) e sostituzioni arbitrarie di un vegetale con un altro possono essere causa di manifestazioni cliniche quali edema cerebrale, coma, confusione, depressione, encefalopatia, tic vocale, problemi muscolari, disordini nel movimento, parestesia e convulsioni. Che le sostanze estranee fossero responsabili di queste ADRs è stato confermato dalle analisi chimiche dei prodotti e dalla elevata concentrazione dei contaminanti nel fluido spinale, nel sangue e nell'urina. I fitoterapici responsabili di queste reazioni avverse sono in genere prodotti vegetali d'uso soprattutto nella medicina tradizionale cinese, indiana e messicana. La Tabella 9.9 riassume alcuni dei dati riportati in letteratura. Manifestazioni cliniche come ansietà, confusione, delirio, comportamenti maniacali e altre ancora possono poi aversi in seguito a delle interazioni conseguenti all'uso contemporaneo di fitoterapici e farmaci convenzionali. I fitoterapici implicati

Tabella 9.9 Disturbi nervosi e psichici prodotti da fitoterapici contaminati e adulterati: casi clinici

Fitoterapico (contaminazione)	Paziente	Reazione avversa
Preparato cinese[a] (arsenico)	Bambina di 3 anni	Edema cerebrale
Preparato cinese[a] (fenitoina, carbamazepina, valproato)	Donna epilettica di 33 anni	Coma
Zhen Qi[b] (glibenclamide)	Uomo diabetico di 56 anni	Confusione
Jin Bu Huan (*Stephania* spp.)	Tre bambini	Depressione
Sin Lak[c] (arsenico)	Uomo di 50 anni con carcinoma	Encefalopatia
Preparato tradizionale indiano	Bambino di 5 anni	Encefalopatia
Preparato tradizionale arabo (piombo)	Diciannove bambini	Encefalopatia
Preparato cinese spray (mercurio)	Bambino di 5 anni	Tic vocale
Tsekoo choy[c] (mercurio)	Bambino di 4 anni	Discinesia
Preparato messicano (triamcinolone)	Uomo di 64 anni	Miopatia
Preparato tradizionale indiano (arsenico)	Uomo di 35 anni	Miopatia
Preparato cinese[b] (tallio, piombo)	Due donne	Parestesia
Preparato tradizionale indiano (mercurio)	Donna di 32 anni	Parestesia
Diversi preparati cinesi (aconitina)	Otto casi	Parestesia
Preparato tradizionale indiano (piombo)	Bambino di 9 meni	Convulsioni
Red flower oil[c] (metilsalicilato)	Donna di 44 anni	Convulsioni
Diversi rimedi cinesi (piombo)	Bambino di 4 mesi	Convulsioni

[a] Contenente più droghe
[b] Registrato
[c] Preparato erboristico

contengono in genere kava, iperico, ginkgo, ginseng e betel. I *case reports* citati in letteratura sono elencati nella Tabella 9.10. I dati riportati nelle Tabelle 9.8, 9.9 e 9.10 lasciano intendere che i fitoterapici possono causare diverse reazioni avverse a carico del sistema nervoso, alcune delle quali anche gravi. Comunque molti *case reports* non consentono di stabilire una chiara relazione tra assunzione del fitoterapico e comparsa della reazione avversa, per cui riesce difficile valutare le dimensioni del problema. Bisognerebbe fare una verifica,

Tabella 9.10 Interazioni fitoterapico/farmaco convenzionale responsabili di disturbi nervosi e psichici: casi clinici

Fitoterapico (dose/durata)	Paziente	Farmaco convenzionale	Segni e sintomi nervosi e psichici (meccanismo)
Betel (noce)	Due uomini (di 51 e 45 anni) con schizofrenia	Flufenazina	Rigidità, tremore, acatisia
Ginkgo (due mesi)	Donna di 78 anni demente	Warfarina (5 anni)	Emorragia intracerebrale
Ginkgo (80 mg per 3 gg)	Paziente di 80 anni con Alzheimer	Trazodone (20 mg per 3 gg)	Coma
Ginseng	Donna di 64 anni con depressione	Fenelzina (45-60 mg/die)	Tremori, insonnia
Ginseng (tè)	Donna depressa di 64 anni	Fenelzina (45 mg/die)	Sintomi maniacali (aumento dei livelli di AMPc), allucinazioni (aumento dei livelli di AMPc)
Kava (150 mg per 10 gg)	Donna di 76 anni con Parkinson	Levodopa	Incrementa il numero e la durata dell'*off periods* (antagonismo con la dopamina)
Kava	Uomo di 54 anni	Alprazolam	Disorientamento, letargia (effetto additivo sul recettore GABA)
Iperico	Donna di 61 anni	Paroxetina	Acatisia, iperreflessia (sindrome serotoninergica)
Iperico (5 settimane)	Uomo depresso di 29 anni	Sertralina (50 mg/die per 5 settimane)	Sintomi maniacali (sindrome serotoninergica)
Iperico	Uomo depresso di 64 anni	Sertralina (75 mg/die)	Ansietà (sindrome serotoninmergica)
Iperico (300 mg per 2 gg)	Donna depressa di 82 anni	Sertralina (50 mg/die)	Confusione, ansietà (sindrome serotoninergica)
Iperico	Donna depressa e con mal di testa di 39 anni	Loperamide	Delirio (inibizione delle MAO)

ma il *rechallenge* non è eticamente possibile e le indagini sistematiche sono inesistenti. Comunque anche in assenza di prove certe è consigliabile la massima prudenza nell'uso di fitoterapici così come è sempre indispensabile il parere del medico.

9.6 Danni in gravidanza

È dagli anni '60, in seguito all'acquisizione della teratogenicità della talidomide, che si raccomanda di evitare l'uso di farmaci, specie se di recente introduzione in terapia, nella prima fase della gravidanza. In pratica però questa raccomandazione non contribuisce a risolvere il problema della teratogenicità dei medicamenti, per una ragione molto semplice: la gravidanza viene riconosciuta solo tardivamente (dopo 5-6 settimane) e di conseguenza la terapia in atto viene interrotta troppo tardi. In linea generale si ammette che gli effetti indesiderati e tossici dei medicamenti sono tanto più pronunciati quanto più rapida è la crescita, la riproduzione e la differenziazione delle cellule. In ragione di ciò, il rischio è massimo quando la somministrazione del farmaco avviene durante il periodo della blastogenesi (dal momento del concepimento e fino al 14° giorno di gravidanza) e della embriogenesi (dalla 2° settimana e fino al 3° mese di gravidanza); in questo periodo (i primi tre mesi di gravidanza) si ha la morte dell'embrione o malformazione a carico di arti od organi. Pertanto sarebbe più utile la raccomandazione di limitare la prescrizione e l'assunzione di medicamenti nelle donne in età feconda. Ma se a tutti è presente l'eventualità di effetti teratogeni dei medicamenti somministrati nel primo trimestre di gravidanza, a pochi è presente il rischio degli effetti collaterali dei medicamenti prescritti successivamente (periodo fetale). Purtroppo numerosi studi dimostrano che la donna assume diversi farmaci durante il periodo di gravidanza (una media di 4,7 farmaci a persona secondo uno studio italiano, una media di 13,6 farmaci a persona secondo uno studio francese) per motivi riconducibili allo stato fisiologico (mal di testa, vomito, stipsi, ecc.) ed a quelli relativi a disturbi pre-esistenti [depressione, con una stima che va dall'8% al 20%, asma (0,4%-1,2%), epilessia (0,4%-1,0%), artrite reumatoide (1%-2%)].

Per quanto riguarda i fitoterapici è stato osservato che droghe contenenti salicilati e sostanze simili sono potenzialmente teratogene ed embriocide, anche se applicate esternamente (olio di Wintergreen); il sassofrasso (*Sassafras albidum*), usato sotto forma di tisana diuretica soprattutto negli USA, è potenzialmente carcinogeno per la presenza di safrolo; l'idraste (*Hydrastis canadensis*) e il crespino (*Berberis vulgaris*) provocano itterizia post-natale per la presenza di idrastina; il caulofillo (*Caulophyllum thalic-*

troides), utilizzato durante il parto per promuovere contrazioni uterine, provoca infarto miocardico acuto nel neonato associato a congestione cardiaca e shock (evento attribuito alla presenza di sparteina nella pianta); una tisana contenente farfara (*Tussilago farfara*) e petasites (*Petasites officinalis*) ha provocato una epatite veno-occlusiva simile alla sindrome di Budd-Chiari, ecc. Oltre agli effetti tossici per l'embrione ed il feto, esistono talora pericoli per la madre, come ad esempio una maggiore incidenza di aborti, di emorragie durante il parto e di stati anemici.

I metodi tradizionali per valutare la sicurezza del farmaco nella fase *pre-marketing*, per esempio gli studi di teratogenicità negli animali di laboratorio ed i *trials* clinici randomizzati, sono poco applicabili alla donna in gravidanza. Nel primo caso la specificità e la sensibilità della specie nel periodo di gravidanza non consentono di trasferire gli studi condotti su animali nella fase *pre-marketing* dello sviluppo del farmaco alla donna in gravidanza. D'altra parte gli studi clinici non vengono condotti, per fatti etici, su donne in gravidanza e quei pochi casi che si trovano in letteratura non consentono di estendere alcuna informazione utile all'intera popolazione di donne in gravidanza. Per stabilire se un farmaco è sicuro in gravidanza, sia per il feto che per la madre, bisogna necessariamente rifarsi a dati osservazionali. È buona norma comunque evitare di assumere in gravidanza droghe che sono considerate da tempo pericolose per il feto (Tab. 9.11) ed abortive per la madre (Tab. 9.12).

Tabella 9.11 Rischi per l'embrione, il feto e il neonato conseguenti all'impiego di droghe vegetali durante la gravidanza

Droga	Tipo di alterazione
Aglio	Ostacolato impianto della blastocisti sul rivestimento epiteliale dell'utero
Agnocasto	Rischi per il feto
Arnica	Morte dell'embrione
Cannella	Malformazioni
Caulofillo	Congestione cardiaca
Crespino	Itterizia neonatale
China	Morte dell'embrione, sordità
Droghe caffeiche	Malformazioni
Droghe contenenti:	
alcaloidi pirrolizidinici	Malformazioni, malattia veno-occlusiva con esito letale
berberina	Possibile rischio per l'embrione?
retinoidi	Malformazioni del feto
salicilati	Nascita del feto morto, ridotto peso del feto alla nascita, tendenza alle emorragie
eparina	Tendenza alle emorragie

segue →

seguito →

Droga	Tipo di alterazione
Erba medica	Morte del feto
Farfara	Cirrosi epatica
Idraste	Itterizia neonatale
Sassofrasso	Possibile rischio pre il feto
Oppio	Depressione respiratoria
Vinca	Morte dell'embrione, malformazioni

[Da: Capasso e coll. (2006), modificata]

Tabella 9.12 Droghe controindicate o da usare con cautela durante la gravidanza

Droga (pianta)	
Achillea (*Achillea millefolium*)	Granturco (*Zea mais*)
Aglio (*Alium sativum*)	Idraste (*Hydrastis canadensis*)
Agnocasto (*Vitex agnus-castus*)	Iperico (*Hypericum perforatum*)
Anemone (*Anemone pulsatilla*)	Lampone (*Rubus idaeus*)
Angelica (*Angelica archangelica*)	Liquirizia (*Glycyrrhiza glabra*)
Arnica (*Arnica montana*)	Luppolo (*Humulus lupulus*)
Arpagofito (*Harpagophytum procumbens*)	Marrubio (*Marrubium vulgare*)
Assa fetida (*Ferula assa-foetida*)	Menta (*Mentha pulegium*)
Bardana (*Arctium lappa*)	Mirra (*Commiphora molmol*)
Biancospino (*Crataegus monogyna*)	Ortica (*Urtica dioica*)
Borsa del pastore (*Capsella bursa pastoris*)	Passiflora (*Passiflora incarnata*)
Calendula (*Calendula officinalis*)	Prezzemolo (*Petroselinum crispum*)
Camomilla (*Matricaria chamomilla*)	Resina di galbano (*Ferula galbaniflua*)
Camomilla (*Anthemis nobilis*)	Rosmarino (*Rosmarinus officinalis*)
Canfora (*Cinnamomum camphora*)	Ruta (*Ruta graveolens*)
Centella (*Centella asiatica*)	Sabina (*Juniperus sabina*)
China (*Chinchona succirubra*)	Sassofrasso (*Sassafras albidum*)
Consolida (*Symphytum officinale*)	Spino cervino (*Rhamnus catharticus*)
Eleuterococco (*Eleutherococcus senticosus*)	Tanaceto (*Tanacetum vulgare*)
Eucalipto (*Eucaliptus globulus*)	Timo (*Thymus vulgaris*)
Euforbia (*Euphorbia hirta*)	Trifoglio (*Menyanthes trifoliata*)
Fieno greco (*Trigonella foenum-graecum*)	Tuja (*Tuja occidentalis*)
Fitolacca (*Phytolacca americana*)	Verbena (*Verbena officinalis*)
Ginepro (*Juniperus communis*)	Vischio (*Viscum album*)
Ginestra (*Cytisus scoparius*)	Zafferano (*Crocus sativus*)
Ginseng (*Panax ginseng*)	Zenzero (*Zingiber officinale*)

9.7 Altri danni

Le ADRs causate da prodotti per il cavo orale sono rare, ma non per questo non meritano un minimo di attenzione. Gli oli essenziali o la mirra, che sono spesso impiegati per preparare prodotti rinfrescanti, possono per esempio evocare gravi effetti indesiderati (per es. convulsioni) mentre l'assunzione di 50-500 mg/kg di mentolo, timolo o eucaliptolo (componenti degli oli essenziali) può portare a morte. Un prodotto contenente un estratto di sanguinaria (*Sanguinaria canadensis*), spesso consigliato dai dentisti americani e canadesi, ha provocato una leucoplachia (iperortocheratosi, atrofia epiteliale e displasia epiteliale). Anche se questa evenienza è rarissima rimane il fatto che l'estratto di sanguinaria è stato rimosso dalla formulazione. L'estratto inquisito contiene alcaloidi (sanguinarina e cheriletrina) capaci di intercalarsi nel DNA e questo dato, predittivo di potenziale carcinogenicità, era ben noto molto tempo prima della vendita della lozione incriminata.

Altre ADRs da fitoterapici si sono verificate a livello del tratto urinario ed oculare. Sono stati riportati casi in cui l'assunzione orale di foglie di neem (*Azadirachta indica*), utilizzate per trattare stati febbrili o dolori addominali, induceva oliguria, anuria e necrosi tubulare acuta; tali effetti avversi probabilmente sono dovuti alla presenza di azadirachtina. Così pure sono stati denunciati casi di congiuntivite in seguito all'utilizzo orale di *Echinacea purpurea*, gravi reazioni allergiche in seguito alla instillazione oculare di camomilla (sotto forma di tisana) e disturbi visivi con emicrania dovuti all'assunzione di liquirizia (Fraunfelder, Eye World, 2005).

Bibliografia

Acebo E, Raton Ja, Sautua S, Eizaguirre X, Trebol I, Perez JL (2004) Allergic contact dermatitis from Boszellia serrata extract in a naturapathic cream. Contact Dermatitis 51:91-92

Abdul Ghani N, Eriksson M, Kristannson B, Qirbi A (1987) The influence of khat-chewing on birth-weight in full-term infants. Social Sci Med 24:625-627

Capasso F, Grandolini G, Izzo AA (2006) Fitoterapia. Springer, Milano, pp 221-246

D'Arcy PF (1993) Adverse reactions and interactions with herbal medicines. Part 2-Drug interaction. Adverse Drug Reac Toxycol Rev 12:147-162

Deleo VA (2004) Photocontact dermatitis. Dermatol Ther 17:279-288

De Smet PAGM (1992) Drugs used in non-orthodox medicine. In: Dukes MNG (ed.), Side Effects of Drugs. Elsevier, Amsterdam

Drew AK, Myers SP (1997) Safety issues in herbal medicine, implication for the health professions. Med J Austr 166:538-541

Ernst E (1998) Harmless herbs? A review of the recent literature. Am J Med 104:170-178

Jones TK, Lawson BM (1998) Profound neonated congestive hearth failure caused by maternal consumption of blue cohosh herbal medication. J Pediatr 132:550-552

Koh D, Ong CN (1999) Phytophotodermatitis due to the application of citrux hystrix as a falk remedy. Br J Dermatol 140:737-738

Khanna M, Qasem K, Sasseville D (2000) Allergic contact dermatitis to tea traec oil with erythema multiforme-like id reaction. Am J Contact Dermat 11:238-242

Martinez-Mir I, Rubio E, Morales-Olivas FJ, Palop-Larrea V (2004) Transient ischemic attack secondary to hypertensive crisis related to *Panax ginseng*. Ann Pharmacother 38:1970

Matsumoto K, Mikoshiba H, Saida T (2003) Nonpigmenting solitary fixed drug eruption caused by a Chinese traditional herbal medicine, ma huong (*Ephedra hebra*), mainly containing psudoepherine and ephedrine. J Am Acad Dermatol 48:628-630

Mevorah B, Orion E, Matz H, Wolf R (2003) Cutaneous side effect of alternative therapy. Dermatol Ther 16:141-149

O'Hara M, Kiefer D, Farrel K, Kemper K (1998) A review of 12 commonly used medicinals herbs. Arch Family Med 7:523-536

Perrett CM, Evans AV, Russel-Jones R (2003) Tea tree oil dermatitis associated with linear IgA disease. Clin Exp Dermatol 28:167-170

Pittler MH, Ernst E (2003) Systematic review: hepatotoxic events associated with herbal medicinal products. Aliment Pharmacol Ther 18:451-471

Prasad GV, Wong T, Meliton G, Bhallo S (2002) Rhabdomyolysis due to red yeast rice (*Monascus purpureus*) in a renal transplant recipient. Transplantation 74:1200-1201

Roulet M, Laurim R, Rivier L, Calame A (1998) Hepatic veno-occlusive disease in newborn infant of a women drinking herbal tea. J Pediatr 122:433-439

Schwarz UI, Buschel B, Kirch W (2003) Unwanted pregnancy on self-medication with St John's wort despite hormonal contraception. Br J Clin Pharmacol 55:112-113

Soo Hoo GW, Hinds RL, Dinovo E, Renner SW (2003) Fatal large-volume mouth wash ingestion in an adult: a review and the possible role of phenolic compound toxicity. J Intensive Care Med 18:150-155

Stickel F, Egerer G, Seitz HK (2000) Hepatotoxicity of botanicals. Public Health Nutr 3:113-124

Danni prodotti dall'associazione fitoterapico/farmaco convenzionale e fitoterapico/alimento

La somministrazione contemporanea di fitoterapici e farmaci convenzionali può essere utile se dettata dalla necessità di migliorare una sintomatologia multipla e di diversa origine o se intesa a rendere più efficace una singola terapia. Comunque l'associazione, se non si basa su dimostrati vantaggi terapeutici, può condurre a delle risposte inattese se non dannose (reazioni avverse) senza che si abbia un miglioramento dello stato di salute del paziente. Questa evenienza non è poi tanto remota per il semplice fatto che il fitoterapico, proprio come il farmaco di sintesi (convenzionale), contiene sostanze chimiche, il più delle volte estranee all'organismo, che interagiscono con i costituenti organici (membrana cellulare, sistemi enzimatici, mediatori chimici) esercitando effetti desiderati, ma anche effetti indesiderati o addirittura tossici.

Bisogna quindi conoscere a fondo i fitoterapici ed i farmaci convenzionali che si associano (nel senso che si somministrano contemporaneamente), cioè conoscere il loro comportamento nell'organismo umano (come si distribuiscono, come vengono metabolizzati e a quali prodotti danno origine, se si accumulano, se provocano reazioni di ipersensibilità, ecc.) se si vogliono ridurre sensibilmente gli eventuali effetti spiacevoli.

Il fatto però che questo sia semplicemente una speranza e non una certezza del presente, deve far preoccupare, e non poco, il medico o chi per esso, per gli effetti anche gravi che possono risultare. Basta infatti esaminare qualche associazione per rendersi conto che spesso si associano due prodotti con la stessa azione farmacologica e il risultato è la somministrazione di una dose doppia. Esempi di effetti additivi sono piuttosto frequenti in letteratura (associazione di aglio con warfarina con rischio di sanguinamento, ginkgo ed aspirina con conseguente ipomea oppure iperico ed inibitori del *reuptake* di serotonina con conseguente sindrome serotoninergica).

Altra eventualità, altrettanto frequente, è quando si associano due sostanze i cui effetti si annullano (ad esempio kava e levodopa con conseguente aumento della durata del periodo *off* oppure té verde e warfarina con potenziali complicazioni tromboemboliche). Queste considerazioni lasciano supporre che le reazioni avverse da fitoterapici siano dovute più che all'effetto dei singoli prodotti, alle interazioni che si stabiliscono quando si sommano due medicamenti. È infatti convinzione generale che due prodotti medicamentosi somministrati assieme difficilmente possono dar luogo ai medesimi effetti dei due medicamenti dati separatamente. Dato che la prescrizione contemporanea di più medicine è un evento comune, e per niente scoraggiata dal Ministero della Salute, la possibilità che si manifestino interazioni farmaco/farmaco è piuttosto elevata. Questa possibilità, nonostante tutto, è probabilmente meno frequente e pericolosa nel caso di interazioni fitoterapico/farmaco, sostanzialmente perché il profilo farmacologico del fitoterapico è in genere più debole di quello del farmaco convenzionale. Resta comunque il fatto che medico e farmacista devono vigilare sulla possibilità di tali interazioni e utilizzare il più possibile supporti informatici per tenersi aggiornati e per comprenderne i meccanismi di base.

Le interazioni, i cui meccanismi in genere non sono esattamente noti, avvengono a livelli multipli, da quello più generale (la funzionalità di un sistema), a quelli più specifici e selettivi (legame proteico, recettore, ecc.) e si distinguono in farmacocinetiche e farmacodinamiche.

Le interazioni farmacocinetiche vanno distinte in:

- interazioni nell'assorbimento dei medicamenti a livello gastrointestinale;
- interazioni a livello del legame dei principi attivi con le proteine plasmatiche;
- interazioni a livello dei processi di metabolizzazione (induzione/ inibizione enzimatica);
- interazioni a livello dell'escrezione dei principi attivi e dei metaboliti.

Le interazioni farmacocinetiche possono essere dimostrate anche attraverso le misure del livello effettivo del principio attivo nei liquidi organici e nei tessuti (biodisponibilità), cioè le quote di principio attivo in grado di raggiungere il sito di azione.

Le interazioni farmacodinamiche sono invece quelle che si verificano a livello recettoriale (per esempio competizione per lo stesso recettore), dell'organo bersaglio o del sistema fisiologico e danno luogo a variazioni funzionali che possono influenzare la risposta di altre medicine.

La nostra attenzione è stata posta su le une e le altre interazioni (Tab. 10.1) ed i casi riportati vanno considerati a se stanti e non generalizzati per analogie strutturali o per appartenenza alla stessa famiglia botanica o alla stessa classe farmacologica.

Tabella 10.1 Principali meccanismi delle interazioni tra farmaci

1. Incompatibilità farmaceutica

2. Legame del farmaco *in vivo* con perdita dell'effetto

3. Mutuo antagonismo o potenziamento dell'azione del farmaco a livello dello stesso sito d'azione o effetto sullo stesso sistema fisiologico

4. Competizione a livello dei siti recettoriali

5. Alterazione del bilancio idro-elettrolitico

6. Trasporto intracellulare (interferenza con l'*uptake* di amine da parte dei neuroni del sistema simpatico)

7. Interferenza con l'assorbimento
   a. modificazioni del pH gastrointestinale
   b. effetti sullo svuotamento e sulla motilità gastrointestinale
   c. legame e chelazione del farmaco
   d. competizione per i siti di assorbimento attivo
   e. effetti tossici sul tratto gastrointestinale

8. Distribuzione del farmaco

9. Modificazione del metabolismo del farmaco
   a. Induzione
   b. Inibizione
   c. Cambiamenti del flusso sanguigno epatico

10. Interferenza con l'escrezione biliare e la circolazione enteroepatica

11. Modificazione della escrezione renale
    a. Interferenza con l'escrezione renale
    b. Competizione per i meccanismi di secrezione tubulare attiva
    c. Cambiamenti del pH urinario

12. Interazioni il cui meccanismo non è noto

[Da: Garattini e Nobili, 2001]

10.1 Interazioni fitoterapico/farmaco convenzionale

Nella Tabella 10.2 vengono sintetizzate le interazioni riscontrate nell'uomo in seguito all'assunzione contemporanea di fitoterapici e farmaci convenzionali. Mentre alcune di queste interazioni hanno avuto uno scarso significato clinico (per es. l'interazione tra iperico e fexofenadina o tra gomma guar e fenossimetilpenicillina), altre hanno provocato seri problemi se non addirittura la morte del paziente (per es. l'interazione tra mirtillo rosso americano e warfarina, che ha causato morte in seguito a complicazioni tromboemboliche; l'interazione tra

Tabella 10.2 Interazioni cliniche tra farmaci convenzionali e piante medicinali (↑ = aumento, ↓ = diminuzione)

Droga (pianta)	Farmaco (uso)	Effetto Interazione	Possibile meccanismo	Fonte
Aglio (*Allium sativum*)	Paracetamolo (Analgesico/ antinfiammatorio)	Farmacocinetica	NN	Studio clinico
	Indinavir (Antivirale)	↑ Assorbimento	L'aglio potrebbe indurre gli enzimi del citocromo a livello intestinale (metabolismo presistemico)	Studio clinico
	Warfarina (Anticoagulante)	↑ Assorbimento	Effetto additivo sulla coagulazione (l'aglio è un anti-aggregante pia-strinico)	Caso clinico
Artiglio del diavolo (*Harpagophytum procubens*)	Warfarina (Anticoagulante)	↑ Anticoagulante	NN	Caso clinico
Areca noce (*Areca catechu*)	Prociclidina (Anticolinergico)[a]	Rigidità, tumori, bradicinesia	Antagonismo far-macologico da parte dell'arecolina, un agonista coli-nergico presente nella noce di areca	Caso clinico
Angelica cinese (*Angelica sinensis*)	Warfarina (Anticoagulante)	↑ Anticoagulante	Effetto additivo sulla coagulazione (l'angelica cinese è un antiaggregante piastrinico e contie-ne cumarine poten-zialmente ad attività anticoagulante)	Casi clinici
Boldo/fieno greco (*Peumus boldus, Trigonellla foenum graecum*)	Warfarina (Anticoagulante)	↑ Anticoagulante	Effetto additivo sulla coagulazione (sia il boldo che il fieno greco conten-gono cumarine a potenziale attività anticoagulante)	Caso clinico
Crusca di grano (*Triticum vulgare*)	Digossina (Cardiotonico)	↓ Livelli plasmatici	Riduzione dell'as-sorbimento	Studio clinico
Crusca d'avena (*Avena sativa*)	Lovastatina (Ipocolesterole-mizzante)	↓ Livelli plasmatici	Riduzione dell'as-sorbimento	Studio clinico

segue →

seguito →

Droga (pianta)	Farmaco (uso)	Effetto Interazione	Possibile meccanismo	Fonte
Enotera (*olio di Oenothera* spp.)	Flufenazina Antipsicotico	Convulsioni	L'acido γ-linoleico (presente nell'olio di enotera) abbassa la soglia per lo scatenamento delle convulsioni	Due casi clinici
Geum (*Geum chiloense*)	Ciclosporina (Immunosoppressore)	↑ Concentrazione plasmatica	NN	Caso clinico
Gomma guar (*Cyamopsis tetragonolobus*)	Digossina (Cardiotonico)	↓ Livelli plasmatici	Riduzione dell'assorbimento	Caso clinico
	Glibenclamide (Ipoglicemizzante)	↓ Livelli plasmatici	Riduzione dell'assorbimento	Studio clinico
	Metformina (Ipoglicemizzante)	↓ Livelli plasmatici	Riduzione dell'assorbimento	Studio clinico
	Paracetamolo (Analgesico)	↓ Livelli plasmatici	Riduzione dell'assorbimento	Studio clinico
	Penicillina V (Antibiotico)	↓ Livelli plasmatici	Riduzione dell'assorbimento	Studio clinico
Ginkgo (*Ginkgo biloba*)	Aspirina (Antinfiammatorio, antiaggregante piastrinico)	Ifema, emorragia cerebrale	Effetto additivo sull'aggregazione piastrinica (i ginkgolidi sono antiaggreganti piastrinici)	Caso clinico
	Ibuprofene (Antinfiammatorio)	Emorragia cerebrale	Effetto additivo sull'aggregazione piastrinica	Caso cilinico
	Trazodone (Antidepressivo)	Coma	NN	Caso clinico
	Rofecoxib (Antinfiammatorio)	Sanguinamento	NN	Caso clinico
	Warfarina (Anticoagulante)	↑ Anticoagulante	Effetto additivo sulla coagulazione (i ginkgolidi sono antiaggreganti piastrinici)	Caso clinico
Ginseng (*Panax ginseng*)	Fenelzina (Antidepressivo)	Insonnia, tremori, mal di testa	NN	Due casi clinici
Ginseng americano (*Panax quinquefolium*)	Warfarina[b] (Anticoagulante)	↓ Livelli plasmatici	Induzione degli enzimi epatici del citocromo da parte dei ginsenosidi	Studio clinico

segue →

seguito →

Droga (pianta)	Farmaco (uso)	Effetto Interazione	Possibile meccanismo	Fonte
Iperico (*Hypericum perforatum*)	Alprazolam (Ansiolitico)	↓ Livelli plasmatici	Induzione degli enzimi epatici del citocromo	Studio clinico
	Amitriptilina (Antidepressivo)	↓ Livelli plasmatici	Induzione degli enzimi epatici del citocromo	Studio clinico
	Buspirone (Ansiolitico)	Ipomania	Effetto sinergico sui recettori della serotonina (il buspirone è un agonista dei recettori 5-HT1A)	Caso clinico
	Ciclosporina (Immunosoppressore)	↓ Livelli plasmatici	Induzione degli enzimi epatici del citocromo (aumento del metabolismo della ciclosporina) e della glicoproteina P a livello intestinale (diminuzione dell'assorbimento intestinale della ciclosporina)	Studi clinici, casi clinici, serie di casi clinici
	Digossina (Cardioattivo)	↓ Livelli plasmatici	Induzione della glicoproteina P (la glicoproteina P regola l'assorbimento intestinale e l'escrezione renale della digossina)	Studio clinico
	Fexofenadina (Antiallergico)	↑ (in seguito a somministrazione acuta di iperico) o ↓ (in seguito a trattamento prolungato) dei livelli plasmatici di fexofenadina	Variazioni nell'espressione della glicoproteina P	Studio clinico
	Fenprocumone (Anticoagulante)	↓ Effetto anticoagulante	Induzione degli enzimi epatici del citocromo	Studio clinico
	Indinavir (Antivirale)	↓ Livelli plasmatici	Induzione degli enzimi epatici del citocromo	Studio clinico

segue →

seguito →

Droga (pianta)	Farmaco (uso)	Effetto Interazione	Possibile meccanismo	Fonte
	Inibitori della ricaptazione della serotonina: sertralina, paroxetina, nefazodone (Antidepressivi)	Sindrome serotoninergica	Effetto additivo sulla ricaptazione della serotonina	Casi clinici e serie di casi clinici
	Irinotecano (Antitumorale)	↓ Concentrazione plasmatica del composto SN-38, un metabolita dell'irinotecano	Induzione degli enzimi epatici del citocromo e della glicoproteina P	Studio clinico
	Loperamide (Antidiarroico)	Delirio	NN	Caso clinico
	Metadone (Trattamento della dipendenza da oppiacei)	↓ Livelli plasmatici	Induzione degli enzimi epatici del citocromo e della glicoproteina P	Studio clinico
	Nevirapina (Antivirale)	↓ Livelli plasmatici	Induzione degli enzimi epatici del citocromo	Studio clinico
	Omeprazolo (Antiulcera)	↓ Livelli plasmatici	Induzione degli enzimi epatici del citocromo	Studio clinico
	Pillola anticoncezionale: etinil estradiolo/ desogestrel (Contraccettivo)	↓ Efficacia del contraccettivo; sanguinamento intermestruale	Induzione degli enzimi epatici del citocromo	Casi clinici; studio clinico
	Simvastatina (Ipocolesterolemizzante)	↓ Livelli plasmatici	Induzione degli enzimi epatici del citocromo e della glicoproteina P	Caso clinico
	Tacrolimus (Immunosoppressore)	↓ Livelli plasmatici	Induzione degli enzimi epatici del citocromo e della glicoproteina P	Due studi clinici
	Teofillina (Antiasmatico)	↓ Livelli plasmatici	Induzione degli enzimi epatici del citocromo	Caso clinico
	Verapamile (Antiangina, antipertensivo)	↓ Livelli plasmatici	Induzione degli enzimi del citocromo a livello intestinale (metabolismo presistemico)	Studio clinico

segue →

seguito →

Droga (pianta)	Farmaco (uso)	Effetto Interazione	Possibile meccanismo	Fonte
	Warfarina (Anticoagulante)	↓ Anticoagulante	Induzione degli enzimi epatici del citocromo	Casi clinici, serie di casi clinici
Ispagula (*Plantago* spp.)	Litio (Antipsicotico)	↓ Livelli citoplasmatici	Riduzione dell'assorbimento	Caso clinico
Kava (*Piper methysticum*)	Alprazolam (Ansiolitico)	Stato semicomatoso	Effetto additivo sui recettori del GABA; inoltre la kava inibisce gli enzimi epatici del citocromo	Caso clinico
	Levodopa (Antiparkinson)	↓ Efficacia della levodopa	Antagonismo farmacologico (I kavapironi possiedono proprietà antidopaminergiche)	Caso clinico
Khat (*Catha edulis*)	Penicilline: ampicillina e amoxicillina (Antibiotico)	↓ Assorbimento	I tannini del khat possono formare complessi insolubili scarsamente assorbibili	Studio clinico
Licio (*Lycium barbarum*)	Warfarina (Anticoagulante)	↑ Anticoagulante	Inibizione degli enzimi epatici del citocromo	Caso clinico
Mirtillo rosso americano (*Vaccinium macrocarpum*)	Warfarina (Anticoagulante)	↑ Anticoagulante	Inibizione degli enzimi epatici del citocromo	Caso clinico, serie di casi clinici
Papaia (*Carica papaya*)	Warfarina (Anticoagulante)	↑ Anticoagulante	Effetto additivo sulla coagulazione (la papaia è un antiaggregante piastrinico)	Caso clinico
Riso rosso fermentato (*Monascus purpureus*)	Ciclosporina (Immunosoppressore)	Rabdomiolisi	Interferenza a livello degli enzimi epatici del citocromo	Caso clinico
Salvia cinese (*Salvia miltiorrhiza*)	Warfarina (Anticoagulante)	↑ Anticoagulante	Effetto additivo sulla coagulazione (la salvia è un antiaggregante piastrinico)	Casi clinici
Soia (*Glycine max*)	Warfarina (Anticoagulante)	↓ Anticoagulante	NN	Caso clinico

segue →

seguito →

Droga (pianta)	Farmaco (uso)	Effetto Interazione	Possibile meccanismo	Fonte
Tè verde (*Camellia sinensis*)	Warfarina (Anticoagulante)	↓ Anticoagulante	Antagonismo dell'azione della warfarina da parte della vitamina K, presente nel tè verde	Caso clinico
Zenzero (*Zingiber officinale*)	Fenprocumone (Anticoagulante)	↑ Anticoagulante	Effetto additivo sulla coagulazione (lo zenzero è un'antiaggregante piastrinico)	Caso clinico

[Da: Izzo (2005)]
[a] Adoperato per ridurre gli effetti avversi dei farmaci antipsicotici
[b] Singoli casi clinici hanno evidenziato sia diminuzione che aumento dell'effetto coagulante del warfarin in seguito a somministrazione contemporanea del ginseng (*Panax ginseng*)
NN = non noto

iperico e ciclosporina, che ha determinato numerosi casi di rigetto d'organo dovuti ad una diminuzione dei livelli plasmatici dell'immunosoppressore) o tra iperico ed antidepressivi (sertralina, paroxetina) che determina una sindrome serotoninergica potenzialmente fatale negli anziani.

È interessante notare come il farmaco convenzionale maggiormente coinvolto nelle interazioni con fitoterapici sia la warfarina; questo dimostra che quando il monitoraggio dei farmaci avviene di *routine* (come nel caso della warfarina) è molto probabile identificare interazioni farmacologiche che contrariamente non verrebbero segnalate.

L'esame della letteratura porta ancora ad un'altra considerazione: le interazioni tra farmaci convenzionali e fitoterapici vengono prevalentemente segnalate da casi clinici (*case reports*). Queste segnalazioni però sono spesso incomplete e pertanto non consentono di stabilire una relazione certa tra l'associazione fitoterapico/farmaco e gli effetti indesiderati o tossici osservati. In uno studio condotto presso il *Department of Complementary Medicine* di Exeter (UK) e pubblicato nel 2001 dalla rivista *British Journal of Clinical Pharmacology*, il 68,5% delle interazioni tra fitoterapici e farmaci è stato classificato come "non valutabile" in quanto i casi clinici riportavano informazioni inadeguate per stabilire la possibile interazione; il 18,5% è stato classificato come "possibile" e soltanto il 13% dei casi clinici veniva classificato come "ben documentato", in quanto le segnalazioni contenevano informazioni sufficienti per stabilire un'assunzione di una correlazione tra associazione fitoterapico/farmaco e reazione avversa. Inoltre, si deve tener presente che, anche se ben documentato, il singolo caso clinico "di per sé" non costituisce mai una prova definitiva, perché un evento avverso può verificarsi anche per cause indipendenti dalla somministrazione di più sostanze farmacologicamente attive. La prova certa potrebbe essere la risomministrazione (*rechallange*) dei prodotti che si suppone abbiano causato la reazione avversa, ma questo, per ovvie ragioni etiche, non è consentito. Pertanto, un'interazione fitoterapico/farmaco si considera "affidabile" se documentata da più casi clinici (come ad esempio l'interazione tra iperico e ciclosporina).

Un'altra possibilità che consente di valutare le interazioni fitoterapici/farmaci consiste nell'eseguire studi clinici in volontari sani. Questo consente di confrontare parametri farmacocinetici del farmaco convenzionale tra soggetti che ricevono il placebo e soggetti che ricevono il fitoterapico. Lo studio clinico controllato, con placebo, è molto più affidabile del singolo caso clinico. Lo studio clinico controllato si è rivelato molto utile nei casi di farmaci con basso indice terapeutico per i quali è importante che la concentrazione plasmatica si mantenga in un determinato intervallo terapeutico. Uno degli studi clinici più importanti è quello che ha evidenziato la diminuzione dei livelli plasmatici della digossina in soggetti che assumevano contemporaneamente l'iperico. Ovviamente, gli studi condotti su volontari sani sono riferiti ad un numero ristretto di pazienti, peraltro selezionati, e quindi non tengono conto delle alterazioni biologiche che si hanno nel corso di una malattia o quelle che si verificano in età geriatrica o pediatrica ed in determinate situazioni fisiologiche (gravidanza, allattamento).

10.1.1 Interazioni farmacocinetiche

Come già detto in precedenza, i fitoterapici contengono sostanze chimiche che interagiscono con le funzioni fisiologiche dell'organismo umano proprio come i farmaci convenzionali; pertanto i meccanismi di interazione tra fitoterapici e farmaci convenzionali sono esattamente identici a quelli già noti per le interazioni farmacologiche tra due farmaci convenzionali.

Le interazioni farmacocinetiche si verificano durante la fase di assorbimento, distribuzione, metabolismo (biotrasformazione) ed eliminazione del prodotto medicinale. Mentre sono state descritte interazioni relative all'assorbimento, al metabolismo e all'escrezione, a tutt'oggi non siamo a conoscenza di casi clinici di interazioni farmacologiche che si realizzano a livello della distribuzione del medicamento (legame con le proteine plasmatiche).

1. Interazioni a livello dell'assorbimento

L'assorbimento dei medicamenti è un fenomeno molto complesso che dipende da fattori chimico-fisici e fisiologici, ma anche dalla forma farmaceutica impiegata (Fig. 10.1). In genere il medicamento è assorbito dal tratto gastrointestinale con meccanismi di trasporto passivo che vengono regolati dalla superficie assorbente e dal gradiente di concentrazione. La maggior parte dei medicamenti viene assorbita a livello intestinale (la prima parte del tenue) dove la superficie di assorbimento è piuttosto estesa rispetto agli altri tratti (cavo orale e gastrico) del digerente. Per i fitoterapici, i principali meccanismi di interazione potrebbero essere i seguenti:

a) *Formazione di complessi insolubili o adsorbimento del farmaco su sostanze vegetali non assorbibili*

Questa condizione si verifica quando il fitoterapico interagisce con il farmaco convenzionale nel lume intestinale, prima che entrambi vengano assorbiti, dando luogo a composti insolubili non assorbibili. Queste interazioni, visto che avvengono prima dell'assorbimento dei medicinali, possono essere anche classificate tra quelle che si verificano su "base farmaceutica". Alcuni esempi includono:

- la somministrazione di fitoterapici contenenti alcaloidi con farmaci contenenti tannini con conseguente formazione di sostanze complesse non assorbibili;
- la somministrazione di fitoterapici contenenti alcaloidi e salicilati o citrati che rendono insolubili e non assorbibili gli alcaloidi;
- l'associazione di flavonoidi e tannini.

È opportuno però chiarire che questo tipo d'interazione non è stato ancora documentato in campo clinico. Piuttosto sono frequenti i casi in cui il farmaco viene adsorbito dal prodotto vegetale e quindi assorbito lentamente o non essere affatto assorbito. Tra le sostanze vegetali che possono adsorbire il farmaco e impedirne l'assorbimento ricordiamo le fibre vegetali (per es. crusca) e le sostanze formanti massa (per es. ispagula) che possono intrappolare le molecole del farmaco convenzionale assunto contemporaneamente e ridurne così l'assorbimento. Studi clinici hanno infatti evidenziato che la crusca riduce i livelli plasmatici della digossina o della lovastatina.

b) *Modificazione del pH gastrico*

I fitoterapici che provocano un aumento della secrezione acida gastrica (come ad es. le droghe vegetali che contengono principi amari) possono favorire l'assorbimento di un farmaco acido mediante l'aumento della frazione di farmaco presente in forma non ionizzata. Queste con-

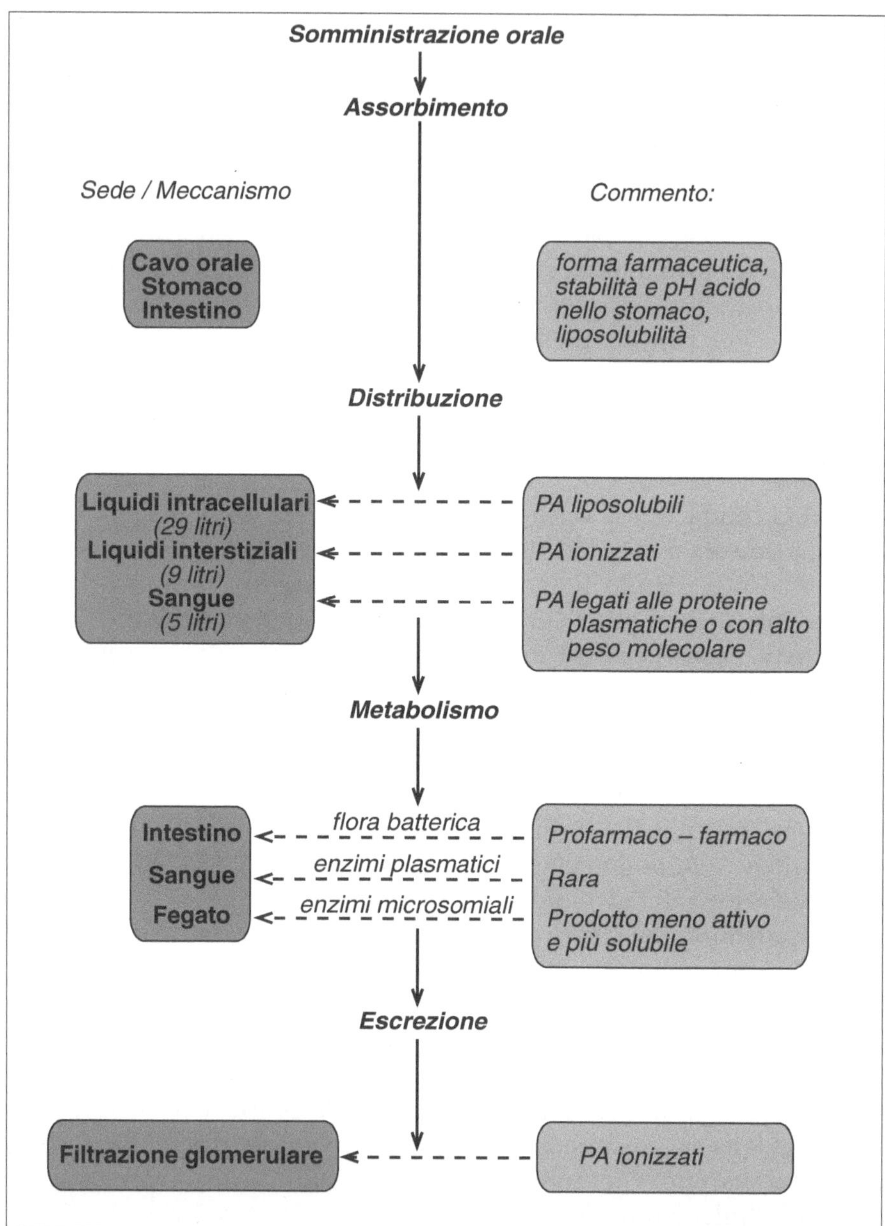

Fig. 10.1 Assorbimento, distribuzione ed eliminazione dei PA (principi attivi) di una droga. Per svolgere un'efficace azione terapeutica i PA devono raggiungere la sede d'azione in forma attiva, in concentrazione adeguata e per un tempo sufficiente. Il volume di distribuzione (VD) è il volume apparente in cui si distribuisce il PA. VD > 15 indica una distribuzione in tutti i liquidi organici. La *clearance* (capacità di depurazione) è il volume di plasma (o sangue) depurato del PA nell'unità di tempo. L'emivita è il tempo necessario perché la concentrazione del PA nel sangue scenda a metà del suo valore iniziale

siderazioni sono però teoriche, in quanto non sono noti casi di interazioni cliniche tra fitoterapici e farmaci convenzionali che coinvolgano una modificazione del pH gastrico.

c) *Modificazione della motilità gastrointestinale*
I fitoterapici che influenzano la motilità gastrointestinale possono modificare la biodisponibilità di un farmaco. Ad esempio la gomma guar (*Cyamopsis tetragonolobus*) riduce la velocità dello svuotamento gastrico e questo meccanismo potrebbe spiegare la ridotta concentrazione plasmatica di digossina osservata in pazienti che assumevano i due preparati contemporaneamente. Al contrario, un'aumentata velocità dello svuotamento gastrico da parte di fitoterapici (achillea) potrebbe favorire picchi plasmatici più elevati e precoci di farmaci convenzionali che vengono assorbiti prevalentemente nel primo tratto dell'intestino tenue. Allo stesso modo, qualsiasi fitoterapico ad azione lassativa (per es. le droghe antrachinoniche) o formante massa (per es. la crusca e l'ispagula), poiché aumenta la velocità del transito intestinale, può potenzialmente modificare l'assorbimento di farmaci convenzionali assunti contemporaneamente per via orale. I fitoterapici possono modificare l'assorbimento intestinale anche attraverso l'induzione della glicoproteina P, ma il meccanismo d'azione in questo caso è più complesso in quanto la glicoproteina P è coinvolta anche nella distribuzione e nell'escrezione renale dei medicamenti.

2. Interazioni a livello dei processi di metabolizzazione (induzione/inibizione enzimatica)

Numerosi studi condotti in questi ultimi decenni hanno evidenziato che sia la durata che l'intensità d'azione dei medicamenti sono riconducibili alla velocità con la quale questi sono trasformati in composti biologicamente inattivi da parte di enzimi microsomiali localizzati preferenzialmente nel reticolo endoplasmatico del fegato. Deve inoltre essere precisato che mentre per alcuni metaboliti la biotrasformazione (degradazione metabolica) causa un calo immediato dell'attività farmacologica, per altri la degradazione metabolica può portare in prima istanza alla formazione di prodotti dotati di attività farmacologica uguale o superiore a quella dei prodotti di partenza.

Le interazioni farmacocinetiche di tipo metabolico sono le più frequenti e si realizzano prevalentemente nel fegato, organo la cui funzione è quella di trasformare le sostanze liposolubili in sostanze idrosolubili onde facilitarne l'escrezione. Le reazioni metaboliche che presiedono alla degradazione dei farmaci si distinguono in reazioni di fase 1 (ossidazione, riduzione, idrolisi) e reazioni di fase 2 (generalmente reazioni di coniugazione). La reazione ossidativa è catalizzata da sistemi enzimatici farmaco-metabolizzanti legati alle membrane cellulari e contenenti il citocromo P450 (CYP450), una famiglia di enzimi caratterizzata da isoforme e sottofamiglie eterogenee le cui differenze sono dovute a modificazioni delle sequenze di aminoacidi nelle catene proteiche. Le interazioni più comuni sono quelle nelle quali i prodotti vegetali possono inibire (inibitori) o indurre (induttori) gli enzimi del CYP450. La Tabella 10.3 riporta alcune droghe e alcuni composti vegetali capaci di modulare l'attività delle varie isoforme del citocromo P450.

Tabella 10.3 Effetto di alcuni composti vegetali e di alcune droghe sulle varie isoforme del citocromo P450 (CYP)

Composti vegetali/droghe	Isoforma	*In vitro/in vivo*	Effetto
α-ederina	CYP1A1/2	*In vitro*	Inibizione
α-ederina	CYP2B1/2	*In vitro*	Inibizione
Acido oleanoico	CYP1A1/2	*In vivo*	Inibizione
Acido oleanoico	CYP2A	*In vitro*	Inibizione
Acido oleanoico	CYP2E1	*In vivo*	Inibizione
Aglio (DAD, DAS)	CYP2E1	*In vivo*	Inibizione
Aglio (DAD, DAS)	CYP1A1/2	*In vivo*	Induzione
Aglio (DAD, DAS)	CYP2B1/2	*In vivo*	Induzione
Aglio (DAD, DAS)	CYP3A4	*In vivo*	Induzione
Emodina	CYP1A1/2	*In vitro*	Induzione
Emodina	CYP1B1	*In vitro*	Induzione
Flavonoidi (flavanone, flacone, tangeretina)	CYP2B1/2	*In vivo*	Induzione
Flavonoidi (quercetina, galangina, diosmetina, tangeretina, apigenina, flavone)	CYP1A1/2	*In vitro*	Induzione
Glicirrizina	CYP3A4	*In vivo*	Induzione
Iperforina	CYP2B6	*In vitro*	Induzione
Iperforina	CYP3A4	*In vitro*	Induzione
Iperico	CYP2B6	*In vitro*	Induzione
Iperico	CYP3A4	*In vitro*	Induzione
Piperina	CYP1A1/2	*In vivo*	Induzione
Piperina	CYP2B1/2	*In vivo*	Induzione
Piperina	CYP2E1	*In vivo*	induzione
Rutacarpina	CYP1A1/2	*In vivo*	Induzione
Tè verde o tè nero	CYP1A1/2	*In vivo*	Induzione

[Da: Zhou e coll. (2003)]
DAD = diallildisolfuro
DAS = diallilsolfuro

a) *Induzione enzimatica (stimolazione dell'attività dei sistemi microsomiali epatici)*
Nell'induzione enzimatica si ha una più veloce degradazione metabolica del farmaco in seguito alla somministrazione precedente o contemporanea del fitoterapico. L'induzione richiede un tempo relativamente più lungo per manifestarsi (in genere 2-3 settimane) in quanto
è necessaria la biosintesi *ex novo* degli enzimi. La conseguenza dell'induzione enzimatica consiste in una diminuita efficacia del farmaco
convenzionale che viene compensata con un aumento della dose giornaliera: si viene così a creare una situazione potenzialmente pericolosa
in quanto qualora si sospendesse la somministrazione del fitoterapico
(agente induttore) senza una contemporanea riduzione della dose del
farmaco convenzionale, si potrebbe avere la comparsa di reazioni avverse anche di una certa gravità. Un classico induttore degli enzimi del
citocromo P450 è l'iperico. Numerosi studi clinici hanno documentato
l'abilità di questa droga vegetale, somministrata per almeno due settimane, di indurre la sintesi epatica degli enzimi dell'isoforma più
importante (in quanto è responsabile del metabolismo di numerosi farmaci) del citocromo P450, ovvero la CYP3A4. L'iperforina, uno dei
componenti dell'iperico, sembra il principale responsabile di questa
attività. L'aglio costituisce un altro esempio di droga vegetale in grado
di indurre la sintesi epatica del citocromo P450 (isoforma CYP3A4).

b) *Inibizione enzimatica (inibizione dell'attività dei sistemi microsomiali
epatici)*
La possibilità che una sostanza, non necessariamente farmaceutica, possa inibire il metabolismo di un prodotto è frequente e deve essere tenu-
ta in debito conto ogni qualvolta si associano due medicamenti o quando un medicamento viene ingerito in prossimità di un pasto.
Nell'inibizione enzimatica si ha un vero e proprio blocco dell'attività di
un enzima e pertanto il farmaco convenzionale verrà metabolizzato in
misura inferiore con conseguente accumulo, persistenza dell'effetto farmacologico e potenziale comparsa di ADRs. L'esempio più noto ci viene
offerto dalla dieta: l'utilizzo simultaneo del succo di pompelmo (*Citrus
paradisi*) e di alcuni farmaci convenzionali aventi un elevato metabolismo epatico determina un incremento della concentrazione del farmaco
nel plasma, con conseguente intensificazione degli effetti farmacologici e
comparsa di reazioni avverse, anche drammatiche. I costituenti del succo di pompelmo responsabili dell'inibizione enzimatica sono le furanocumarine (per es. la bergamottina ed i suoi derivati) ed i prodotti di
dimerizzazione delle furanocumarine. Dei prodotti vegetali che notoria-
mente inibiscono gli enzimi epatici ricordiamo l'olio di menta (*Mentha*

piperita), ma anche il sassofrasso (*Sassafras officinale*) ed il mirtillo rosso americano (*Vaccinium macrocarpon*). L'aumento della concentrazione plasmatica della warfarina in seguito alla contemporanea somministrazione di mirtillo rosso americano determina un aumento dell'effetto coagulante della warfarina potenzialmente letale.

3. Interazioni a livello dell'escrezione

Delle vie di escrezione dei medicinali (renale, biliare, polmonare, cutanea, intestinale) quella renale è indubbiamente la principale. La escrezione urinaria è controllata da tre funzioni: la filtrazione glomerulare, il riassorbimento tubulare e la secrezione tubulare. È ovvio che qualsiasi situazione (per es. la contemporanea somministrazione di un fitoterapico in grado di modificare una di queste tre funzioni) può modificare notevolmente l'escrezione del medicamento e quindi la sua attività biologica, in senso positivo o negativo.

L'eliminazione dei farmaci può essere influenzata dalla somministrazione contemporanea di fitoterapici. Sostanze vegetali come il mannitolo o droghe contenenti caffeina (caffè, tè, cola, matè, guaranà) possono, in linea teorica, potenziare l'eliminazione dei farmaci convenzionali presenti nel torrente circolatorio attraverso un aumento della diuresi. Viceversa, studi condotti su roditori hanno dimostrato che la salvia cinese (*Salvia miltiorrhiza*) diminuisce l'eliminazione renale della warfarina. Quest'azione potrebbe spiegare, almeno in parte, l'aumento dell'attività anticoagulante della warfarina osservata in pazienti che assumevano la salvia cinese. Una funzione renale che può essere modificata dalla somministrazione di fitoterapici è rappresentata dal riassorbimento tubulare, che viene influenzato dal pH urinario. In generale, gli acidi deboli risultano più dissociati se il pH delle urine viene alcalinizzato, mentre le basi deboli risultano più dissociate in ambiente acido. Pertanto, favorire l'accumulo di un farmaco in forma dissociata nell'urina significa facilitarne l'eliminazione. Queste considerazioni sono importanti quando vengono utilizzati antisettici urinari di derivazione vegetale come ad esempio il mirtillo rosso americano che determina acidificazione delle urine. Infine, è da ricordare che la glicoproteina P è coinvolta nell'escrezione renale di numerosi farmaci (vedi oltre in questo capitolo).

10.1.2 Interazioni farmacodinamiche

Le interazioni (fitoterapici/farmaci convenzionali) di tipo farmacodinamico avvengono a livello recettoriale e non comportano modificazioni farmacocinetiche.

Le interazioni su base farmacodinamica possono avvenire:
- in modo diretto, competitivo;
- in modo indiretto, non competitivo.

Le interazioni farmacodinamiche di tipo diretto avvengono quando un farmaco convenzionale e uno o più componenti attivi del fitoterapico agiscono sullo stesso recettore o sistema enzimatico. Il risultato di questa interazione è un aumento dell'effetto farmacologico (effetto maggiorativo, che può essere "additivo", per sommazione, o più raramente "sinergico", per potenziamento), oppure una diminuzione o addirittura l'annullamento dell'intensità e della durata dell'effetto farmacologico. Un esempio di aumento dell'effetto farmacologico è costituito dall'interazione tra iperico (*Hypericum perforatum*), che inibisce la ricaptazione della serotonina, e i farmaci antidepressivi, che agiscono sul sistema serotoninergico, come gli inibitori selettivi della ricaptazione della serotonina. Quest'interazione può provocare, in alcuni casi, una sindrome serotoninergica caratterizzata da ansia, agitazione, confusione, variazioni della pressione arteriosa, midriasi, ipertermia, mioclonie, rigidità, disturbi della coscienza, crisi convulsive, coma e insufficienza renale. La sindrome, che può avere esito fatale negli anziani, è il risultato di un accumulo di serotonina in alcune aree cerebrali. Un esempio di effetto antagonistico è invece dato dall'interazione tra la kava (*Piper methysticum*) ed il farmaco antiparkinsoniano levodopa. Infatti, alcuni kavapironi presenti nella kava possiedono proprietà antidopaminergiche e pertanto possono ridurre l'efficacia della levodopa; così pure i fitoterapici ricchi in vitamina K, come il tè verde (*Camellia sinensis*), possono diminuire l'effetto anticoagulante della warfarina, specialmente quando assunti in modo abitudinario. Questo determina complicazioni tromboemboliche.

Le interazioni farmacodinamiche di tipo indiretto si verificano quando farmaci convenzionali e componenti attivi del fitoterapico influenzano lo stesso sistema fisiologico determinando una riduzione o un incremento della risposta farmacologica. Per esempio, i fitoterapici che contengono sostanze ad attività antiaggregante piastrinica o che contengono sostanze anticoagulanti possono invece aumentare l'effetto degli anticoagulanti orali o dei farmaci antiaggreganti piastrinici, con conseguente rischio di sanguinamento o emorragia. L'aglio (*Allium sativum*), il ginkgo (*Ginkgo biloba*) e lo zenzero (*Zingiber officinale*) sono esempi di prodotti vegetali ad attività antiaggregante piastrinica per i quali esistono in letteratura casi clinici di interazione farmacologica con farmaci convenzionali antipiastrinici (per es. aspirina) o anticoagulanti (per es. warfarina o fenprocumone). Inoltre si ritiene che le cumarine, sostanze presenti in diversi prodotti vegetali, possano, allo stesso modo, aumentare l'effetto anticoagulante o antipiastrinico dei farmaci convenzionali. Tuttavia la cumarina (1,2-benzopirone) e le altre sostanze cumariniche (in natura se ne conoscono circa 1300) non possiedono generalmente attività anticoagulante; esse sono state spesso confuse con il farmaco warfarina; in alcuni casi, tuttavia, alcune cumarine (come la 4-idrossicumarina) possono essere convertite in composti anticoagulanti, come ad esempio il dicumarolo. Questo è il caso del trifoglio dolce (*Melilotus alba*), che può causare sanguinamento negli armenti che pascolando se ne nutrono. Il boldo (*Peumus boldus*), il fieno greco (*Trigonella foenum graecum*) e la salvia cinese (*Salvia miltiorrhiza*) sono altre droghe vegetali contenenti cumarine per le quali sono documentati casi clinici di interazione farmacologica con farmaci convenzionali.

10.1.3 Ruolo della glicoproteina P nelle interazioni fitoterapico/farmaco convenzionale

La glicoproteina P è una glicoproteina di membrana fosforilata codificata dal gene umano MDR1 (*multidrug resistance*). Oltre ad avere un ruolo importante nei fenomeni di resistenza associati alla chemioterapia (infatti, questa glicoproteina agisce con un meccanismo di pompa determinando l'espulsione dei farmaci antitumorali dalle cellule tumorigene, con conseguente riduzione della concentrazione intracellulare), la glicoproteina P è responsabile della distribuzione sistemica di farmaci, tossine e sostanze cancerogene nei vari organi (intestino, fegato, rene, cervello, ecc.). In tutti questi tessuti sembra svolgere una funzione protettiva, modulando il trasporto transepiteliale di sostanze endogene o esogene.

Data la sua distribuzione nei tessuti la glicoproteina P può svolgere un ruolo importante nei meccanismi di assorbimento, distribuzione ed eliminazione dei farmaci. A livello intestinale la glicoproteina P limita il trasporto dal lume intestinale alle cellule epiteliali (riducendo in tal modo l'assorbimento), mentre la sua induzione a livello renale determina un aumento dell'escrezione urinaria. Diversi studi hanno dimostrato che alcune sostanze vegetali sono in grado di modulare l'attività della glicoproteina P (Tab. 10.4); nella maggior parte dei casi si tratta di studi *in vitro*, eccezion fatta per l'iperico (*Hypericum perforatum*) ed il succo di pompelmo (*Citrus paradisi*), la cui attività modulante (induzione per l'iperico ed inibizione per il succo di pompelmo) è stata dimostrata in studi clinici su volontari sani. L'insieme di questi studi ha messo in luce la possibilità di interazioni fitoterapici/farmaci convenzionali mediate dalla glicoproteina P. Tra queste, vale la pena ricordare gli effetti dell'iperico sul trasporto del-

Tabella 10.4 Effetto di alcuni composti vegetali (principi attivi e piante medicinali) sulla glicoproteina P

Composto vegetale	Effetto sulla glicoproteina P	Significato clinico
Aglio	Induzione	L'aglio riduce la concentrazione plasmatica del saquinavir
Bergamottina	Inibizione	La bergamottina è probabilmente uno dei composti responsabili delle interazioni del succo di pompelmo
Biancospino	Inibizione	Lieve diminuzione della concentrazione plasmatica della digossina. Effetto comunque non significativo
Catechine dal tè verde	Inibizione	NN
Curcumina	Inibizione	NN
Diidrobergamottina	Inibizione	La diidrobergamottina è probabilmente uno dei composti responsabili delle interazioni del succo di pompelmo
Ginsenosidi	Inibizione	NN
Iperforina	Induzione	L'iperforina è uno dei composti responsabili delle interazioni dell'iperico
Iperico	Induzione[a]	L'iperico riduce la concentrazione plasmatica di ciclosporina, digossina, fexofenadina, indinavir, irinotecano, metadone
Piperina	Inibizione	La piperina aumenta la concentrazione plasmatica della fenitoina e della rifampicina
Pummelo	Inibizione	NN
Quercetina	Inibizione	NN
Rosmarino	Inibizione	NN
Silimarina	Inibizione	Il cardo mariano riduce lievemente la concentrazione plasmatica dell'indinavir. Effetto comunque non significativo
Succo d'arancia	Inibizione	Non noto
Succo di pompelmo	Inibizione[a]	Il succo di pompelmo aumenta la concentrazione plasmatica di ciclosporina, diltiazem, fexofenadina, nicardipina, terfenadina, saquinavir, verapamile

[Da Zhou e coll. (2004)]
[a] Effetto rivelato attraverso l'esecuzione di studi clinici
NN = non noto

la digossina e dell'aglio su quello del saquinavir (Tab. 10.4). Inoltre, è anche opportuno ricordare che esiste uno stretto legame tra alcuni substrati inibitori degli enzimi del citocromo P450 e quelli della glicoproteina P. Pertanto, l'associazione di questi due meccanismi può spiegare numerose interazioni farmacocinetiche tra fitoterapici e farmaci convenzionali.

10.2 Interazioni fitoterapico/alimento

I farmaci, sia naturali (droghe vegetali) che di sintesi, interagiscono con le sostanze che sono normalmente presenti nel cibo più di quanto non si pensi. Accade quindi che gli effetti dei farmaci possano essere esaltati o inibiti o addirittura annullati. Il classico esempio riportato nei testi di farmacologia è l'interazione tra i cibi contenenti l'amina simpaticomimetica tiramina (presente nei formaggi stagionati e fermentati come il gorgonzola ed il camembert, nei crauti, ecc.) ed i MAO inibitori (farmaci adoperati nel trattamento della depressione). Questa interazione può scatenare crisi ipertensive. Infatti la tiramina in presenza di un blocco farmacologico delle MAO intestinali, si ritrova in circolo in notevoli quantità e determina crisi ipertensive potenzialmente fatali. Come per le interazioni tra fitoterapici e farmaci convenzionali, le interazioni tra alimenti e fitoterapici possono essere distinte in farmacocinetiche e farmacodinamiche. Una trattazione esauriente dell'argomento non è possibile allo stato attuale in quanto non sono riportate in letteratura interazioni fitoterapico/alimento.

Si possono comunque, sulla base di studi sperimentali sull'animale, prevedere e/o ipotizzare delle interazioni. Per esempio il succo di pompelmo, che inibisce il CYP3A4, incrementa la biodisponibilità dell'artemetere, un derivato antimalarico dell'artemisina, componente attivo dell'*Artemisia annua* e quindi può modificare l'effetto antipiretico dell'assenzio romano (anche denominato assenzio annuale); le droghe i cui costituenti inibiscono le MAO [per es. ginkgo, passiflora (alcaloidi armanici), iperico, yohimbe (yohimbina), ecc.] possono interagire con alimenti contenenti tiramina/triptofano [avocado, banana, formaggi, cioccolato, salumi, fegato (in particolare di pollo), vino (in particolare il Chianti), birra, estratti di lievito, yogurt, papaya, acciuga, aringa, bevande ricche di caffeina, fichi, ecc.] e causare crisi ipertensive; la gimnema può influenzare (diminuire) l'assorbimento di lipidi e vitamine liposolubili (A, D, E, K); il kiwi determina allergia crociata nei confronti di alcuni alimenti (noccioline, pomodori, ecc.) e di alcune *Compositae* e pertanto può scatenare una sindrome allergica in soggetti particolarmente sensibili all'assenzio, alla camomilla ed al tarassaco; i cibi

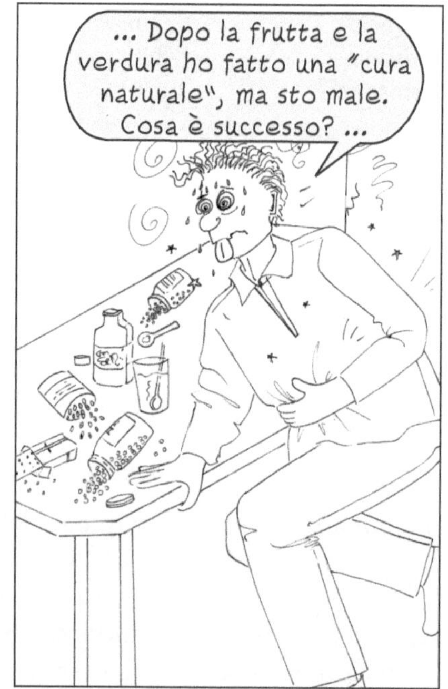

ricchi di fibre (frutta e verdure, pane integrale), accelerando il transito intestinale, possono ridurre l'assorbimento di qualsivoglia fitoterapico e quindi limitare l'effetto terapeutico; la frutta ricca in tannini può al contrario rallentare il transito intestinale e quindi facilitare l'assorbimento del fitoterapico e migliorare la risposta terapeutica; il latte ed i suoi derivati, ricchi di calcio, possono complessare i componenti attivi del fitoterapico inibendone l'assorbimento; viceversa, il latte e i cibi grassi possono incrementare l'assorbimento di preparati di eucalipto; le proteine di soia possono ridurre l'assorbimento di bromelaina come anche i succhi di frutta acidi (uva, mela, mirtillo) possono ridurre l'assorbimento di sostanze somministrate contemporaneamente; i pasti ricchi di grasso possono facilitare l'assorbimento di sostanze liposolubili, esaltandone l'effetto terapeutico; le bevande contenenti basi xantiniche (caffeina, ecc.) possono aumentare l'incidenza degli effetti collaterali di fitoterapici ad azione sedativa (nervosismo, insonnia), annullandone peraltro l'effetto terapeutico. D'altra parte è ben noto che l'assunzione di un medicamento in prossimità di un pasto può tanto aumentare che diminuire la sua biodisponibilità e quindi l'effetto tarapeutico; per questa ragione si raccomanda sempre, in assenza di controindicazioni, di assumere le medicine lontano dai pasti principali (2-3 ore prima o dopo). Queste ipotesi devono ovviamente essere verificate per poter essere prese in considerazione.

Al contrario sono note alcune interazioni tra farmaci convenzionali e alimenti; tuttavia, poiché questo argomento esula dai compiti di questo testo, ci limiteremo a riportare nella Tabella 10.5 le principali interazioni tra alimenti e farmaci convenzionali.

Tabella 10.5 Interazioni clinicamente importanti tra farmaci convenzionali ed alimenti

Classi di farmaci	Cibi che interagiscono	Meccanismo	Raccomandazioni/Commenti
ACE-inibitori	Cibi ricchi di potassio (banane, arance, altri vegetali)	Iperpotassiemia	Limitare l'assunzione di cibi ricchi di potassio
Antibatterici (penicilline, chinoloni, cefalosporine, macrolidi, sulfamidi, tetracicline, metronidazolo, rifampicina)	Cibi comuni	Riduzione dell'assorbimento del farmaco	Somministrare il farmaco 1 ora prima o 2 ore dopo i pasti. Evitare l'assunzione contemporanea di prodotti acidi (es. latte, yogurt), vitamine e minerali. I chinoloni, se assunti con prodotti che contengono caffeina (caffé, cola, tè o cioccolato), possono aumentare i livelli plasmatici di caffeina

segue →

seguito →

Classi di farmaci	Cibi che interagiscono	Meccanismo	Raccomandazioni/Commenti
Anticoagulanti (warfarina)	Cibi ricchi di vitamina k (cavolfiori, spinaci, broccoli, fagioli, rape, lattuga, pesce, aglio)	Riduzione dell'efficacia dell'anticoagulante	Limitare l'assunzione di cibi ricchi di vitamina k
Antimicotici (griseofulvina, fluconazolo, ketoconazolo, itraconazolo)	Prodotti caseari (latte, formaggi, yogurt, gelati)	Aumento dell'assorbimento del farmaco	Evitare durante l'assunzione di questi farmaci i prodotti caseari (latte, formaggi, yogurt, gelati)
Antistaminici (astemizolo, cetirizina, clorfenamina, difenidramina, loratadina)	Cibi comuni	Se ne consiglia l'assunzione a stomaco vuoto	Evitare l'assunzione di bevande alcoliche
Digossina	Cibi comuni	Riduzione dell'assorbimento del farmaco	Somministrare il farmaco $^1/_2$ ora prima o 2 ore dopo i pasti
Diuretici risparmiatori di potassio	Cibi ricchi di potassio (banane, arance, altri vegetali)	Iperpotassiemia	Evitare l'assunzione di cibi ricchi di potassio
Ipolipemizzanti (atorvastatina, cerivastatina, fluvastatina, pravastatina, simvastatina)	Cibi comuni	Aumento dell'assorbimento del farmaco	Se ne consiglia l'assunzione con i pasti per migliorare l'assorbimento
Paracetamolo	Cibi comuni	Riduzione dell'assorbimento del farmaco	Se ne consiglia l'assunzione a stomaco vuoto. Evitare l'assunzione di bevande alcoliche
Teofillina	Cibi molto grassi. Cibi ricchi di carboidrati	Aumento dell'assorbimento Riduzione dell'assorbimento	Monitorare la risposta terapeutica ed i livelli plasmatici di teofillina

[Da: Garattini e Nobili (2001)]

10.2.1 Interazioni farmacocinetiche

La maggior parte delle interazioni tra alimenti e farmaci avviene a livello dell'assorbimento; questo avviene quando il volume del cibo è tale da impedire il contatto del farmaco con la mucosa assorbente o quando nel cibo sono presenti elementi (calcio, ferro) che, legandosi ai farmaci li rendono poco solubili e scarsamente assorbibili (ad esempio il calcio presente nel latte e nei suoi derivati inibisce l'assorbimento delle tetracicline e del metotressato).

Non deve però essere sottovalutata la composizione della dieta. Infatti l'assorbimento della griseofulvina viene aumentata da un pasto ricco di grassi (la griseofulvina è infatti un antimicotico fortemente lipofilo che non viene assorbito a digiuno, ma in seguito a secrezione biliare causata da cibi grassi). Inoltre, i cibi contenenti fibre possono potenzialmente ridurre l'assorbimento di qualsiasi farmaco.

Ben documentati sono anche gli esempi relativi al metabolismo dei farmaci. Infatti, i primi studi riguardanti gli effetti degli alimenti sul metabolismo dei farmaci risalgono agli anni '70. Questi studi evidenziavano come il consumo di verdure quali cavolfiori, broccoli, cavoli e cavoletti di Bruxelles provocasse una diminuzione plasmatica della fenacetina, un farmaco analgesico. In studi ulteriori si dimostrò che quando questi vegetali venivano aggiunti alla dieta creavano un aumento nella sintesi degli enzimi del citocromo P450. È stato poi dimostrato che l'indolo-3-carbinolo presente in questi vegetali, così come il glucosilato e la glucobrasicina, rilasciati dall'azione dell'enzima mirosinasi, sono i veri responsabili degli effetti inducenti dei cavoli. Inoltre, anche gli isotiocianati presenti nei vegetali possono modulare l'attività del citocromo P450. Comunque l'effetto di questi vegetali è molto più complesso visto che essi influenzano l'attività di altri sistemi enzimatici (come ad esempio l'attività degli enzimi glutatione S-transferasi e glucuronil transferasi). Si è già parlato in precedenza del succo di pompelmo e della sua azione inibente sia degli enzimi del citocromo P450 che della glicoproteina P. Dati clinici affidabili hanno dimostrato che il succo di pompelmo riduce la concentrazione plasmatica di diversi farmaci che sono estensivamente metabolizzati a livello epatico (Tab. 10.6). Infine, è da

Tabella 10.6 Farmaci potenzialmente a rischio di interazione con il succo di pompelmo

Farmaco	Effetto clinico	Meccanismo	Documentazione clinica
Amlodipina	Aumento concentrazioni sieriche del farmaco	Inibizione del metabolismo del farmaco	Scarsa

segue →

seguito →

Farmaco	Effetto clinico	Meccanismo	Documentazione clinica
Astemizolo	Cardiotossicità (prolungamento del tratto QT, torsione di punta, arresto cardiaco)	Inibizione CYP450 3A4	Scarsa
Atorvastatina	Aumento biodisponibilità del farmaco e del rischio di miopatie o rabdomiolisi	Riduzione CYP450 3A4 mediato dal metabolismo di primo passaggio del farmaco nel piccolo intestino	Discreta
Buspirone	Aumento del rischio di tossicità (vertigini, sedazione)	Inibizione CYP450 3A4	Discreta
Carbamazepina	Aumento biodisponibilità del farmaco	Inibizione CYP450 3A4	Discreta
Chinidina	Riduzione dell'assorbimento e della conversione del farmaco al suo metabolita attivo	Inibizione CYP450 3A4	Scarsa
Cliostazolo	Aumento del rischio di effetti avversi (cefalea, diarrea)	Inibizione CYP450 3A4	Scarsa
Cisapride	Cardiotossicità (prolungamento del tratto QT, torsione di punta, arresto cardiaco)	Inibizione CYP450 3A4 mediato dal metabolismo di primo passaggio del farmaco nel piccolo intestino	Discreta
Ciclosporina	Aumento del rischio di tossicità del farmaco (disfunzioni renali, colestasi, parestesia)	Inibizione CYP450 3A4	Buona
Clomipramina	Aumento del rischio di tossicità del farmaco	Inibizione del metabolismo del farmaco	Scarsa
Diazepam	Aumento concentrazioni sieriche del farmaco	Inibizione CYP450 3A4	Scarsa
Dofetilide	Aumento delle concentrazioni sieriche del farmaco	Inibizione CYP450 3A4	Scarsa
Felodipina	Aumento del rischio di eventi avversi (ipotensione grave, ischemia miocardica)	Inibizione CYP450 3A4	Buona
Itraconazolo	Riduzione della biodisponibilità e di efficacia del farmaco	Riduzione dell'assorbimento del farmaco	Discreta

segue →

seguito →

Farmaco	Effetto clinico	Meccanismo	Documentazione clinica
Lovastatina	Aumento della biodisponibilità del farmaco e del rischio di miopatie o rabomiolisi	Riduzione CYP450 3A4 mediato dal metabolismo di primo passaggio del farmaco nel piccolo intestino	Discreta
Midazolam	Aumento della biodisponibilità e degli effetti farmacodinamici del farmaco	Inibizione CYP450 3A4	Discreta
Nicardipina	Aumento della biodisponibilità del farmaco	Inibizione CYP450 3A4	Discreta
Nifedipina	Aumento del rischio di eventi avversi (ipotensione grave, ischemia miocardica)	Inibizione CYP450 3A4	Buona
Nimodipina	Aumento della biodisponibilità del farmaco	Inibizione CYP450 3A4	Scarsa
Nisoldipina	Aumento della biodisponibilità del farmaco	Inibizione CYP450 3A4	Discreta
Nitrendipina	Aumento della biodisponibilità del farmaco	Inibizione CYP450 3A4	Discreta
Pimozide	Cardiotossicità (prolungamento del tratto QT, torsione di punta, arresto cardiaco)	Inibizione CYP450 3A4	Scarsa
Saquinavir	Aumento della biodisponibilità del farmaco	Inibizione CYP450 3A4	Scarsa
Sertralina	Aumento delle concentrazioni sieriche e del rischio di eventi avversi del farmaco	Inibizione CYP450 3A4	Scarsa
Simvastatina	Aumento biodisponibilità del farmaco e del rischio di miopatie o rabdomiolisi	Inibizione CYP450 3A4	Discreta
Sirolimus	Aumento del rischio di tossicità (anemia, leucopenia, trombocitopenia, ipopotassiemia, diarrea)	Inibizione CYP450 3A4	Discreta
Tracolimus	Aumento del rischio di tossicità (nefrotossicità, iperglicemia, iperpotassiemia)	Inibizione CYP450 3A4	Scarsa

segue →

seguito →

Farmaco	Effetto clinico	Meccanismo	Documentazione clinica
Terfenadina	Aumento delle concentrazioni sieriche e del rischio di cardiotossicità (prolungamento del tratto QT, torsione di punta, arresto cardiaco)	Inibizione del metabolismo pre-epatico	Buona
Triazolam	Aumento della biodisponibilità del farmaco	Inibizione CYP P450	Discreta
Verapamil	Aumento del rischio di eventi avversi	Inibizione CYP P450	Discreta

[Da: Garattini e Nobili (2001)]

ricordare che non solo i prodotti vegetali, ma anche i prodotti di derivazione animale possono modulare gli enzimi del citocromo P450; infatti è noto che la carne alla brace può attivare questi enzimi, causando un aumento del metabolismo della teofillina.

10.2.2 Interazioni farmacodinamiche

Gli alimenti possono interferire con i farmaci anche a livello farmacodinamico, influenzandone l'effetto. Così, bevande contenenti caffeina (caffè, tè, cola, ecc.) possono teoricamente potenziare gli effetti degli anoressizzanti (farmaci usati nel trattamento dell'obesità) e ostacolare l'azione dei farmaci utilizzati nel trattamento dell'ansia e dell'insonnia. Inoltre, cibi ricchi di potassio (banane, ananas, pomodori, ecc.) possono provocare iperpotassiemia se assunti contemporaneamente a diuretici risparmiatori di potassio o ad ACE-inibitori. Ancora, i cibi ricchi di vitamina K (cavolfiori, spinaci, fagioli, rape, lattuga, pesce) possono ridurre gli effetti della warfarina. Da segnalare infine che le bevande alcoliche possono aumentare gli effetti sedativi di diversi psicofarmaci (benzodiazepine, antidepressivi triciclici, barbiturici) e degli oppioidi a livello del sistema nervoso centrale.

Bibliografia

Ang-Lee MK, Moss J, Yuan CS (2001) Herbal medicines and perioperative care. JAMA 286:208-216

Brazier NC, Levine MA (2003) Drug-herb interaction among commonly used conventional medicines: a compendium for health care professionals. Am J Ther 10:163-169

Garattini S, Nobili A (2001) Interazioni fra farmaci. Selecta Medica, Pavia

Ioannides C (2002) Pharmacokinetic interactions between herbal remedies and medicinal drugs. Xenobiotica 37:451-478

Izzo AA, Ernst E (2001) Interactions between herbal medicines and prescribed drugs: a systematic review. Drugs 61:2163-2175

Izzo AA (2005) Herb-drug interactions: an overview of the clinical evidence. Fundam Clin Pharmacol 19:1-16

Johne A, Brockmoller J, Bauer S, Maurer A, Langheinrich M, Roots T (1999) Pharmacokinetic interaction of digoxtin with on herbal extract from St John's wort (*Hypericum perforatum*). Clin Pharmacol Ther 66:338-345

Kaufman DW, Kally JP, Rosenberg L, Anderson TE, Mitchell AA (2002) Recent patterns of medication use in the ambulatory adult population of the United States: the Slone survey. JAMA 287:337-344

Piscitelli SC, Burstein AH, Chaitt D, Alfaro RM, Falloon J (2000) Indinavir concentrations and St John's Wort. Lancet 355:547-548

Roby CA, Anderson GD, Kantor E, Dryer DA, Burstein AH (2000) St John's Wort: effect on CYPA4 activity. Clin Pharmacol Ther 67:451-457

Schulz V (2006) Safety of St. John's Wort extract compared to synthetic antidepressant. Phytomedicine 13:199-204

Survarne R, Pirmohamed M, Handerson L (2003) Possible interaction between warfarin and cranberry juice. Br Med J 327:1454

Yaun CS, Wei G, Dey L, Karrison T, Nahlik L, Maleckor S, Kasza K, Ang-Lee M, Moss J (2004) Brief communication: American ginseng reduces worferin's effect in healthy patients: a randomized, controlled trial. Ann Intern Med 141:23-27

Woolf AD (2003) Herbal remedies and children: do they work? Are they harmful? Pediatrics 112:240-246

Zhou S, Gao Y, Jiang W, Huang M, Xu A, Paxton JW (2003) Interactions of herbs with cytochrome P450. Drug Metab Rev 35:35-98

Zhou S, Lim LY, Chrowbay B (2004) Herbal modulation of P-glycoprotein. Drug Metab Rev 36:57-104

Capitolo 11

Conclusioni

Allo stato attuale è molto difficile determinare la reale frequenza delle ADRs da fitoterapici in quanto i sistemi di sorveglianza sono molto meno estesi e capillari di quelli adottati per i farmaci convenzionali. La principale differenza che esiste tra i fitoterapici e i farmaci convenzionali è che all'industria erboristica (o farmaceutica che produce prodotti fitoterapici) non è richiesto registrare, sperimentare e promuovere informazioni sui prodotti naturali e nemmeno denunciare reazioni avverse associate al loro uso. Similmente, i *reports* sulle ADRs sono limitati poiché molti pazienti utilizzano i prodotti fitoterapici senza consigliarsi col medico e/o farmacista. Se il sanitario non è a conoscenza che il suo paziente sta prendendo prodotti fitoterapici, non sarà mai capace di determinare una relazione causale tra le ADRs e l'assunzione del fitoterapico. Una recente indagine condotta dall'*Office of the Inspector General* USA ha concluso che i sistemi di sorveglianza designati per svelare reazioni avverse da fitoterapici sono inadeguati ragion per cui rivelano meno dell'1% di tutte le reazioni avverse. C'è poi da sottolineare che molte persone fanno un largo uso di fitoterapici convinti del fatto che questi prodotti presenti sul mercato sono stati in precedenza controllati per quanto riguarda l'efficacia e la sicurezza.

È chiaro che urge proteggere il consumatore innanzitutto informandolo in modo corretto sulla reale efficacia e sui possibili effetti indesiderati e tossici che questi prodotti possono causare, specie se sono stati concentrati e purificati, operazione questa che "trasfigura" la composizione chimica che la natura ha definito nei millenni nel materiale di partenza (pianta). Sarebbe il caso di (i) prevedere che tutte le dichiarazioni salutistiche e/o terapeutiche avessero l'approvazione del Ministero della Salute e che i prodotti riportassero in etichetta una lista accurata di tutti i componenti; (ii) eseguire studi di tossicità ogni qualvolta il fitoterapico è stato concentrato, purificato e/o addizionato di *markers* puri; (iii) prevedere studi di tossicità simili a quelli richiesti per gli OTC; (iv) comunicare le ADRs da fitoterapici al Ministero della Salute. Questi provvedimenti dovrebbero essere completati da sistemi di vigilanza, migliori e più responsabili rispetto al passato, e da studi prospettici programmati per evidenziare reazioni avverse da fitoterapici, specie nelle popolazioni ad alto rischio, inclusi gli anziani, pazienti con multi-morbilità e pazienti nel periodo preoperatorio. Purtroppo i problemi sono tanti. Per esempio, nella maggior parte dei casi, i prodotti di una stessa droga, facilmente reperibili in commercio, non sono confrontabili da un punto di vista chimico (vedi l'esempio riportato nella Tab. 11.1) e quindi sorgono dei seri dubbi sulla loro reale efficacia e sicurezza. Bisognerebbe stabilire la sicurezza di ciascuno di questi prodotti; lo sforzo successivo dovrebbe essere quello di definire una composizione standard che risulti efficace nel curare o prevenire il disturbo o malanno. Poichè circa un terzo dei farmaci commercializzati derivano dalle piante, è possibile che studiando il fitoterapico si possa giungere a nuove strategie terapeutiche con rischi minori. È chiaro che gli studi devono essere mirati e bene indirizzati. È per esempio poco utile sviluppare nuovi fitoterapici che abbassano il colesterolo quando esistono nel nostro armamentario farmaceutico farmaci ipocolesterolemizzanti molto attivi e poco tossici. È invece importante stimolare studi sul meccanismo d'azione dei fitoterapici, i quali daranno nuove informazioni sui componenti attivi e sulla loro stabilità e biodisponibilità, informazioni queste indispensabili per sviluppare prodotti efficaci e sicuri.

Un altro problema è quello di regolare il mercato dei fitoterapici. Negli USA, ma anche in Italia, il fitoterapico arriva sul mercato senza una valutazione *pre-marketing* della sua qualità e sicurezza. La FDA sta cercando di rendere obbligatoria la denuncia di reazioni avverse da parte delle industrie erboristiche. In Europa, a partire dal 2004, si sta cercando di regolamentare il mercato dei prodotti fitoterapici, introducendo la procedura della registrazione facilitata (*simplified procedure*) per i fitotera-

Tabella 11.1 Presenza di ipericina ed iperforina in alcuni prodotti di iperico (capsule o tavolette) commercializzati in USA

Prodotto	Quantità di estratto (in mg)	% di ipericina[a]	% di iperforina[a]
1	300	0.21	3.26
2	300	0.23	0.97
3	150	0.2	0.41
4	150	0.18	1.64
5	300	0.25	0
6	300	0.25	0.48
7	300	0.14	1.6

[Da Busse (2000)]
[a] Determinazione con HPLC

pici tradizionali in modo che questi possano essere registrati senza la necessità di presentare agli organi competenti *trials* clinici randomizzati che ne dimostrino l'efficacia. Anche se la registrazione facilitata non garantisce la sicurezza del prodotto, aiuta ad escludere preparazioni contenenti prodotti vegetali tossici come anche adulterazioni e contaminazioni. La registrazione facilitata consente inoltre la revisione del prodotto in commercio e migliora la farmacovigilanza estendendo l'attuale legislazione farmaceutica alla vigilanza dei prodotti erboristici. Sarebbe inoltre opportuno monitorare periodicamente i prodotti presenti sul mercato e controllare che quelli considerati tossici vengano ritirati. In Australia le Autorità sanitarie hanno sospeso per 6 mesi la produzione di prodotti a base di "erbe" e controllano costantemente un numero cospicuo di questi perché deliberatamente manipolati. In Canada il Ministero della Salute un mese dopo aver emanato una "circolare" sulla potenziale epatotossicità della kava, verificava che il 67% degli *health food stores* controllati vendevano kava. Quando gli stessi *stores* venivano rivisitati due mesi dopo la "circolare" del Ministero della Salute la kava veniva ancora venduta nel 57% di questi. È importante quindi far in modo che l'industria erboristica nel produrre ed introdurre sul mercato fitoterapici segua le normative vigenti e tenga conto delle "circolari" diramate dagli organi competenti sulla tossicità di questi prodotti.

Negli USA dopo la pubblicità negativa sull'efedra sono stati introdotti in commercio prodotti *ephedra free*. Il fatto strano è che uno dei più comuni ingredienti di questi prodotti privi di efedra è il *Citrus aurantium* var. a*mara*, il cui estratto contiene dal 3% al 6% dell'alcaloide sinefrina, con proprietà farmacologiche (adrenergiche) simili all'efedrina, alcaloide presente nell'efedra.

Questi esempi confermano l'importanza di non limitare i controlli alla materia prima, ma di estenderli anche (e forse soprattutto) al prodotto finito. Sarebbe poi opportuno raccogliere informazioni sulla presenza di costituenti chimici, trovati poco sicuri in alcune droghe vegetali, anche in altre droghe. Negli anni '90 in Germania le Autorità sanitarie misero al bando la *Rubia tinctorium* perché il suo costituente lucidina risultava mutageno e carcinogeno, ma si posero il problema ed individuarono la presenza della sostanza lucidina anche in altre piante e realizzarono che questo composto era presente in piante correntemente utilizzate in medicina nell'estremo oriente (*Marinda umbellata, Rubia cordifolia, Hymenodictyon excelsum, Pomacanthus indicus*).

Inoltre le informazioni sui fitoterapici devono essere diramate in un modo il più possibile corretto, senza creare allarmismi o facili ottimismi. Per esempio i potenziali consumatori d'iperico devono sapere che questo prodotto è capace di ridurre l'azione terapeutica di farmaci convenzionali somministrati in concomitanza e che la sua efficacia diminuisce con la gravità della depressione. Ma per corretta informazione si deve anche intendere l'esatta interpretazione dei "messaggi" riportati dalla letteratura scientifica internazionale. Valga come esempio l'osservazione clinica che un medico inglese (Illingworth) riportò su di una rivista medica a diffusione internazionale: "*It is my clinical impression that some babies develop diarrhoea and colic, for which there is no other discoverable cause, when receiving milk from mother taking senna or cascara, but I have not been able to prove it*". Questa "impressione" del clinico inglese, mai dimostrata con dati scientifici sperimentali e clinici (anzi gli studi clinici hanno dimostrato il contrario e cioè che le droghe antrachinoniche non iperemizzano l'utero, non provocano aborti e non passano nel latte materno) e soprattutto male interpretata ha fatto si che ancora oggi nei testi di farmacologia o di fitoterapia si racconta la "storia" della pericolosità di queste droghe in gravidanza e durante l'allattamento e quindi se ne sconsiglia l'uso, quando poi l'uso della senna è particolarmente indicato per combattere la stipsi in gravidanza. Le informazioni sulla sicurezza e sull'efficacia del fitoterapico devono essere "a portata di mano" di chi opera nel settore sanitario (medico/ farmacista e fornitori), ma anche per il paziente.

Un altro aspetto da curare è la stesura dei *case reports* che devono contenere dettagli sulla composizione e provenienza del prodotto, ma anche specificare le analisi chimiche e farmacognostiche eseguite per confermare la presenza dei componenti dichiarati e per escludere la presenza di contaminazioni e di adulterazioni. Purtroppo molti *case reports* riportati in letteratura sono incompleti.

La convinzione poi che i fitoterapici sono abbastanza sicuri è ancora diffusa tra le persone comuni. Uno studio piuttosto recente, condotto in Inghilterra tra le persone che usavano fitoterapici, ha dimostrato che il 56% della popolazione avrebbe avvertito il medico se si fosse manifestata una reazione avversa riconducibile all'assunzione di un OTC, ma solo il 31% avrebbe consultato il medico per seri sintomi associati all'uso di fitoterapici. Negli USA meno dell'1% di ADRs da fitoterapici sono riportate dalla FDA. Medici, farmacisti, erboristi e pazienti devono tutti contribuire a migliorare la situazione considerando che un fitoterapico può evocare una reazione avversa e che questa deve essere spontaneamente denunciata alle Autorità preposte al controllo della sicurezza dei farmaci. Per garantire l'efficacia e la sicurezza dei prodotti fitoterapici sono stati eseguiti in questi ultimi anni studi preclinici, epidemiologici, studi clinici prospettici e metanalisi di *trials* controllati.

Comunque ulteriori studi, basati su modelli sperimentali misurabili e riproducibili, sono auspicabili se vogliamo migliorare le nostre conoscenze sulla sicurezza del fitoterapico, tenendo ben presente che tali informazioni non devono essere separate, ma confrontate con l'efficacia.

Infine si sottolinea il ruolo centrale che la figura del farmacologo/farmacognosta clinico potrebbe avere nel tentativo di migliorare la fitofarmacovigilanza. Il farmacologo, che in genere non ha una adeguata preparazione sul fitoterapico, con l'aiuto del farmacognosta può interpretare le reazioni avverse, delineare gli studi clinici prospettici per valutare l'efficacia e sicurezza, definire il rapporto rischio/beneficio e stabilire che una potenziale interferenza del fitoterapico può essere motivo di esclusione dai protocolli degli studi clinici. Nella Tabella 11.2 sintetizziamo questi concetti che da soli possono già garantire la sicurezza del prodotto fitoterapico, mentre nella Tabella 11.3 riportiamo delle linee guida per un uso razionale dei prodotti fitoterapici.

Comunque rimane ancora un aspetto da commentare. Considerando la popolarità dei fitoterapici, il numero e la natura delle ADRs segnalate sembrano troppo scarsi e questo può indicare solo due fatti: i fitoterapici sono relativamente sicuri, se confrontati con i farmaci convenzionali, oppure le ADRs da fitoterapici sono sottostimate[15]. Quest'enigma può essere risolto correlando la reazione avversa ad ogni singolo fitoterapico e valutando il rapporto rischio/beneficio. La regola generale è che l'uso di un qualsiasi medicamento non è giustificato a

---

Tabella 11.2 Come migliorare la sicurezza del prodotto fitoterapico

- Regole più rigide sulla produzione e vendita del prodotto
- Distribuzione del fitoterapico soltanto in farmacia ed erboristeria (se per uso salutare)
- Prevedere la registrazione facilitata per le preparazioni tradizionali
- Controllare l'identità e la qualità del materiale vegetale di partenza
- Istituire una rete di sorveglianza di reazioni avverse (fitofarmacovigilanza)
- Obbligare l'industria farmaceutica e/o erboristica a pubblicare le reazioni avverse da fitoterapici
- Incentivare studi clinici sulla efficacia e sicurezza dei fitoterapici
- Ruolo centrale del farmacologo/farmacognosta clinico

---

[15] La sottostima deriva dal fatto che i periodi presi in esame sono riferiti a pochi anni (15-20 anni) e dal fatto che i molti *short reports* o *letters,* che appaiono su riviste scientifiche non quotate (impattate) e quindi non citate dai *database* non sono presi in esame dagli Autori di revisioni sistematiche e metanalisi.

Tabella 11.3 Linee guida per un uso razionale dei prodotti fitoterapici

- Conoscere i benefici ed i rischi di potenziali ADRs
- Conoscere potenziali interazioni fitoterapico/farmaco convenzionale
- Conoscere la provenienza del fitoterapico (industria erboristica e/o farmaceutica)
- Non fidarsi del *battage* publicitario, ma di evidenze scientifiche
- Informare medico e/o farmacista dell'intenzione di assumere fitoterapici
- Sapere che il medico ha conoscenze limitate sui fitoterapici
- Utilizzare preparazioni ben note e standardizzate
- Essere sicuri che l'etichetta riporti tutti i componenti (indicati con il nome scientifico) presenti nel prodotto fitoterapico
- Conservare i fitoterapici in modo appropriato per evitare la perdita di efficacia
- Evitare (non usare) l'uso in gravidanza e durante l'allattamento
- Evitare (non usare) l'uso in caso di gravi malattie
- Evitare l'uso per periodi prolungati
- Usare con precauzione nei bambini e negli anziani
- Sapere che fitoterapici apparentemente identici possono non essere farmacologicamente bioequivalenti

meno che i benefici non superino di gran lunga i rischi. Nel valutare i benefici ed i rischi bisogna tener conto della gravità della malattia e l'effetto della terapia sulla qualità della vita del paziente. Nel caso di disturbi lievi e passeggeri o di patologie minori (tosse, raffreddore, mal di testa, ecc.) è accettabile solo un rischio molto basso, mentre nei casi di gravi malattie, per le quali non c'è una terapia alternativa, è accettabile un rischio più alto di reazioni avverse. L'efficacia di alcuni fitoterapici è stata adeguatamente dimostrata con *trials* clinici, ma per molti altri non esistono studi clinici. Pertanto per molti fitoterapici non è ancora chiaro se il beneficio supera di gran lunga il rischio e questo andrebbe verificato con studi clinici appropriati, cioè riconosciuti adeguati dalla comunità scientifica. Resta il fatto che la vigilanza dei sanitari costituisce il primo *step* nel processo di potenziamento della sicurezza d'uso del fitoterapico che è tanto più efficace quanto più l'informazione sul fitoterapico che arriva al sanitario è corretta ed aggiornata. Il secondo *step* è rappresentato da una normativa adeguata che precisi i controlli da eseguire sul prodotto fitoterapico (la direttiva 2004/24/CE va in questo senso). Il terzo *step* consiste nell'informare il paziente sulle insidie del fitoterapico. Bisogna infatti ammettere che il *battage* pubblicitario sulla presunta "innocuità" dei fitoterapici fa ritenere al paziente che essi possano essere assunti senza alcun controllo da parte del medico, al quale non viene spesso segnalata la loro assunzione in concomitanza con la terapia convenzionale prescritta.

Concludiamo sottolineando che la fitofarmacovigilanza, se ben condotta, consentirà di distinguere la reale tossicità del fitoterapico, dovuta alla specifica attività farmaco-tossicologica del prodotto, da quella provocata da interazioni fitoterapico/farmaco convenzionale o dalla qualità (scadente) del prodotto fitoterapico (residui di pesticidi, metalli pesanti, aggiuinte di farmaci di sintesi, ecc.).

Questo permetterà di individuare prodotti fitoterapici realmente pericolosi (da ritirare dal commercio) e di differenziarli da quelli che opportunamente preparati [cioè standardizzati secondo le indicazioni di un organismo nazionale[16] (*National Body*) deputato a rilasciare l'autorizzazione per l'uso di un fitoterapico come medicina] e utilizzati possano considerarsi sicuri, tenendo però sempre presente le raccomandazioni che la *Committee on Safety of Drugs* inglese ha riportato nella sua ultima relazione: "*No drug which is pharmacologically effective is without hazard*".

Bibliografia

Busse W (2000) The significance of quality for efficacy and safety of herbal medicinal products. Drug Information J 34:15-23

Illingworth RS (1953) Abnormal substances excreted in human milk. Practitioner 171:533-538

Leng-Peschlow E (1992) Senna and its rational use. Pharmacology 44[Suppl. 1]:1-52

---

[16] Attualmente questo organismo nazionale non esiste nonostante l'esigenza di disporre di prodotti di una stessa droga confrontabili e farmacologicamente bioequivalenti.

APPENDICI

Direttiva Comunitaria 2004/24/CE

La Direttiva 2004/24/CE del 31 marzo 2004 (pubblicata nella Gazzetta Ufficiale dell'Unione Europea in data 30 aprile 2004, che è anche la data di entrata in vigore) è stata emanata con l'intento di rimuovere le differenze esistenti tra i diversi paesi della Comunità Europea (CE) sullo "stato regolatorio" dei fitoterapici, tutelare la salute del cittadino garantendo la qualità, la sicurezza e l'efficacia di questi prodotti vegetali e di salvaguardare il mercato (Tab. A.1).

Questa Direttiva, che consta di quattro articoli, modifica, per quanto riguarda i medicinali vegetali tradizionali, la Direttiva 2001/83/CE[17] recante un Codice comunitario relativo ai medicinali per uso umano ed è di grande importanza per il settore erboristico in quanto istituisce la

Tabella A.1 Obiettivi della Direttiva 2004/24/CE

1. Uniformare la normativa in campo europeo fra i Paesi membri
2. Tutelare la salute del consumatore con garanzia sulla qualità, efficacia e sicurezza del medicinale vegetale tradizionale
3. Tutelare il mercato dei medicinali vegetali
4. Facilitare la diffusione di questi medicinali
5. Eliminare informazioni distorte prodotte dalla concorrenza
6. Istituire una procedura di registrazione facilitata del prodotto vegetale o di un prodotto corrispondente[a]
7. Prevedere una vigilanza sulla sicurezza dei prodotti vegetali (fitofarmacovigilanza)

[a] Si considera corrispondente un prodotto che contenga gli stessi principi attivi a prescindere dagli eccipienti utilizzati, abbia le stesse indicazioni o indicazioni analoghe, abbia una concentrazione e posologia equivalenti e venga somministrato per la stessa via o per una via simile a quella del medicinale oggetto della richiesta

[17] La Direttiva 2001/83/CE era già stata modificata dalla Direttiva 2003/63/CE (Gazzetta Ufficiale dell'Unione Europea 27 giugno 2003) considerando che i medicinali a base di erbe differiscono dai medicinali convenzionali in quanto sono strettamente associati alla nozione molto particolare di sostanze vegetali e preparati vegetali. La Commissione riteneva pertanto opportuno definire i requisiti specifici per questi prodotti per quanto riguarda i requisiti standardizzati per l'ottenimento dell'A.I.C. Nella parte III dell'allegato I, questa Direttiva riporta i medicinali a base di erbe tra i medicinali particolari.

nuova categoria dei "medicinali vegetali tradizionali". In questa nuova categoria vengono inclusi tutti quei prodotti per i quali esiste la documentazione bibliografica o le certificazioni di esperti comprovanti che il medicinale in questione, o un prodotto corrispondente, ha avuto un impiego medicinale per un periodo di almeno trent'anni anteriormente alla data di presentazione della domanda, di cui almeno quindici nella Comunità. Per tutti questi medicinali viene istituita una procedura di registrazione semplificata, denominata "registrazione fondata sull'impiego tradizionale", per ottenere un'autorizzazione nazionale all'immissione in commercio.

Questa registrazione sarà applicabile ai fitoterapici che soddisfano i seguenti requisiti:

- le indicazioni devono essere esclusivamente quelle appropriate per i medicinali vegetali tradizionali che, in virtù della loro composizione e del loro scopo, sono destinati ad essere utilizzati senza controllo medico per necessità di diagnosi, di una prescrizione o per il controllo del trattamento;
- ne è prevista la somministrazione solo in una determinata concentrazione e posologia;
- si tratta di un preparato per uso orale, esterno e/o inalatorio;
- è trascorso il periodo di impiego tradizionale (almeno 30 anni di cui 15 nella Comunità);
- i dati relativi all'impiego tradizionale del medicinale sono sufficienti; in particolare, il prodotto ha dimostrato di non essere nocivo nelle condizioni d'uso indicate e i suoi effetti farmacologici o la sua efficacia risultano verosimili in base all'esperienza e all'impiego di lunga data;
- è ammessa la presenza di vitamine e di sali minerali la cui sicurezza è ben documentata, a condizione che la loro azione sia secondaria a quella del medicinale vegetale per quella determinata indicazione proposta (Tab. A.2).

Tabella A.2 Farmaci vegetali tradizionali: principali caratteristiche

1. Impiego tradizionale (almeno 30 anni, di cui 15 nella CE)
2. Indicazioni che non richiedono l'intervento del medico
3. Somministrazione solo in una determinata concentrazione e posologia
4. Prescrizione per uso orale, esterno e/o inalatorio
5. I dati relativi all'impiego tradizionale del farmaco vegetale devono essere, in base all'esperienza e all'impiego di lunga data, sufficientemente rassicuranti
6. Presenza di vitamine e sali minerali, sicuri e ad azione secondaria rispetto a quella del farmaco vegetale

Allo scopo di facilitare ulteriormente la procedura di registrazione e quindi di promuovere il processo d'armonizzazione dei medicinali vegetali nella CE, è prevista la redazione di un elenco comunitario in cui figurino le sostanze vegetali che rispondono ai requisiti citati. Ovviamente i medicinali vegetali ottenuti dai prodotti vegetali inseriti in tale elenco, una volta ottenuta la A.I.C. (Autorizzazione all'Immissione in Commercio) in uno Stato membro della CE avranno la possibilità di utilizzare la procedura di "mutuo riconoscimento" da parte degli altri Stati in cui viene presentata domanda di commercializzazione. Per i medicinali vegetali, non riferibili all'elenco comunitario e che ottengono una A.I.C. nazionale, non sussiste invece l'obbligo di riconoscimento da parte degli altri Stati membri.

È importante anche rilevare che, se una decisione comunitaria porta alla cancellazione dall'elenco di una sostanza vegetale, un preparato vegetale o associazione di prodotti, sono revocate tutte le A.I.C. nazionali dei medicinali vegetali tradizionali contenenti tale sostanza. La Direttiva 2004/24 prevede inoltre l'istituzione di un Comitato dei Medicinali Vegetali, all'interno dell'Agenzia Europea di Valutazione dei Medicinali (EMEA), al quale saranno demandate tutte le attività relative alla redazione dell'elenco comunitario e delle monografie e alle eventuali revoche di sostanze dall'elenco. Ciascuno Stato della CE nomina un membro del Comitato e un suo supplente, per un mandato di tre anni rinnovabile. Riteniamo importante sottolineare il fatto che, essendo questa nuova categoria di medicinali inserita nel Codice comunitario relativo ai medicinali per uso umano, verranno ad essa applicate tutte le norme vigenti relative ai medicinali per uso umano, riguardanti: etichettatura, foglietto illustrativo, pubblicità, distribuzione all'ingrosso, farmacovigilanza, ecc.

Per quanto riguarda l'etichettatura e il foglietto illustrativo la Direttiva 2004/24 prevede delle norme specifiche per i medicinali vegetali tradizionali. In particolare le confezioni di tali medicinali dovranno riportare due diciture:

- il prodotto è un medicinale vegetale d'uso tradizionale da utilizzare per una o più indicazioni specifiche fondate esclusivamente sull'impiego di lunga data;
- l'utilizzatore dovrebbe consultare un medico o un operatore sanitario qualificato nel caso di persistenza dei sintomi durante l'impiego del medicinale in questione o qualora insorgano effetti collaterali negativi non riportati nel foglietto illustrativo.

Gli Stati membri potranno esigere, al momento del recepimento della Direttiva, che l'etichettatura e il foglietto illustrativo indichino anche il tipo d'impiego tradizionale a cui si fa riferimento. Per completare l'esame della Direttiva 2004/24, ricordiamo che vengono anche riportate alcune definizioni che riportiamo integralmente:

- *medicinale vegetale tradizionale:* medicinale vegetale che risponda ai requisiti riportati in precedenza;
- *medicinale vegetale:* ogni medicinale che contenga esclusivamente come principi attivi una o più sostanze vegetali o uno o più preparati vegetali, oppure una o più sostanze vegetali in associazione ad uno o più preparati vegetali;
- *sostanze vegetali:* tutte le piante, le parti di piante, le alghe, i funghi e i licheni, interi, a pezzi o tagliati, in forma non trattata, di solito essiccata, ma talvolta anche allo stato fresco. Sono altresì considerati sostanze vegetali taluni essudati non sottoposti ad un trattamento specifico. Le sostanze vegetali sono definite in modo preciso in base alla parte di pianta utilizzata e alla denominazione botanica secondo la denominazione binomiale (genere, specie, varietà e autore);
- *preparati vegetali:* preparati ottenuti sottoponendo le sostanze vegetali a trattamenti quali estrazione, distillazione, spremitura, frazionamento, purificazione, concentrazione o fermentazione. In tale definizione rientrano anche sostanze vegetali triturate o polverizzate, tinture, estratti, oli essenziali, succhi ottenuti per spremitura ed essudati lavorati.

Infine la Direttiva stessa stabilisce che ogni Stato membro dovrà adottare le disposizioni necessarie per il suo recepimento in diritto interno entro il termine massimo del 30 ottobre 2005. Entro il 30 aprile 2007 verrà presentata una relazione sull'applicazione della Direttiva e sulla possibilità d'estensione della registrazione semplificata ad altre categorie di farmaci. È previsto anche un periodo transitorio di 7 anni, a partire dalla data di pubblicazione e di entrata in vigore della Direttiva, per applicare le disposizioni in essa riportate ai medicinali vegetali tradizionali già in commercio negli Stati membri (entro aprile 2011). È chiaro che la Direttiva lascia "aperti" alcuni aspetti (Tab. A.3) che devono essere chiariti.

Tabella A.3 Alcuni aspetti della Direttiva 2004/24/CE rimasti "aperti" e quindi da chiarire

1. Quando il Comitato dei medicinali vegetali (HMPG) dell'EMEA provvederà ad emanare la lista dei farmaci tradizionali e le relative monografie?

2. Come si stabilisce l'uso trentennale o quindicinale di un farmaco vegetale tradizionale?

3. I prodotti tradizionali, identici per formulazione, posologia ed applicazione possono coesistere sul mercato come farmaci vegetali e come integratori?

4. In mancanza di esperienza da parte delle industrie erboristiche ci saranno a supporto di queste delle linee guida che renderanno più veloce e meno problematica la registrazione dei farmaci vegetali?

Nel 1999 negli USA è stato istituito il *National Toxicology Program* (NTP) con l'obiettivo di identificare e caratterizzare possibili ADRs riconducibili all'uso prolungato o a dosaggi elevati di alcuni preparati erboristici reperibili sia in farmacia (*drug stores*) che nelle drogherie (*grocery stores*). Molti consumatori, convinti che i prodotti naturali siano più sicuri, ad azione più mite e meno "farmaci" dei farmaci convenzionali, si autoprescrivevano questi rimedi erboristici senza informare il medico con il potenziale rischio di interazioni "erbe"/farmaci convenzionali. Il *Dietary Supplement Health and Education Act*, istituito nel 1994, non prevedeva per il prodotto erboristico prove di sicurezza prima della sua introduzione in commercio. Una volta introdotto sul mercato era compito della FDA provare che il preparato erboristico non fosse sicuro e quindi ritirarlo. Queste ragioni e l'uso sempre più frequente di "erbe" ha spinto il Governo americano, nel 1999, a studiare in maniera sistematica questi prodotti erboristici da un punto di vista tossicologico. Ovviamente il NTP studia un'ampia varietà di sostanze con le quali la popolazione può venire a contatto, dai farmaci orfani, usati per trattare malattie rare, a miscele di sostanze chimiche, quali possono essere i prodotti erboristici. Le sostanze accettate nel programma NTP vengono sottoposte ad una serie di studi per determinarne gli effetti acuti, subcronici e cronici. In ciascun caso la via di somministrazione è la stessa di quella utilizzata in campo umano. Preliminarmente la sostanza viene data per 14 giorni per determinare la palatabilità e come viene tollerata. La sostanza viene poi somministrata per 90 giorni per simulare una esposizione prolungata così da individuare qualsiasi segno di tossicità. Infine si somministra per 2 anni per determinare il potenziale tossicologico e/o la sua carcinogenicità. Gli animali utilizzati sono ratti Fischer 344 e topi B6C3F1. Studi addizionali possono essere richiesti per valutare la neurotossicità, la immunotossicità ed i possibili danni genetici a carico degli organi riproduttivi. Lo studio può essere interrotto in qualsiasi momento se i risultati già in possesso sono rassicuranti al punto da non richiedere ulteriori saggi. Gli studi vengono condotti da componenti del *General Toxicology*

Group nell'ambito del *Toxicology Operations Branch* dell'*Enviromental Toxicology Program*. Nella Tabella B.1 riportiamo alcuni esempi di droghe vegetali e di sostanze naturali inserite nel programma NTP. Il NTP continuamente sollecita e riceve nuove *nominations* (incarichi) per studiare sostanze che interessano le industrie, il mondo accademico, le agenzie governative e più in generale il pubblico. Le *nominations* vengono vagliate da tre commissioni: la *Interagency Coordinating Committee for Evaluation of Chemicals* (ICCEC, composta da ricercatori che rappresentano 11 agenzie federali della salute), la *NTP Board of Scientific Counsalors* (che riesamina l'operato dell'ICCEC) e la *NTP Executive Committee* (che esamina la proposta delle altre commissioni e formalmente accetta o rifiuta la *nomination*).

Tabella B.1 Esempi di prodotti vegetali sottoposti a studi tossicologici da parte dell'NTP

Prodotto	Principali componenti/ presente in	Saggi richiesti
Idraste	Berberina, idrastina	Tossicità cronica, riproduttiva, dello sviluppo e test di carcinogenicità
Consolida maggiore	Allantoina, alcaloidi pirrolizidinici	Tossicità riproduttiva e test di carcinogenicità
Pulegone	Mentuccia ed altre specie di menta	Tossicità cronica, riproduttiva, fetale e test di carcinogenicità
Ginkgo	Glicosidi flavonici e lattoni terpenici	Tossicità cronica e test di neurotossicità e carcinogenicità
Echinacea	Polisaccaridi	Tossicità subcronica e cronica e test di carcinogenicità
Ginseng	Ginsenosidi	Tossicità cronica, riproduttiva, e test di neurotossicità e carcinogenicità
Kava	Kavapironi	Tossicità cronica, genotossicità, tossicità riproduttiva, neurotossicità, carcinogenicità
Cardo mariano	Silimarina	Tossicità cronica, riproduttiva, genotossicità, carcinogenicità
Tuione[a]	Salvia, cedro, tanaceto, assenzio	Tossicità cronica, genotossicità, neurotossicità, tossicità riproduttiva, carcinogenicità

[a] È presente in prodotti medicinali (Vicks VapoRub®), profumi, aromi e cibi (come additivo)

Normative

Principali riferimenti normativi per i fitoterapici

2004 Direttiva 2004/24/CE del 31 marzo 2004
Istituisce la nuova categoria dei medicinali tradizionali e prevede l'istituzione di un Comitato dei medicinali vegetali (*Committee on Herbal Medicinal Products*) all'interno dell'Agenzia Europea di Valutazione dei Medicanali (EMEA). Presso l'EMEA era già stato creato nel 1997 un *Working group*, creato *ad hoc* per gli *Herbal medicinal products*, trasformato in *Working party* dal CPMP (struttura permanente) nel 2001

2003 Direttiva 2003/63/CE del 27 giugno 2003
Considera i medicinali a base di "erbe" diversi dai medicinali convenzionali in quanto strettamente associati alla nozione di sostanza vegetale e di preparato vegetale

2002 Direttiva 2002/46/CE del 10 giugno 2002
Chiarisce, tra l'altro, che gli integratori alimentari sono una fonte concentrata di sostanze aventi un effetto nutritivo o fisiologico, in particolare fibre ed estratti vegetali

2001 Direttiva 2001/83/CE del 6 novembre 2001
Stabilisce che i medicinali vegetali contengono esclusivamente come principio attivo una o più sostanze e/o preparati vegetali anche in associazione. Le procedure di A.I.C. dei medicinali non sono adeguate per alcuni medicinali vegetali

1995 Legge 20 novembre 1995 n. 490
Il prezzo al pubblico per i fitoterapici è libero per quelli preconfezionati prodotti industrialmente, come per tutti i medicinali non dispensabili in regime di SSN

1993 D.L. 8 settembre 1993 n. 347
Per la pubblicità di tutti i prodotti di erboristeria (anche quelli commercializzati come integratori alimentari o destinati ad una alimentazione particolare) è necessaria una apposita preventiva autorizzazione ministeriale

1989 Direttiva CEE 75/318
Fornisce le modalità di applicazione delle linee guida sulla qualità, sicurezza ed efficacia anche dei medicinali derivanti da piante

1987 Risoluzione del Parlamento Europeo 16 ottobre 1987
Auspica provvedimenti comunitari per garantire l'uso controllato delle piante medicinali e dei loro preparati sulla falsa riga delle specialità medicinali, peraltro elaborando un elenco positivo di piante da non assoggettare ad alcuna disciplina

1981	**Circ. 8 gennaio 1981 (Circolare Aniasi)**	Definisce, tra l'altro, le piante medicinali vendibili solo in farmacia (Allegato A) e quelle aromatiche e da profumo vendibili anche fuori dalla farmacia (Allegato B)
1942	**Legge 9 ottobre 1942 n. 1421**	Disciplina la raccolta ed il commercio della digitale
1940	**Legge 30 ottobre 1940 n. 1724**	Disciplina la raccolta e la vendita della camomilla
1937	**R.D. 8 marzo 1937 n. 529**	La mannite è un prodotto della lavorazione della manna da frassino
1934	**R.D. 8 marzo 1934**	Disciplina l'importazione della corteccia di diverse specie di *Chincona*, dei sali di chinina e degli alcaloidi estratti dalla china, sia allo stato puro che mescolati ad altre sostanze
1932	**R.D. 26 maggio 1932 n. 772**	Elenca le piante dichiarate officinali e ne ribadisce la classificazione in medicinali, aromatiche e da profumo
1931	**R.D. 6 gennaio 1931 n. 99**	Disciplina la coltivazione, la raccolta ed il commercio delle piante officinali e le classifica in medicinali, aromatiche e da profumo
1927	**R.D. 12 agosto 1927 n. 1773**	Disciplina la produzione e la vendita della manna e della mannite
1913	**Legge 22 maggio 1913 n. 468**	Disciplina la vedita in farmacia delle piante officinali e dei loro prodotti, a dose e forma di medicamento e detta disposizioni sulla autorizzazione all'apertura ed all'esercizio della farmacia

Principali riferimenti normativi per la farmacovigilanza (FV)

2004	**Dec. Ministero Salute del 12 dicembre 2003**	Nuovo modello di segnalazione di reazione avversa a farmaci e vaccini
2003	**Dec. Ministero Salute del 21 settembre 2003**	Decreto di istituzione dell'elenco di farmaci da sottoporre a monitoraggio intensivo ai sensi del D.L.vo n. 95/2003
2003	**D.L.vo dell'8 aprile 2003, n. 95**	Attuazione della direttiva 2000/38/CE relativa alle specialità medicinali
2001	**Direttiva 2001/83/CE**	Stabilisce che gli Stati membri della CE definiscano un sistema di farmacovigilanza che raccolga informazioni utili sull'uso dei prodotti medicinali, con particolare riguardo alle reazioni avverse
2000	**Direttiva 2001/38/CE**	Modifica il Capitolo V bis della Direttiva 75/319/CEE
1993	**Regolamento n. 2309/93 della CE**	Stabilisce che l'Agenzia Europea per la valutazione dei prodotti medicinali cooperi con i sistemi di farmacovigilanza nazionali, esprima parere sulle misure da adottare per rendere l'uso di particolari prodotti medicinali sicuro e collabori con l'OMS

1975   Direttiva 75/191/CEE   Il Capitolo V bis pone le basi della normativa sulla farmacovigilanza nei Paesi comunitari

1965   Direttiva 1965/65/CE   Stabilisce che la sicurezza, la qualità e l'efficacia sono
criteri per regolamentare il commercio dei farmaci, fon-
damentali per ottenere l'A.I.C.

Principali riferimenti normativi per i Comitati Etici

**2004   D.M. del 17
dicembre 2004**   Prescrizioni e condizioni generali relative all'esecuzione
delle sperimentazioni cliniche dei medicinali (migliora-
mento della pratica clinica)

**2003   D.L.vo del 24 giugno
2003, n. 211**   Attuazione della direttiva 2001/20/CE relativa all'applicazione della Buona Pratica Clinica nell'esecuzione della
sperimentazione clinica di medicinali per uso clinico

**2003   Decreto Ministro
Salute dell'8 maggio
2003**   Uso terapeutico di medicinale sottoposto a sperimentazione clinica

**2001   Decreto Presidente
della Repubblica
n. 439 del 21
settembre 2001**   Regolamento di semplificazione della procedura per la
verifica ed il controllo di nuovi sistemi e protocolli terapeutici sperimentali

**2001   Decreto Ministro
della Sanità del
10 maggio 2001**   Sperimentazione clinica controllata in medicina generale e pediatrica di libera scelta

**2000   Circolare ministeriale
n. 15 del 5 ottobre
2000**   Aggiornamento della circolare ministeriale n. 8 del 10
luglio 1997 relativa alla sperimentazione clinica dei
medicinali

Piante ammesse e non negli integratori alimentari (www.ministerosalute.it)

Tabella D.1 Lista piante ammesse negli integratori alimentari

Nome botanico	Parti utilizzate
Abies alba	Coni, corteccia, foglie, gemme, olio, resina
Abies balsamea	Balsamo
Abies fraseri	Balsamo
Abies sibirica	Foglie
Achillea millefolium	Fiori, parte aerea
Aesculus hippocastanum	Corteccia, fiori, foglie
Agrimonia eupatoria	Foglie, parte aerea, sommità
Agrimonia odorata	Foglie, parte aerea, sommità
Agropyrum repens	Rizoma
Alchemilla vulgaris	Foglie, parte ipogea
Allium cepa	Foglie, parte aerea
Allium sativum	Parte ipogea
Aloe vera	Succo
Alpinia galanga	Rizoma
Alpinia officinarum	Rizoma
Altheae officinalis	Foglie, radice
Altheae rosea	Foglie, radice
Amygdalus communis	Seme
Ananas comosus	Gambo
Angelica archangelica	Foglie, frutto, olio, radice
Angelica silvestris	Frutto, parte aerea, radice, sommità
Antennaria dioica	Fiore, parte aerea
Anthemis nobilis	Fiore
Apium graveolens	Parte aerea, radici, frutto
Arctostphylos uva ursi	Foglie
Arnica montana	Foglie, parte aerea, radice, sommità
Ascophyllum nodosum	Tallo
Asparagus officinalis	Rizoma con radici
Avena sativa	Frutto, parte aerea
Betula pendula	Corteccia, foglie, gemme, resina
Betula pubescens	Foglie
Borago officinalis	Olio
Calendula officinalis	Fiore, parte aerea
Capsella bursa pastoris	Parte aerea
Capsicum annum	Olio

segue →

→ *seguito*

Nome botanico	Parti utilizzate
Carbo ligni	Polvere
Carex arenaria	Rizoma
Carica papaya	Frutto
Carum carvi	Essenza, frutto
Caryophyllus aromaticus	Fiore
Cassia angustifolia	Foglie, frutto
Cassia senna	Foglie, frutto
Castanea vesca	Foglie
Centaurea cyanus	Fiore
Centaurium minus	Parte aerea
Centella asiatica	Foglie, parte aerea
Ceratonia siliqua	Frutto
Cetraria islandica	Tallo
Chimafila umbrellata	Corteccia, foglie, parte aerea, radice, sommità
Cichorium intybus	Parte aerea
Cimicifuga racemosa	Rizoma
Cinnamomum ceylanicum	Corteccia
Citrus aurantium amara	Scorza
Citrus limonum	Scorza
Citrus nobilis	Scorza
Citrus sinensis	Scorza
Cnicus benedictus	Foglie, sommità fiorite
Cocus nucifera	Frutto, olio
Coriandrum sativum	Frutto
Crataegus azarolus	Foglie
Crataegus curvisepala	Fiori, foglie
Crataegus laevigata	Fiori, foglie
Crataegus monogyna	Fiori , foglie
Crataegus nigra	Fiori, foglie
Crataegus oxyacantha	Fiori, foglie
Crataegus pentagyna	Fiori, foglie
Crocus sativus	Stimmi
Croton eleuteria	Corteccia, foglie
Cucurbita pepo	Semi
Cuminum cyminum	
Curcuma longa	Rizoma
Curcuma zedoaria	Rizoma
Cymbopogon nardus	Parte aerea, olio, sommità
Cynara scolymus	Foglie
Drosera anglica	Parte aerea
Drosera intermedia	Parte aerea
Drosera peltata	Parte aerea
Drosera ramentacea	Parte aerea
Drosera rotundifolia	Parte aerea
Echinacea angustifolia	Parte aerea- Radice
Echinacea pallida	Radice

segue →

→ *seguito*

Nome botanico	Parti utilizzate
Echinacea purpurea	Parte aerea, radice
Elettaria cardamomum	Frutto
Eleutherococcus senticosusele	Radice
Equisetum arvense	Parte aerea
Equisetum fluviatile	Parte aerea
Equisetum hyemale	Parte aerea
Equisetum telmateja	Parte aerea
Escholtzia californica	Parte aerea
Eucalyptus globulus	Foglie
Ferula asa - foetida	Radice, gomma
Ficus carica	Frutto, gemme, foglie
Filipendula ulmaria (spirea u.)	Parte aerea, radice
Filipendula vulgaris (spirea v.)	Parte aerea, radice
Foeniculum vulgare	Frutto, essenza
Fraxinus excelsior	Corteccia, foglie
Fraxinus ornus	Succo
Fucus vescicolosus	Tallo
Fumaria officinalis	Parte aerea
Galeopsis segetum	Parte aerea
Galipea cusparia	
Galium odoratum	Parte aerea
Gentiana lutea	Radice, rizoma
Ginkgo biloba	Foglie
Glycyrrhiza glabra	Radice
Grindelia camporum	Foglie, sommità fiorite
Grindelia humilis	Foglie, sommità fiorite
Grindelia robusta	Foglie, sommità fiorite
Grindelia squarrosa	Foglie, sommità fiorite
Guajaco officinale	Corteccia, resina
Guajaco sanctum	Corteccia, resina
Gypsophila paniculata	Radice
Hamamelis virginiana	Corteccia, foglie
Harpagophytum procumbens	Radice
Harunganae madagascariensis	Foglie, corteccia
Hedera helix	Foglie
Helichrysum italicum	Fiore, sommità
Herniaria glabra	Parte aerea
Herniaria hirsuta	Parte aerea
Hibiscus sabdariffa	Fiori
Humulus lupulus	Frutto
Hypericum perforatum	Fiori, sommità, parte aerea
Hyssopus officinalis	Parte aerea
Ilex paraguariensis	Foglie
Illicium verum	Frutti
Juglans regia	Foglie, frutto
Juniperus communis	Foglie, frutto, corteccia

segue →

→ seguito

Nome botanico	Parti utilizzate
Kola acuminata	Semi
Laminaria cloustoni	Tallo
Lamium album	Parte aerea, fiori
Lavandula officinalis	Fiori, olio, sommità
Leonurus cardiaca	Parte aerea
Linum usitatissimum	Olio, semi
Majorana hortensis	Foglie, parte aerea, olio
Malva sylvestris	Fiori, foglie
Marrubium vulgare	Foglie, sommità con fiori
Marsdenia condurango	Corteccia
Matrecaria chamomilla	Fiore
Melilotus officinalis	Foglie, fiori
Melissa officinalis	Foglie
Mentha piperita	Foglie
Mentzelia cordifolia	Parte aerea, radice
Menyanthes trifoliata	Foglie
Myristica fragrans	Semi
Olea europea	Foglie
Ononis spinosa	Radice
Origanum	Parte aerea
Ortosiphon stamineus	Foglie, parte aerea
Panax ginseng	Radice
Papaver rhoeas	Fiore
Passiflora edulis	Parte aerea
Passiflora incarnata	Parte aerea
Petroselinum crispum	Parte aerea, radice, frutto
Peumus boldus	Foglie
Phaseolus vulgaris	Baccello
Pimpinella anisum	Frutto
Pimpinella major	Parte aerea, radici
Pimpinella saxifraga	Parte aerea, radici
Pinus sylvestris	Gemme
Piper nigrum	Frutto
Plantago arenaria	Semi
Plantago lanceolata	Parte aerea
Plantago ovata (p. Ispagula)	Semi, tegumento del seme
Plantago psyllium (p. Afra)	Semi
Potentilla anserina	Sommità fiorite, rizoma
Potentilla argentea	Sommità fiorite, rizoma
Potentilla erecta	Rizoma
Potentilla reptans	Rizoma
Primula elatior	Fiori, radice
Primula officinalis	Fiori, radice
Primula veris	Fiori, radice
Primula vulgaris	Fiori, radice
Prunus serotina	Corteccia, foglie

segue →

→ *seguito*

Nome botanico	Parti utilizzate
Prunus spinosa	Fiori, frutto, foglie
Pterocarpus santalinus	Corteccia
Ptychopetalum olacoides	Corteccia
Pulmonaria officinalis	Parte aerea
Punica granatum	Corteccia, frutto, fiore
Quercus petraea	Corteccia
Quercus robur	Corteccia
Raphanus sativus	Radice
Rhamnus catharticus	Frutti
Rhamnus frangula	Corteccia
Rhamnus purshiana	Corteccia
Rheum officinale	Radice
Rheum palmatum	Radice
Rosa centifolia	Frutto, fiore
Rosa gallica	Frutto, fiore
Rosmarinus officinalis	Olio, foglie
Rubus fructicosus	Foglie
Rubus idaeus	Foglie
Ruscus aculeatus	Rizoma
Salix alba	Corteccia, foglie
Salix purpurea	Corteccia
Salvia officinalis	Foglie
Sambucus nigra	Corteccia, fiori, foglie
Sanicula europea	Parte aerea
Santalum album	Corteccia
Saponaria officinalis	Parte aerea, radici
Sesamum indicum	Semi
Solidago virga aurea	Parte aerea
Sorbus aucuparia	Frutto
Spinacia oleracea	Foglie
Sylibum mariano	Parte aerea, frutto
Syzygium cumini	Corteccia
Tamarindus indica	
Taraxacum officinalis	Radici, parte aerea
Tea sinensis	Foglie
Theobroma cacao	Semi
Thymus serpillum	Foglie, infiorescenze
Thymus vulgaris	Foglie, infiorescenze
Tilia	Corteccia, foglie, fiori, gemme
Trigonella foenum grecum	Semi
Turnera diffusa	Fiori, foglie, sommità fiorite
Urtica dioica	Foglie, parte aerea, radice
Urtica urens	Foglie, parte aerea, radice
Usnea barbata	Tallo
Usnea plicata	Tallo
Vaccinum mirtillus	Foglie, frutto

segue →

→ *seguito*

Nome botanico	Parti utilizzate
Valeriana officinalis	Radici
Vanilla plantifolia	
Verbascum densiflorum	Fiore
Verbena officinalis	Parte aerea
Veronica officinalis	Parte aerea
Viola odorata	Fiori, foglie, rizoma
Vitex agnus castus	Frutto
Zea mais	Stigmi
Zingiber officinale	Rizoma

Tabella D.2 Lista piante non ammesse negli integratori alimentari

Nome botanico	Parti utilizzate
Abrus precatorius L.	Seme
Acokanthera ouabaio Cath.	Legno, seme
Acokanthera schimperi Benth et Hook	Frutto, legno
Aconitum anthora L.	Fiore, pianta erbacea, radice
Aconitum chasmanthum Stap.	Radice
Aconitum ferox Wall.	Radice
Aconitum heterophyllum Wall.	Pianta erbacea, radice
Aconitum napellus L.	Foglia, pianta erbacea, radice, tubero
Aconitum variegatum L.	Radice
Acorus calamus L.	Olio, rizoma
Actaea spicata L.	Frutto, pianta erbacea, rizoma
Adonis aestivalis L.	Pianta erbacea
Adonis annua L.	Pianta erbacea
Adonis vernalis L.	Pianta erbacea, sommità
Aesculus hippocastanum L.	Seme
Aethusa cynapium L.	Foglia, frutto, pianta erbacea
Agrostemma githago L.	Seme
Ailanthus altissima Swi	Corteccia delle radici, fiore, foglia, frutto
Allamanda cathartica L.	Corteccia, foglia, seme
Alstonia constrica Muel.	Corteccia
Alstonia scholaris R.Br.	Corteccia
Ammi majus L.	Frutto, pianta erbacea con frutti
Ammi visnaga Lamk	Frutto, pianta erbacea con frutti, succo delle foglie
Anacardium occidentale L.	Pericarpo
Anagallis arvensis L.	Pianta erbacea
Anagyris foetida L.	Foglia
Anamirta paniculata Colebr.	Frutto, seme
Anchusa italica Retz.	Fiore, foglia
Anchusa officinalis L.	Fiore, foglia, pianta erbacea

segue →

→ *seguito*

Nome botanico	Parti utilizzate
Andira araroba Aguiar	Polvere del legno
Andira inermis (S.W.) Kunth.	Corteccia
Anemone nemorosa L.	Fiore, foglia
Annona cherimolia Mill.	Frutto, radice, seme
Apocynum androsaemifolium L.	Radice
Apocynum cannabinum L.	Corteccia, radice, seme
Apocynum venetum L.	Radice + B270
Aquilegia vulgaris L.	Pianta erbacea, radice, seme sommità
Areca catechu L.	Seme
Argemone mexicana L.	Fiore, foglia, olio, radice, seme
Aristolochia clematitis L.	Pianta erbacea, radice, rizoma
Aristolochia cymbifera M. – Z.	Foglia, radice
Aristolochia debilis Sieb-Z	Radice, rizoma
Aristolochia indica L.	Radice
Aristolochia longa L.	Radice, rizoma
Aristolochia pistolochia L.	Rizoma
Aristolochia reticulata Nutt.	Rizoma
Aristolochia rotunda L.	Rizoma
Aristolochia serpentaria L.	Radice, rizoma
Arnica montana L.	Olio
Artemisia absinthium L.	Olio
Artemisia cina Berg.	Capitolo, olio
Artemisia herba-alba Asso.	Capitolo
Arum italicum Mill.	Pianta erbacea, rizoma, seme
Arum maculatum L.	Pianta erbacea, rizoma, seme
Arundo donax L.	Radice, rizoma
Asarum canadense L.	Pianta erbacea, rizoma
Asarum europaeum L.	Foglia, pianta erbacea, radice, rizoma
Asclepias syriaca L.	Rizoma
Asclepias tuberosa L.	Rizoma
Aspidosperma quebracho-blanco B. Sc.	Corteccia, legno
Atropa acuminata Royle-Lindl.	Foglia, pianta erbacea con fiori, radice
Atropa belladonna L.	Fiore, foglia, frutto, pianta erbacea, radice
Blepharis capensis Pers.	Foglia, radice
Borago officinalis L.	Fiore, foglia, pianta erbacea con fiori
Bryonia alba L.	Radice
Bryonia cretica spp. Dioica tutin	Radice
Buxus sempervirens L.	Corteccia, foglia, radice
Calistegia sondanella R.Br.	Pianta erbacea, radice, resina
Calotropis gigantea (L.) R. Br.	Corteccia delle radici, latice
Calotropis procera (Ait.) R. Br.	Corteccia delle radici, latice
Calycanthus floridus L.	Corteccia
Calystegia sepium (L.) R.Br.	Pianta erbacea, radice
Canarium indicum	
Cannabis indica Lam.	Resina, sommità femminili
Casimiroa edulis Llave et L.	Seme

segue →

→ seguito

Nome botanico	Parti utilizzate
Cassia occidentalis L.	Seme
Catalpa bignonioides Walt.	Corteccia, frutto
Catha edulis Forsk.	Foglia
Catha ranthus roseus G. Don.	Foglia, radice
Caulophyllum thalictroides Mickx.	Rizoma con radici
Cedrela toona Roxb.	Corteccia dell'albero
Cephaelis acuminata Karst.	Radice
Cephaelis emetica Pers.	Radice
Cephaelis ipecacuanha Rich.	Radice
Chamaelirium luteum Gray	Radice
Cheiranthus cheiri L.	Fiore, pianta erbacea, seme
Chenopodium ambrosioides L.	Essenza, foglia, frutto, pianta erbacea con fiori
Chielidonium majus L.	Pianta erbacea, latice
Chlorocodon whytei Hook F.	Radice
Chondodendron tomentosum Ruiz et Pav.	Radice
Chrozophora tinctoria A. Juss.	Succo
Cicuta virosa L.	Foglia, frutto, pianta erbacea, radice
Cissampelos pareira L.	Radice
Citrullus colocynthis Schrad.	Frutto, polpa del frutto
Citrus aurantium L.). *Bergamia risso*	Essenza
Citrus limon Burm.	Resina
Claviceps purpurea Tul	Sclerozio
Clematis vitalba L.	Fiore, foglia, pianta erbacea
Colchicum autumnale Auct. non L.	Bulbo, fiore, seme
Colchicum luteum Baker	Bulbo, seme
Colchicum neapolitanum Tenor	Bulbo, seme
Colchicum variegatum L.	Bulbo, seme
Colutea arborescens L.	Foglia
Conium maculatum L.	Foglia, frutto, pianta erbacea
Convallaria majalis L.	Fiore, foglia, pianta erbacea con fiori, radice
Convolvulus scammonia L.	Radice
Corchorus olitorius L.	Seme
Coronilla scorpioides Koch	Pianta erbacea con fiori
Coronilla varia L.	Pianta erbacea con fiori
Corydalis bulbosa Auct, non Dc.	Rizoma
Corydalis cava Sch. Et. Corte	Rizoma
Corydalis intermedia Merat	Rizoma
Corynanthe yohimbe Schum.	Corteccia
Coumarouna odorata Aubl	Seme
Coumarouna oppositifolia Aubl.	Seme
Croton lechteri (sangue di drago)	
Croton tiglium L.	Olio, seme
Cyclamen europaeum Auct.	Tubero
Cynanchum vincietoxicum (L.) Pers.	Rizoma
Cynoglossum officinale L.	Pianta erbacea, radice
Cytisus laburnum L.	Fiore, radice, ramo con fiori

segue →

→ *seguito*

Nome botanico	*Parti utilizzate*
Cytisus purgans Spach	Fiore
Cytisus scoparius Link	Fiore, ramo con fiori, seme
Daphne gnidium L.	Corteccia
Daphne laureola L.	Corteccia, frutto
Daphne mezereum L.	Corteccia, frutto, radice, seme
Datura innoxia Mill.	Foglia, seme, sommità
Datura metel Auct. non L.	Foglia, seme, sommità
Datura sanguinea R. et P.	Foglia, sommità
Datura stramonium L.	Foglia, seme, sommità
Delphinium ajacis L.	Seme
Delphinium consolida L.	Fiore, seme
Delphinium staphysagria L.	Seme
Derris elliptica Benth.	Radice
Derris malaccensis Prain	Radice
Dicoma anomala L. Sond.	Radice
Dictamnus albus L.	Corteccia, pianta erbacea, radice, rizoma, sommità
Digitalis ferruginea L.	Fiore, foglia, seme
Digitalis grandiflora Mill.	Fiore, foglia, seme
Digitalis lanata Ehrh.	Fiore, foglia, seme
Digitalis lutea L.	Fiore, foglia, seme
Digitalis purpurea L.	Fiore, foglia, seme
Dryopteris filix-mas Schott	Rizoma
Dryopteris marginalis Gray	Rizoma
Duboisia leichhardtii F. Muel.	Foglia
Duboisia myoporoides R. Br.	Foglia, sommità
Ecballium elaterium Rich.	Frutto immaturo, succo dei frutti
Echium plantagineum	
Echium vulgare L.	Sommità, fiore
Embelia ribes Burm. F.	Frutto, seme
Embelia robusta Roxb.	Frutto, seme
Ephedra distachya L.	Ramoscello
Ephedra equisetina Bunge	Ramoscello
Ephedra intermedia Schremk-M.	Pianta erbacea, steli
Ephedra major Host.	Pianta erbacea, steli
Ephedra nevadensis Wats.	Foglia, steli
Ephedra sinica Stapf	Pianta erbacea, steli
Epimedium grandifolium	
Equisetum palustre L.	Pianta erbacea
Erythrina variegata L.	Corteccia
Erythrophleum suaveolens Bre.	Corteccia
Erythroxylon coca Lamk.	Foglia
Euonymus atropurpureus Jacq.	Corteccia, corteccia delle radici, foglia
Euonymus europaeus L.	Corteccia delle radici, foglia, frutto, radice
Eupatorium cannabinum L.	Pianta erbacea con fiori, radice
Eupatorium perfoliatum L.	Pianta erbacea con fiori

segue →

→ *seguito*

Nome botanico	Parti utilizzate
Eupatorium purpureum L.	Rizoma
Eupatorium triplinerve Vahl.	Foglia, pianta erbacea rizoma, sommità
Euphorbia amygdaloides L.	Pianta erbacea, radice
Euphorbia antiquorum L.	Resina
Euphorbia canariensis L.	Resina
Euphorbia cyparissias L.	Pianta erbacea, radice
Euphorbia esula L.	Pianta erbacea, radice, resina
Euphorbia helioscopia L.	Radice
Euphorbia hirta L.	Pianta erbacea
Euphorbia lathyris L.	Pianta erbacea, radice, resina, seme
Euphorbia palustris L.	Radice
Euphorbia peplis L.	Radice
Euphorbia resinifera Berg.	Resina
Ferula hermonis	
Ganoderma lucidum (Reishi)	
Garcinia hanburyi Hook F.	Gomma, resina
Garcinia morella Desr.	Gomma
Gaultheria procumbens L.	Olio
Geissospermum vellosii Allem.	Corteccia
Gelsemium sempervirens Ait. F.	Radice, rizoma
Genista tinctoria L.	Fiore, pianta erbacea
Glaucium corniculatum	
Glaucium flavum Cranz	Pianta erbacea, radice
Glechoma hederacea L.	Pianta erbacea con fiori
Globularia alypum L.	Foglia, radice
Gloriosa superba L.	Seme, tubero
Gossypium arboreum L.	Corteccia delle radici, seme
Gossypium barbadense L.	Corteccia delle radici, seme
Gossypium herbaceum L.	Corteccia delle radici, seme
Gratiola officinalis L.	Pianta erbacea con fiori, radice
Guarea rusby rusby	Corteccia
Gynocardia odorata R. Br.	Seme
Hagenia abyssinica Gmel.	Fiore
Hedera helix L.	Corteccia, legno, seme
Heliotropium europaeum L.	Foglia, pianta erbacea
Helleborus foetidus L.	Rizoma con radici
Helleborus niger	Rizoma con radici
Helleborus orientalis Lamk	Rizoma con radici
Helleborus viridis L.S. L.	Rizoma con radici
Hepatica nobilis Mill.	Foglia, pianta erbacea
Holarrhena antidysenterica Wall.	Corteccia delle radici, seme
Hydnocarpus anthelmintica Pierre	Olio, seme
Hydnocarpus kurzii Warb.	Olio, seme
Hydnocarpus laurifolia Sleum.	Olio, seme
Hydrastis canadensis L.	Rizoma con radici
Hyosciamus albus L.	Foglia, pianta erbacea, seme

segue →

→ *seguito*

Nome botanico	Parti utilizzate
Hyosciamus muticus L.	Foglia, pianta erbacea, seme
Hyosciamus niger L.	Foglia, pianta erbacea, seme
Ilex aquifolium L.	Corteccia foglia, frutto
Ilex vomitoria Ait.	Foglia, frutto
Illicium anisatum L.	Corteccia, frutto
Ionidium ipecacuanha Vent.	Radice
Ipomoea jalapa Hayne	Radice
Ipomoea nil Roth	Seme
Ipomoea orizabensis Led.	Radice, resina
Ipomoea purga Hayne	Foglia, radice, resina, tubero
Ipomoea simulans Hanbury	Radice
Ipomoea turpethum R. Br.	Radice
Ipomoea violacea L.	Seme
Iris foetidissima L.	Rizoma
Iris pseudoacorus L.	Rizoma
Iris versicolor L.	Rizoma
Jatropha curcas L.	Seme
Joannesia princeps Vell.	Frutto, seme
Juniperus oxycedrus L.	Olio, pece
Juniperus phoenicea L.	Sommità
Juniperus procera Hochster	Legno
Juniperus sabina L.	Foglia, sommità
Juniperus thurifera L.	Sommità
Juniperus virginiana L.	Legno
Lactuca scariola L.	Pianta erbacea
Lactuca virosa L.	Pianta erbacea, succo, ispessito
Levisticum officinale Koch	Latice
Ligustrum vulgare L.	Corteccia, foglia
Lobelia inflata L.	Foglia, pianta erbacea con fiori, seme
Lobelia nicotianaefolia Hey.	Foglia
Lobelia syphilitica L.	Radice
Lolium temulentum L.	Seme
Lonchocarpus nicou A.	Radice
Lonicera caprifolium L.	Fiore
Lupinus albus L.	Seme fresco
Lycium barbarum L.	Pianta erbacea
Lycopodium saururus Lamk	Pianta erbacea
Mallotus philippinensis M.-A.	Ghianda, polvere
Malpighia punicifolia L.	Corteccia
Mandagora officinarum L.	Foglia, pianta erbacea, radice
Mangifera indica L.	Corteccia
Manihot utilissima Pohl.	Succo
Melia azedarach L.	Cortaccia, fiore, foglia, seme
Mentha pulegium L.	Foglia, pianta erbacea con fiori, olio
Mercurialis annua L.	Foglia, pianta erbacea con fiori
Mercurialis perennis L.	Pianta erbacea

segue →

→ *seguito*

Nome botanico	Parti utilizzate
Moringa aptera Gaertn.	Frutto immaturo
Moringa oleifera Lamk.	Legno, radice
Mucuna pruriens	
Narcissus pseudo-narcissus L.	Bulbo, fiore, foglia
Naregamia alata W-et A.	Pianta erbacea, radice, succo
Nectandra coto Rusby	Corteccia dell'albero
Nectandra puchury-major N.-M.	Seme
Nectandra rodioei Hook.	Corteccia
Nerium oleander L.	Corteccia, fiore, foglia, radice
Nicotiana rustica L.	Foglia
Nicotiana tabacum L.	Foglia
Nigella sativa L.	Seme
Nuphar lutea (L) S. et S.	Fiore, radice
Nymphaea alba L.	Fiore, radice
Nymphaea lotus L.	Fiore, radice
Oenanthe aquatica Poiret	Frutto, radice
Palicourea densiflora Mart.	Corteccia
Papaver bracteatum Lindl.	Frutto immaturo
Papaver somniferum L.	Foglia, frutto immaturo, latice
Peganum Harmala L.	Pianta erbacea, seme
Petasites hybridus Gaertn.	Foglia, radice
Petroselinum crispum A.W.Hill	Olio
Physostigma venenosum Balf.	Seme
Phytolacca americana L.	Foglia, frutto, radice
Pilocarpus jaborandi Holmes	Foglia
Pilocarpus microphyllus Stap.	Foglia, radice
Pilocarpus pennatifolius Lem.	Foglia
Pilocarpus racemosus Wahl.	Foglia
Piper methysticum	
Piscidia piscipula Sarg.	Corteccia delle radici
Platycodon grandiflorum DC	Fiore, pianta erbacea, radice
Podophyllum emodi Wall.	Radice, resina, rizoma
Podophyllum peltatum L.	Radice, resina, rizoma
Polygala senega L.	Radice, rizoma
Polygala tenuifolia Willd.	Radice
Polygonatum multiflorum All.	Rizoma
Polygonatum odoratum Druce	Rizoma
Polypodium vulgare L.	Rizoma
Prunus africana Kalkman	Corteccia
Prunus amigdalus Batsch var. Amara	Seme
Prunus laurocerasus L.	Foglia
Prunus macrophyllus Sieb-Zuc	Foglia
Prunus persica Batsch.	Seme
Psoralea corylifera L.	Seme
Psoralea pentaphylla L.	Radice
Pteridium aquilinum Kuhn.	Rizoma

segue →

→ *seguito*

Nome botanico	Parti utilizzate
Pulsatilla pratensis Mill.	Pianta erbacea con fiori
Pulsatilla vulgaris Mill.	Foglia, pianta erbacea con fiori, radice
Punica granatum L.	Corteccia dell'albero, corteccia delle radici
Ranunculus acris L.	Pianta erbacea, radice
Ranunculus bulbosus L.	Pianta erbacea, radice
Ranunculus ficaria L.	Frutto, pianta erbacea, radice
Ranunculus flammulus L.	Pianta erbacea, radice
Ranunculus sceleratus L.	Pianta erbacea, radice
Rauvolfia serpentina Benth.	Radice
Rauvolfia tetraphylla L.	Corteccia delle radici, radice
Rauvolfia vomitoria Afz.	Corteccia delle radici, radice
Rhus radicans L.	Corteccia, foglia
Ricinus communis L.	Olio, seme
Robinia pseudacacia L.	Foglia, seme
Rubia tinctorum L.	Radice
Salacia reticulata	
Salvia divinorum	
Sambucus ebulus L.	Corteccia, frutto, pianta erbacea, radice
Sanguinaria canadensis L.	Radice, rizoma
Santolina chamaecyparissus Auct. non L.	Capitolo, pianta erbacea con fiori
Schoenocaulon officinale Gr.	Seme
Scopolia carniolica Jacq.	Foglia, radice, rizoma
Scopolia japonica Maxim	Rizoma
Scrophularia nodosa L.	Pianta erbacea con fiori, radice
Scrophularia umbrosa Dumort.	Pianta erbacea con fiori, radice
Semecarpus anacardium L.F.	Frutto
Senecio aureus L.	Foglia, pianta erbacea
Senecio cineraria DC	Pianta erbacea, succo
Senecio jacobaea L.	Foglia, pianta erbacea
Senecio nemorensis	Foglia, pianta erbacea
Seneco vulgaris L.	Foglia, pianta erbacea
Sida cordifolia	
Solanum carolinense L.	Frutto
Colanum dulcamara L.	Frutto steli
Solanum nigrum L.	Foglia, frutto, pianta erbacea
Solanum tuberosum Poepp ex Walp	Foglia, frutto
Solenostemma argel Hayne	Foglia
Sophora japonica L.	Fiore
Soymida febrifuga Juss.	Corteccia dell'albero
Spartium junceum L.	Fiore, seme
Spigelia anthelmia L.	Pianta erbacea
Stephania tetranda Moore	Radice
Stevia rebaudiana Bertoni	
Stillingia sylvatica L.	Radice
Strophanthus gratus Franch.	Seme
Strophanthus hispidus DC.	Seme

segue →

→ *seguito*

Nome botanico	*Parti utilizzate*
Strophanthus kombe Oliv.	Seme
Stychnos colubrina L.	Legno
Stychnos ignatii Berg.	Seme
Stychnos malaccensis Benth.	Corteccia
Stychnos nux-vomica L.	Corteccia, seme
Stychnos toxifera Schomb.	Corteccia
Symphytum officinale L.	Pianta erbacea, radice
Tabernanthe iboga Baill.	Corteccia delle radici, foglia
Tamus communis L.	Frutto, radice
Taxus baccata L.	Ramo con foglie, seme
Teucrium chamaedrys L.	Pianta erbacea con fiori
Thapsia garganica L.	Corteccia delle radici, resina
Thevetia peruviana Merr.	Seme
Thuja occidentalis L.	Corteccia, foglia, pianta erbacea, legno, sommità
Thuja plicata D. Don.	Legno
Tinospora cordifolia Miers	Rizoma
Torilis anthriscus Gmel	Frutto
Tussilago farfara L.	Capitolo, foglia, radice
Tylophora indica Merrill	Foglia, radice
Urginea indica Kunth.	Bulbo
Urginea maritima Bak.	Bulbo
Veratrum album L	Pianta erbacea, radice, rizoma
Veratrum viride Aiton	Pianta erbacea, rizoma
Vernonia nigritiana Oliv-Hie.	Radice
Viburnum lantana L.	Frutto
Viburnum opulus L.	Corteccia dell'albero, corteccia delle radici
Viburnum prunifolium L.	Corteccia dell'albero, corteccia delle radici
Vinca major L	Foglia, pianta erbacea
Vinca minor L.	Foglia , pianta erbacea
Vincetoxicum hirundinaria M.	Radice, rizoma
Viscum album L.	Frutto
Voacanga africana Stapf.	Seme
Voacanga thouarsii Roem-Schu.	Seme
Xanthium strumarium L.	Foglia, frutto, pianta erbacea, radice
Xysmalobinum undulatum L.R. Brown	Radice

Fitoterapici: fonti scientifiche di informazione

Orientarsi tra le centinaia di prodotti fitoterapici presenti sul mercato può essere difficile.

In genere questi prodotti sono indicati con nomi che non hanno più che un significato simbolico, a volte ermetico, che sta al medico, al farmacista e/o all'erborista dover tradurre, avendone la capacità conoscitiva, in termini comprensibili al comune cittadino.

In molti casi però non esiste una corretta informazione sul reale valore terapeutico e sulla sicurezza di questi prodotti per cui riesce difficile anche al medico (al farmacista o all'erborista) utilizzarli in modo razionale. Per facilitare l'uso appropriato dei fitoterapici è innanzitutto necessario che si stabilisca una più stretta e attiva collaborazione tra medico e farmacista (ed anche erborista), per una migliore educazione sanitaria, rivolta a combattere l'empirismo e soprattutto l'automedicazione incontrollata che, avendo carattere istintivo e quindi primordiale, è difficile da controllare e da reprimere.

Ma è anche necessario indicare a medici, farmacisti ed erboristi fonti di informazioni obiettive che forniscano una base culturale ed un razionale scientifico all'uso terapeutico delle piante medicinali e dei relativi prodotti fitoterapici.

Fonti scientifiche di riferimento sono indubbiamente i testi di farmacognosia e di fitoterapia, come anche il *PDR for herbal medicine*, le Farmacopee, le monografie ESCOP e le riviste scientifiche che si occupano di droghe vegetali da un punto di vista farmacognostico, chimico, farmacologico e terapeutico clinico.

La Farmacognosia tratta sotto particolari punti di vista le droghe vegetali semplici dotate di proprietà farmacologiche. Se la droga vegetale non ha proprietà farmacologiche, cioè se non contiene composti capaci di determinare una variazione funzionale (metaboliti secondari o principi attivi), essa non è presa in considerazione dalla Farmacognosia.

La Farmacognosia fornisce innanzitutto nozioni culturali le più varie, poi precisa dati morfologici macro e microscopici e caratteri organolettici o di altra natura atti a permettere l'esatta identificazione della droga e valutarne la qualità.

Altri compiti della Farmacognosia sono quelli di descrivere per ogni droga i processi di raccolta e preparazione, i componenti chimici più significativi, il titolo o la standardizzazione del prodotto vegetale e le principali proprietà farmacologiche.

La Farmacognosia non si occupa di problemi clinici, cioè strettamente correlati al paziente, essendo essi trattati nei testi di Fitoterapia (e talvolta di Fitofarmacia).

I testi di Fitoterapia hanno il compito di fornire informazioni essenziali sul corretto impiego delle droghe di origine vegetale come rimedi terapeutici. La Fitoterapia sottolinea l'importanza dell'impostazione terapeutica nel settore dei fitoterapici, riportando informazioni il più possibile attendibili e scientificamente provate e considerando i rischi connessi con l'uso incongruo delle droghe vegetali.

Una fonte di informazione autorevole è poi il *Physician's Desk Reference (PDR) for herbal medicine*, finanziato dalle industrie erboristiche e farmaceutiche. Questo testo elenca le droghe in ordine alfabetico e riporta informazioni sull'uso, l'efficacia, la sicurezza, le forme farmaceutiche e le dosi da somministrare.

In Italia la Farmacopea Ufficiale (FU XI) è il testo ufficiale riconosciuto dagli Enti preposti al controllo, alla produzione ed al commercio dei farmaci sia naturali che di sintesi.

La FU, ovvero il codice del farmacista, viene pubblicata con Decreto del Ministro della Salute, che di tanto in tanto ne cura la revisione, escludendo dalle nuove edizioni quei farmaci che sono caduti in disuso, ed includendovi quelli che rappresentano delle innovazioni in campo terapeutico. L'attuale FU XI, entrata in vigore nel 2002, riporta 91 monografie di altrettante droghe vegetali. Il limite della FU è che non prende in considerazione gli aspetti squisitamente terapeutici dei farmaci naturali.

Utili fonti di riferimento sono poi le monografie ESCOP [preparate dalla Commissione Scientifica Europea di Fitoterapia (ESCOP) ed approvate dall'EMEA], quelle della Commissione E tedesca e dell' OMS. L'obiettivo è di fornire un *update* sulle piante medicinali.

Valutazioni sull'efficacia, sulla sicurezza e sull'uso razionale dei prodotti fitoterapici si trovano anche su notevoli riviste scientifiche (Tabella E.1). Queste riviste, a seconda del taglio editoriale, riportano dati ora squisitamente clinici, ora farmacologici, biologici, tossicologici o semplicemente chimici. L'unica difficoltà è che gli articoli, essendo scritti in inglese, non sono di semplice lettura e spesso sono male interpretati da chi ha conoscenze scolastiche della lingua inglese.

Esistono poi siti web, organizzazioni ed associazioni che possono fornire notizie aggiornate sulla sicurezza ed efficacia delle droghe vegetali e quindi rappresentano delle ulteriori fonti scientifiche di riferimento.

Tabella E.1 Fitoterapici: fonti scientifiche d'informazioni. Alcuni esempi

Riviste specialistiche

- Fitoterapia
- J Ethnopharmacology
- J Herb Pharmacother
- J Natural Products
- Pharmaceutical Biology (in precedenza si chiamava Int J Pharmacognosy)
- Phytomedicine
- Phytotherapy Research
- Planta Medica

Riviste Mediche

- Br Med J
- Clin Pharmacol Ther
- Cochrane Database Syst Rer
- Drugs
- Drug Information
- Drug Safety
- JAMA
- Lancet
- N Engl J Med
- Rational Drugs Ther.
- TiPS

Siti web

- ConsumerLab.com (www.consumerlab.com)
- ESCOP (www.escop.com)
- HerbalMed (www.herbmed.org). *Database* elettronico, interattivo dal quale si può accedere via hyperlink a pubblicazioni scientifiche sull'impiego terapeutico delle medicinali (in genere il rimando è a un *abstract* di PubMed). Per ogni pianta, vi sono sezioni su efficacia, attività farmacologica e sicurezza, oltre a informazioni più generali; il taglio è imparziale e basato sull'evidenza. Il sito pubblico raccoglie dati su 75 piante; ci si può inoltre iscrivere alla sezione HerbMedPro, che contiene informazioni su altre 93 piante
- The Longwood Herbal Task Force (www.mcphs.edu/herbal). Sito della Longwood herbal task force, un'organizzazione dislocata presso il *Massachusetts College of Pharmacy and Health Sciences* che prepara revisioni sistematiche su rimedi erboristici e integratori alimentari. Molte di esse sono già completate e consultabili nel sito, sia in versione integrale sia in forma di riassunti destinati al medico o di *fact sheet* per il paziente
- The Natural Pharmacist (www.tnp.com)

Organizzazioni ed Associazioni

- NCCAM, National Center for complimentary and Alternative Medicine
  NCCAM Clearinghouse, PO Box 7923
  Gaithersburg, MD 20898-7923
  Tel. 301-519-3153 - Fax 1-866-464-3616
  e-mail: info@nccam.nih.gov
  www.nccam.nih.gov
- The American Botanical Council
  6200 Manor Rd - Austin, TX 78723
  Tel. (512) 926-4900 - Fax (512) 926-2345
  e-mail: abc@herbalgram.org
  www.herbalgram.org
- The Herb Research Foundation
  4140 15th St. Boulder, CO 80304
  Tel. (303) 449-2265
  Fax (303) 449-7849
  www.herbs.org

Monografie

- ESCOP Monographs on the Medicinal Uses of Plant Drugs
  Segreteria: Argyle House
  Gandy Street, Exeter - Devon EX4 3LS, UK
  Tel. +44 1392 424626
  Fax +44 1392 424864
  e-mail: secretariat@escop.com
  www.escop.com
- German Commission E monographs
- WHO Monographs on Selected Medicinal Plants
  World Health Organization Marketing and Dissemination
  1211 Geneva 27, Switzerland
  Fax +41 22 791 4857
  e-mail: bookorders@who.ch

Tutte queste risorse, sia a stampa che elettroniche, forniscono dati autorevoli sul valore terapeutico e sulla sicurezza di fitoterapici

Molto utili sono poi i convegni, soprattutto quelli monotematici, in quanto forniscono in modo efficace un *update* su argomenti specifici.

I corsi di perfezionamento sulle piante medicinali meritano infine una particolare attenzione perché esemplificano efficaci tentativi di fornire un'informazione obiettiva sulle droghe vegetali.

Da tener presente però che i corsi di perfezionamento, ma anche i Master, non conferiscono alcuna specializzazione in fitoterapia.

È chiaro che non è educativa e nemmeno formativa ed obiettiva, ma unicamente persuasiva, la promozione dell'industria erboristica e/o farmaceutica sotto forma di opuscoli o di pubblicità su riviste. L'industria del farmaco non può essere responsabile dell'aggiornamento in materia di piante medicinali o di droghe vegetali.

Bisogna comunque tener conto di un fatto: molti medici e farmacisti non sanno ricavare da così tanta ricchezza di fonti di informazione elementi obiettivi per una pratica terapeutica razionale.

Glossario

Abuso Abuso di prodotti medicinali. Il persistente uso intenzionalmente eccessivo di prodotti medicinali che è accompagnato da effetti tossici fisici o psicologici

Acatisia Agitazione motoria

Acrodinia Malattia che colpisce il neonato e il bambino. I sintomi comprendono edema, prurito, eritema cutaneo generalizzato con colorito rosa delle estremità e scarlatto delle guance e naso, sudorazione profusa, disturbi digestivi, fotofobia, periodi di apatia e mancato accrescimento

Agranulocitosi (neutropenia) Assenza o, più comunemente, riduzione del numero assoluto dei granulociti neutrofili del sangue al di sotto di 1500 per microlitro. Ha come conseguenza una maggiore suscettibilità alle infezioni, specie quando il numero dei neutrofili è inferiore a 500/microlitro

AIFA Agenzia Italiana del Farmaco: un organismo di diritto pubblico che opera sulla base degli indirizzi e della vigilanza del Ministero della Salute, in autonomia, trasparenza ed economicità

Allergene Sostanza che introdotta nell'organismo provoca uno stato di allergia

Allergica (reazione) Reazione immunitaria diretta verso i comuni antigeni ambientali (allergeni) quali pollini, alimenti, veleni di insetti. Analoga reazione può manifestarsi verso uno o più farmaci

Anafilassi Malattia allergica acuta e molto grave che si verifica pochi secondi o pochi minuti dopo il contatto con l'allergene in un soggetto già sensibilizzato (non si verifica mai al primo contatto con l'allergene specifico)

Anuria Sospensione totale, transitoria o permanente, della secrezione di urina

Arterite cerebrale Lesioni arteriose di origine infiammatoria a livello cerebrale

Ascite Accumolo patologico intraperitoneale di liquido che contiene una grande quantità di proteine ed elettroliti

Asistolia Condizione cardiaca potenzialmente letale caratterizzata dall'assenza di attività elettrica e meccanica del cuore

Atetosi Sindrome neurologica, caratterizzata da movimenti lenti, irregolari, continui, soprattutto della faccia e delle estremità degli arti

Atrofia epiteliale Perdita o riduzione delle dimensioni o dell'attività fisiologica del tessuto epiteliale

Autorità competente È il *Direttore generale* o il *responsabile legale delle strutture sanitarie pubbliche* o delle strutture equiparate a quelle pubbliche dove si svolge la sperimentazione clinica, che rilascia l'autorizzazione a condurre la sperimentazione.
L'*Agenzia Italiana del Farmaco* (AIFA) è autorità competente (D.L.vo n. 211 del 2003) per il rilascio delle autorizzazioni per quanto concerne le sperimentazioni relative a prodotti per terapia cellulare somatica, terapia genica e farmaci contenenti organismi geneticamente modificati.
L'*Istituto Superiore di Sanità* è autorità competente per le sperimentazioni cliniche in cui vengono utilizzati farmaci di nuova istituzione in base al decreto del Presidente della Repubblica 21 settembre 2001, n. 439

Bradicardia Diminuzione della frequenza delle pulsazioni del cuore

Budd Chiari (sindrome di) Ostruzione delle vene epatiche, acuta o cronica, causata da trombosi o tumori

Case report (caso clinico) Breve articolo generalmente pubblicato su riviste internazionali che descrive in modo dettagliato uno stato patologico di uno o più individui (*case series*). Un caso clinico di farmacovigilanza descrive gli eventi avversi associati all'utilizzo di uno o più farmaci

Caso di sperimentazione Ciascuna sperimentazione clinica effettuata in un reparto di una struttura da un Principale Investigatore. Contemporaneamente, nello stesso reparto, possono svolgersi più casi di sperimentazione, anche relativi a sperimentazioni diverse e condotti da investigatori diversi

Centro clinico di sperimentazione Centro di sperimentazione individuato dal Promotore dove opera lo sperimentatore che coordina la sperimentazione

Centro clinico privato Istituzione sanitaria privata accreditata per l'assistenza e riconosciuta idonea alla conduzione di sperimentazioni dalla ASL competente per territorio, limitatamente a uno o più rami specialistici previsti dall'accreditamento per l'assistenza

Cheilite Stato infiammatorio del vermilio delle labbra, caratterizzato da un rossore più o meno edematoso, con desquamazione, fissurazioni e croste

CIOMS *Council for Internation Organization of Medical Sciences*: organizzazione non governativa *no-profit* che definisce i principi etici da applicare alla ricerca medica sull'uomo

Cirrosi epatica Malattia del fegato caratterizzata da un grave e irreversibile sovvertimento delle cellule epatiche, legato a fenomeni ampiamente diffusi di fibrosi e formazione di noduli

Citolisi epatica Distruzione della cellula epatica, principalmente per disintegrazione della membrana esterna

Clinical end points Effetto o effetti significativamente apprezzabili sul piano clinico da ricercare per potere stabilire l'efficacia di un determinato trattamento terapeutico

Colestasi epatica Interruzione del flusso biliare in qualsiasi punto del sistema biliare, dal fegato al duodeno

Comitato etico È un organismo indipendente costituito nell'ambito di una struttura sanitaria o di ricerca scientifica o presso l'autorità sanitaria regionale. È composto da personale sanitario e non che ha la responsabilità di garantire la tutela dei diritti, la sicurezza ed il benessere dei soggetti coinvolti in uno studio clinico e di fornire pubblica garanzia di tale protezione.
È tenuto tra l'altro a:
- effettuare la revisione dello studio clinico ed esprimere parere favorevole/sfavorevole;
- verificare l'idoneità dello/gli sperimentatore/i, delle strutture, dei metodi e del materiale da impiegare per ottenere e documentare il consenso informato dei partecipanti allo studio clinico;
- valutare gli emendamenti sostanziali proposti e rilasciare il parere favorevole/sfavorevole;
- procedere a rivalutazioni periodiche degli studi approvati

Consenso informato È un vero e proprio documento con valore legale, il cui scopo è quello di tutelare tanto il chirurgo quanto il paziente da errori o incomprensioni. La legge italiana prevede che i medici e gli operatori sanitari possono curare una persona solo se questa è d'accordo e dà il consenso informato

Corea Sindrome caratterizzata da tipici movimenti involontari, improvvisi, irregolari, scattanti, presenti a riposo e nell'esecuzione di atti volontari

Coreoatetosi Malattia del sistema extrapiramidale, caratterizzata dall'associazione di movimenti involontari di tipo coreico (vedi corea) e atetosico (vedi atetosi)

Coriza Rinite acuta causata da un qualsiasi allergene a cui l'individuo è ipersensibile

CRAMAC Sistema di Controllo delle Reazioni Avverse delle Medicine Alternative e Complementari (Centro CRAMAC) attivato dall'Azienda USL 11 di Empoli

CSM *Committee on Safety of Medicines*: Comitato deputato alla raccolta di segnalazioni di reazioni avverse (attraverso la *yellow card*)

Dechallenge Metodo per evidenziare una reazione avversa prodotta da un trattamento farmacologico o fitoterapico. La sospensione del trattamento farmacologico o fitoterapico deve causare entro un lasso di tempo plausibile una riduzione o addirittura la scomparsa dell'evento avverso

Dermatite Condizione infiammatoria della cute, caratterizzata da eritema e dolore o prurito

Dermatite da contatto Affezione infiammatoria cutanea superficiale, acuta, subacuta o recidivante, che insorge per esposizione a sostanze esogene di natura chimica, chimico-fisica o biologica, in ambiente professionale o extraprofessionale. La dermatite da contatto è caratterizzata da manifestazioni cutanee di tipo eritemato-edemato-vescicolare, seguite da formazione di croste e infine da desquamazione

Dermatite allergica Condizione infiammatoria acuta della pelle dopo esposizione ad un allergene a cui il paziente è ipersensibile

Dermatite di Berloque Condizione patologica temporanea della cute caratterizzata da iperpigmentazione e lesioni cutanee, dovute ad una reazione unica a fotosensibilizzatori del tipo psoralene (detta anche dermatite a ciondolo)

Dermatosi Qualsiasi alterazione della cute, in particolare se non associata ad infiammazione

Discinesia Termine generico usato per indicare movimenti anormali, involontari, causati da disturbi funzionali di un dato distretto del sistema nervoso

Displasia Anomalia dello sviluppo di un tessuto o di un organo, con alterazioni della funzionalità e possibili deformità

Displasia epiteliale Graduale trasformazione neoplastica dell'epitelio caratterizzata morfologicamente dalla comparsa di alterazioni cellulari e architetturali

Droga Parte della pianta (fresca o essiccata) che contiene la maggior quantità di sostanze dotate di proprietà farmacologiche, dette principi attivi della droga. Da non confondere con l'uso corrente del termine droga che invece sta ad indicare una sostanza che modifica temporaneamente lo stato psichico dell'individuo che ne fa uso

Durata della sperimentazione Periodo di tempo previsto dal Promotore, che va dalla data della visita di monitoraggio di inizio studio (nel primo centro clinico partecipante) alla data della visita di monitoraggio di fine studio (nell'ultimo centro partecipante)

Effetto collaterale Qualsiasi effetto non intenzionale di un farmaco che insorge alle dosi normalmente impiegate nell'uomo e che sia connesso alle proprietà del farmaco (per es. secchezza delle fauci da *Atropa belladonna*)

Effetto cushingoide La sindrome di Cushing è una entità clinico-patologica dovuta ad aumentata produzione di ormoni corticosteroidi da parte della corticale del surrene. Il paziente assume un caratteristico aspetto: *facies lunaris,* obesità tronculare con accumulo nell'addome "a gobba di bufalo"; *striae rubrae* ai lati dell'addome (bande di atrofia del derma che lasciano intravedere il plesso venoso sottocutaneo); acne e ipertricosi. Analogo quadro si presenta a seguito di assunzione prolungata di dosi elevate di cortisone e derivati

Effetto di classe Effetto esteso a tutti i medicamenti appartenenti alla stessa classe farmacologica (che agiscono con lo stesso meccanismo d'azione)

Ematoma subdurale Stravaso di sangue nello spazio subdurale, tra dura madre ed encefalo

Encefalopatia Termine generico che indica qualsiasi condizione patologica della struttura o dei tessuti encefalici

Eritema nodoso Vasculite allergica caratterizzata da noduli sottocutanei bilaterali arrossati e dolenti, localizzati nella regione pretibiale o, a volte, in altre parti del corpo

Fanconi (sindrome di) Sindrome caratterizzata da alterazione della funzionalità tubulare renale, da perdita di bicarbonati e comparsa di glicosuria, fosfaturia e aminoaciduria

Farmaci orfani Farmaci destinati alla cura di malattie rare ma che non avendo un mercato sufficiente a ripagare le spese di sviluppo rimangono senza *sponsor* (orfani appunto)

Farmacopea Testo ufficiale in cui sono registrati i nomi di tutti i preparati medicinali in uso con la descrizione delle loro formule, dei requisiti analitici e dei modi di preparazione

FDA *Food and Drug Administration*: agenzia governativa americana responsabile della regolamentazione del cibo (per uso umano ed animale), integratori alimentari, farmaci (per uso umano ed animale), cosmetici, dispositivi medici ed emoderivati

Fibrosi interstiziale Processi infiammatori dell'interstizio polmonare a decorso cronico con deposizione di tessuto fibroso nell'interstizio

GACP Documento *Guidelines on Good Agricultural and Collection Practices* (GACP) *for Medical Plants* (Ginevra, 2003)

Iatrogena (malattia) Malattia causata da interventi medici (farmaci)

Idiosincrasica (reazione) Sensibilità individuale agli effetti di una sostanza/farmaco causata da fattori ereditari o da altri fattori costituzionali dell'organismo

Ifema Versamento emorragico nella camera anteriore dell'occhio

Iperortocheratosi Ipercheratinizzazione del tessuto

Iperreflessia L'iperreflessia sta generalmente ad indicare una lesione della via piramidale al di sopra del livello dell'arco riflesso

Ipertiroidismo Complesso di sintomi e segni dovuti ad aumentata produzione di ormoni tiroidei da parte della tiroide ovvero a seguito di incongrua somministrazione di ormoni tiroidei

Ipokalemia Diminuzione del potassio nel sangue

Ittero Colorazione gialla della cute e colorito scuro delle urine, dovuti ad accumulo di pigmenti biliari nel sangue e nei tessuti. Se ne distinguono tre tipi fondamentali: 1) *ittero emolitico*, dovuto a eccessiva distruzione di globuli rossi; 2) *ittero meccanico* o *da stasi*, dovuto a occlusione delle vie biliari e conseguente passaggio in circolo della bile; 3) *ittero epatocellulare*, dovuto ad alterazione delle cellule epatiche

Follow-up Osservazione a distanza di un paziente per valutare il decorso di una malattia e/o di una terapia

Leucoplachia Lesione della mucosa caratterizzata dalla formazione di placche bianche dovute a iperplasia epiteliale con ceratosi

Medicine alternative o complementari Pratiche terapeutiche e pratiche di guarigione che nella maggior parte dei casi non hanno una validità scientifica e mancano di regolamentazione. Non vengono insegnate nelle scuole di medicina, né adottate (fatta eccezione per qualcuna) negli ospedali e nemmeno rimborsate dal SSN o dalle compagnie assicurative. Vengono adottate da sole o in associazione alla medicina convenzionale (medicina complementare)

Medicina convenzionale Medicina ufficiale, scientificamente valida e riconosciuta dal SSN

Medicina tradizionale Si basa su conoscenze e su rimedi tramandati nei secoli su base empirica ovvero basati, come nel caso della Medicina Tradizionale Cinese, su una concezione della cura delle malattie (concezione olistica) diversa da quella tipica della Medicina Occidentale

Metanalisi Si rende necessaria quando dai singoli studi non si riescono a trarre risultati statisticamente significativi per la ridotta dimensione del campione o per le esigue differenze riscontrate. In pratica si selezionano ricerche cliniche svolte utilizzando protocolli simili al fine di ottenere una stima complessiva di maggiore rilevanza statistica

Midriasi Dilatazione della pupilla

Mioclonia Spasmo di un muscolo o di un gruppo di muscoli

Miopatia Condizione anomala di un muscolo scheletrico, caratterizzata da debolezza muscolare, atrofia ed alterazioni istologiche del tessuto muscolare

Monitor Responsabile della supervisione dello studio clinico che deve garantire che questo venga effettuato, registrato e relazionato in osservanza del protocollo, delle *Procedure Operative Standard* (POS), delle norme di Buona Pratica Clinica e delle disposizioni normative applicabili

Mucormicosi La mucormicosi, chiamata anche *zigomicosi*, è un'infezione potenzialmente letale causata da miceti dell'ordine dei *Mucorales*, funghi che si trovano nella terra e nella vegetazione marcia. L'infezione colpisce principalmente i seni paranasali e l'orbita, ma può diffondersi anche al cervello, ai polmoni, alla pelle e ai reni

Necrosi tubulare Morte delle cellule dei tubuli renali

NTP *National Toxicology Program*: organizzazione americana istituita con l'obiettivo di identificare e caratterizzare possibili ADRs riconducibili all'uso prolungato o a dosaggi elevati di alcuni preparati erboristici reperibili sia in farmacia (*drug stores*) che nelle drogherie (*grocery stores*)

NYHA La classificazione NYHA è una valutazione funzionale che si basa sulla intensità della mancanza di respiro (dispnea) da sforzo in soggetti cardiopatici: 1) Classe NYHA I: assenza di dispnea; Classe II: dispnea da sforzi intensi; Classe NYHA III: dispnea da sforzi lievi; Classe NYHA IV: dispnea a riposo

Oliguria Diminuita escrezione urinaria, intesa di solito come inferiore a 500 ml nelle 24 ore nell'adulto di media corporatura

OMS L'Organizzazione Mondiale della Sanità (OMS, WHO in inglese), fondata nel 1948, è un'Agenzia delle Nazioni Unite comprendente 190 Stati membri. L'obiettivo dell'OMS è di consentire ai cittadini di tutto il mondo le migliori condizioni di salute possibili, ove il termine salute, secondo la Costituzione dell'OMS, si riferisce non solo all'assenza di malattia o invalidità, ma soprattutto a uno stato di benessere fisico, mentale e sociale

Orticaria Eruzione cutanea pruriginosa caratterizzata dalla comparsa transitoria di pomfi di varie forme e dimensioni con margini eritematosi ed un centro pallido

OTC (dall'inglese *Over The Counter*, cioè sopra il banco) indica tutti quei prodotti che possono essere venduti in farmacia senza ricetta e che possono essere pubblicizzati

Parestesia Alterazione qualitativa indolore della sensibilità (formicolio, intorpidimento, prurito)

Porpora trombocitopenica Disordine emorragico caratterizzato da una spiccata diminuzione del numero delle piastrine con comparsa sulla cute e sulle mucose di numerosi lividi, petecchie ed emorragie nei tessuti

Principio attivo È il componente farmacologicamente attivo del medicinale

Promotore È un individuo, una società, un'organizzazione o una istituzione che sotto la propria responsabilità dà inizio, gestisce e/o finanzia uno studio clinico. Promotori di sperimentazioni cliniche possono essere: Aziende farmaceutiche, ASL o Aziende Ospedaliere, IRCCS pubblici o privati, Associazioni scientifiche, Università

Protocollo della sperimentazione clinica È il documento che descrive il razionale, gli obiettivi, la metodologia e le procedure per la corretta conduzione di una sperimentazione clinica

Rabdomiolisi Distruzione del muscolo scheletrico con conseguente rilascio nel sangue di un pigmento tossico, la mioglobina, che, accumulandosi, può essere causa di insufficienza renale

Randomizzazione Procedura che garantisce ad ogni individuo della popolazione presa in esame le stesse probabilità di essere selezionato. Il concetto di randomizzazione trova applicazione negli studi sperimentali, dove ogni soggetto deve avere la stessa possibilità di essere assegnato ad un gruppo piuttosto che ad un altro. Nella pratica si può operare una randomizzazione utilizzando un computer o adoperando una tavola dei numeri casuali. Il campione randomizzato può essere: semplice, se ogni individuo della popolazione ha le stesse probabilità di essere estratto; stratificato se la popolazione viene divisa in sottogruppi (fasce di età, sesso, razza) e di ogni sottogruppo viene estratto un campione randomizzato

Rechallenge Risomministrazione. Metodo per evidenziare una reazione avversa prodotta da un trattamento farmacologico o fitoterapico. La ripresa del trattamento farmacologico o fitoterapico deve causare entro un lasso di tempo plausibile una riduzione o addirittura la scomparsa dell'evento avverso

Reparto Luogo dove vengono arruolati, trattati e controllati i pazienti come previsto dal protocollo sperimentale

Shock ipovolemico Stato di shock causato da grave e brusca riduzione della massa sanguigna circolante, in seguito a emorragie con forti perdite di sangue. Per provocare lo shock è necessaria la perdita di almeno un quinto del volume ematico

Serotoninergica (sindrome) Complesso di segni e sintomi prodotto da eccessiva stimolazione dei recettori per la serotonina centrali e periferici. E' caratterizzata dalla comparsa di confusione mentale, agitazione, mioclonia, mancata coordinazione motoria, sudorazione, brividi, febbre, diarrea. E' generalmente causata da interazione tra antidepressivi [inibitori delle monoaminossidasi (MAO) e antagonisti del *reuptake* della serotonina (SSRI)]. Può essere provocata anche dall'assunzione di iperico

SOP Senza obbligo di prescrizione; non possono essere pubblicizzati dai mass media e in alcuni casi possono essere rimborsati dal Servizio Sanitario Nazionale; vanno consigliati dai medici o farmacisti mentre i farmaci OTC possono essere presi dai pazienti autonomamente

Sovradosaggio Consiste nell'uso di un farmaco a dosi eccessive, superiori a quelle normalmente impiegate. Si può verificare per ignoranza, per errore oppure quando, per condizioni fisiopatologiche o per interazioni farmacologiche, si verifica un aumento della concentrazione plasmatica del farmaco dato a dose terapeutica

Sperimentazione clinica (o studio clinico) Ogni studio sistematico sull'uomo, sia paziente sia volontario sano, finalizzato a scoprire o verificare gli effetti clinici, farmacologici e/o altri effetti farmacodinamici di uno o più medicinali sperimentali e/o identificare ogni reazione avversa al/i medicinale/i in esame, e/o a studiarne l'assorbimento, la distribuzione, il metabolismo e l'eliminazione al fine di accertarne l'efficacia e la sicurezza

Sperimentazione clinica di bioequivalenza e biodisponibilità Studio condotto per valutare la percentuale di farmaco somministrato che raggiunge la circolazione sistemica (biodisponibilità) e l'equivalenza di diverse formulazioni (bioequivalenza)

Sperimentazione clinica in Medicina Generale e Pediatrica di Libera Scelta Studio di Fase III o IV che può essere effettuato da medici di medicina generale e pediatri di libera scelta e che si riferisce ad affezioni largamente diffuse sul territorio non richiedenti ricovero ospedaliero. Questo tipo di sperimentazione può essere condotta parzialmente o completamente in sede extraospedaliera

Standardizzazione È l'insieme di informazioni e di controlli che garantiscono la costanza di composizione nonché di attività del prodotto naturale

Stevens Johnson (sindrome di) Eritema multiforme caratterizzato dalla comparsa di lesioni vescicolobollose a carico della cute e delle mucose. Può essere provocata da farmaci o infezioni che innescano una reazione di ipersensibilità mediata da immunocomplessi

Stomatite Infiammazione della cavità orale

Studi caso-controllo Gli studi caso-controllo sono studi osservazionali retrospettivi nei quali si valuta un gruppo con una malattia o condizione (casi) rispetto a un altro gruppo di persone della stessa popolazione che non ha quella malattia o condizione (controlli). Tale studio serve per identificare rischi e tendenze e suggerisce alcune cause possibili della malattia

Studi di coorte Negli studi di coorte uno o più gruppi di soggetti vengono seguiti nel tempo (studi prospettici) per valutare l'incidenza di un fenomeno

Studi clinici controllati Studi clinici in cui è presente un gruppo di controllo che può essere controllo negativo (placebo) o controllo positivo (farmaco di cui l'efficacia è stata accertata)

Studi in cieco Il termine "cieco"(anche detto "mascheramento") si riferisce al processo che impedisce di identificare se una persona sta ricevendo un trattamento sperimentale o meno.

- Studio in cieco: soltanto un gruppo (per esempio solo i partecipanti o solo coloro che gestiscono il trattamento) non è a conoscenza del tipo di trattamento assegnato.
- Studio in doppio cieco: sia lo sperimentatore sia il partecipante non sono a conoscenza del tipo di trattamento assegnato.
- Studio in triplo cieco: gli sperimentatori, i partecipanti e coloro che valutano i risultati non sono a conoscenza del tipo di trattamento assegnato

Studi pre-marketing Studi effettuati su un farmaco prima della sua immissione in commercio

Studi post-marketing Studi effettuati su un farmaco dopo la sua immissione in commercio

SUSAR *Suspected Serious Adverse Reaction*: sospetta reazione avversa grave e inattesa. Nel caso di medicinali in fase di sperimentazione, è una reazione avversa di natura e/o gravità non prevedibili in base alle informazioni relative al prodotto (per esempio a quelle riportate nel dossier per lo sperimentatore se il prodotto è in sperimentazione o, nel caso di un prodotto autorizzato, nella scheda delle caratteristiche del prodotto)

Tachicardia Aumento della frequenza delle pulsazioni cardiache oltre i limiti abituali

Tachipnea Sensibile aumento del ritmo respiratorio rispetto alla norma.

Terapie non convenzionali "Diverse pratiche sanitarie, approcci, conoscenze e credenze che prevedono l'uso di medicamenti a base di piante, animali e/o minerali, terapie spirituali, tecniche manuali e attività, che vengono utilizzati singolarmente o in combinazione al fine di mantenere il benessere, curare, diagnosticare o prevenire malattie" (OMS).

"Un vasto campo di risorse terapeutiche che coinvolge tutti i sistemi sanitari, le modalità e le pratiche sanitarie, e le teorie e convinzioni che li sostengono, diverso rispetto a quello proprio dei sistemi sanitari dominanti in una società o cultura in un determinato momento storico" (*Cochrane Collaboration*).

"Medicine complementari (trattamenti utilizzati come integrazione di altri) e medicine alternative (trattamenti medici e chirurgici in grado di sostituirne un altro) definendole, quindi, per esclusione rispetto alla medicina convenzionale" (Commissione Governativa USA).

"L'insieme dei sistemi medici e delle discipline terapeutiche aventi in comune il fatto che la loro validità non è riconosciuta, o lo è solo parzialmente, e per le quali chiedono un approccio coordinato nei vari Stati" (Consiglio d'Europa)

Teratogeno Sostanza/farmaco che provoca malformazioni nel neonato.

Titolazione Determinazione del contenuto di principio attivo presente in una droga

WHO Vedi OMS

Indice analitico

A.I.C. 159, 161, 165, 167
Acalypha indica 37, 54
Acidi caffeici 8
Acidi valerenici 8
Acido aristolochico 12, 35, 36, 37, 38, 53, 55, 88 89
Aconitine 36, 39, 93
Aconito 29, 39, 73, 94, 95
Aconitum napellus 29, 174
Acorus calamus 29, 174
Adragante 2
Aesculus hyppocastanum 8, 28, 29
Aflatossine 44, 46
Aglio 7, 8, 29, 41, 43, 53, 54, 73, 91, 92, 94, 96, 99, 106 117, 118, 121, 122, 124, 134, 135, 137, 139, 142, 181, 182
Agrifoglio 32
AIFA 21, 187, 188
Akee 29
Alcaloidi armanici 97, 140
Alcaloidi pirrolizidinici 12, 35, 36, 40, 52, 53, 86, 87, 90 117
Alfa alfa 32
Alga bruna 29
Allicina 8, 96, 106
Allium sativum 8, 29, 43, 96, 106, 124, 137, 169
Alloro 32
Aloe 3, 8, 88, 96, 102, 106, 169
Aloe ferox 8
Altea 43
Altheae officinalis 169
Amamelide 43, 106, 109
Ammi visnaga 12, 16, 174

Ananas 29, 146, 169
Ananas comosus 29, 169
Andira araroba 16, 175
Angelica 29, 94, 95, 118, 124, 169
Angelica sinensis 29, 124
Aniba rosaeodora 104
Anice 2, 33, 40, 45, 96
Anice cinese 39, 45
Anice giapponese 39, 45
Anice verde 33
Anthemis nobilis 43, 107, 110, 118, 169
Antidepressivi 127, 129, 137, 146, 194
Aphanizomenon flos-aquae 29
Arancia amara 30
Arctium lappa L. 45, 107, 109, 118
Arctostaphylos uva-ursi 43
Areca catechu 54, 124, 175
Aristolochia 12, 27, 29, 35, 37, 45, 88, 89, 175
Aristolochia fangchi 12, 28, 57, 73
Arnica 3, 29, 102, 109, 117, 118
Arnica montana 12, 37, 106, 118, 169, 175
Artabotrys uncinatus 16
Artemetere 16, 140
Artemisia 55, 106, 109, 175
Artemisia absinthium 55, 175
Artemisia annua 16, 37, 140
Artemisinina 140
Aspergillus flavus 46
Aspirina 26, 121, 125, 137
Assafetida 31
Assenza d'alternativa 63
Assenzio 140, 164

Associazione temporale 63
Astragalo 29
Astragalus mongolicus 29
Atractylis gummifera 29, 86
Atropa belladonna 12, 28, 29, 42, 45, 54, 175, 190
Atropina 6, 15, 29, 45, 54, 95
Automedicazione 4, 17, 22, 25, 27, 95
Averrhoa carambola 29
Azadirachta indica 52, 86, 108, 113, 119
Azadirachtina 119

Balsami 2, 7, 8
Balsamo del Perù 3, 104
Barba di bosco 35
Bardana 40, 45, 107, 109, 118
Basi xantiniche 141
Belladonna 6, 29, 42, 56
Benzoino 3
Berberis vulgaris 52, 86, 116
Bergamottina 135, 139
Bergamotto 100, 104, 107
Betel 54, 57, 89, 90, 107, 109, 115
Biancospino 8, 91, 92, 97, 118, 139
Bignonia 45
Blighia 29
Blighia sapida 29
Boldea fragrans 29
Boldo 29, 124, 138
Borago officinalis 29, 86, 169, 175
Borragine 29
Breynia officinalis 29

Cacao 91, 173
Cadè 2
Caffè 136, 146
Caffeina 15, 28, 49, 50, 136, 140, 141, 146
Caladium 35
Calamo 29
Calcio 94, 111, 143
Callilepis laureola 30, 86
Camellia sinensis 137
Camomilla 2, 32 43, 73, 107, 109, 110, 118, 140, 166

Camomilla comune 32, 107, 110
Campis grandiflora 45
Camptotecina 16
Camptotheca acuminata 16
Cannabinoidi 54
Cannabis sativa vr. *indica* 16
Cannabis spp. 54
Cannella 2, 117
Capsico 30
Capsicum frutescens 30
Carambola 29
Carcadè 45
Carciofo 30, 97
Cardo benedetto 30
Cardo mariano 8, 10, 34, 97, 139, 162
Cascara 28, 89, 91, 152
Case reports 22, 52, 115, 129, 152
Cassava 32
Cassia acutifolia 42, 53
Cassia angustifolia 8, 42, 53, 86, 170
Caulofillo 94, 116, 117
Caulophyllum thalictroides 30, 116
Chaso 55, 88
Chrysanthemum parthenium 30, 96
Chuca 33
Ciclosporina 125, 126, 128, 129, 13, 139, 144
Cicuta 28, 30 176
Cicuta maggiore 30
Cimicifuga 30, 89, 98
Cimicifuga racemosa 30, 89, 98, 170
Cinchona spp. 45
Cinnamomum camphora 39, 118
Cinnamomun micranthum 39
CIOMS 64, 188
Citocromo P450 36, 39, 40, 134, 135, 139, 143, 146
Citronella 31
Citrullus colocynthis 30, 176
Citrus aurantium 30, 91, 151, 170, 176
Citrus bergamia 100, 104, 107
Citrus hystrix 101, 107
Citrus paradisi 30, 135, 138
Citrus spp. 16
Claviceps purpurea 16, 176

Clematis vitalba 45, 176
Clinical trials 75, 79, 83
Cnicus benedictus 30, 170
Cocaina 15, 54
Codeina 54
Cohosh azzurro 30, 94
Cola 136, 141, 146
Cola 43
Colchicina 30, 32, 44, 45
Colchico 30
Colchicum autumnale 30, 176
Coloquintide 30
Combava 101, 107
Comitati Etici 80, 81, 82, 83, 167
Conium maculatum 28, 30, 45, 176
Consolida 34, 91, 118, 164
Consolida maggiore 34, 91
Convallaria majalis 30, 176
Convolvulus scammonia 30, 176
Coriaria myltifolia 28
Corynanthe yohimbe 30, 176
Crataegus laevigata 8, 97, 170
Crespino 116, 117
Crisarobina 16
Crocus sativus 30, 118, 170
Croton tiglium 30, 176
Crotontiglio 30
Crusca 124, 131, 133
Corydalis spp. 54
CSM 60, 189
Cumarina 7, 31, 94, 112, 124, 137, 138
Curcuma 104, 107, 170
Curcumina 104, 107, 139
Cyamopsis tetragonolobus 133
Cymbopogon spp. 31
Cynara scolymus 30, 170
Cynoglossum officinale 31, 86, 176
Cytisus scoparius 31, 118, 177

Danshen 34, 112
Datura metel 45, 177
Dechallenge 63, 190
Dictamnus albus 12, 100, 177
Digitale 2, 3, 27, 31, 44, 45, 94, 160

Digitalis lanata 44, 45, 92, 94, 177
Digitalis spp. 16, 31
Digossina 16, 94, 124, 125, 126, 130, 131, 133, 139, 142
Dioscorea spp. 16
Diosgenina 16
Dipteryx odorata 31
Dose-risposta 63
Droga vegetale 2, 3, 5, 6, 19, 135, 183
Droghe antrachinoniche 53, 133, 152
Dryopteris filix-mas 31, 176
DSHEA 18

Echinacea 8, 31, 45, 98, 99, 107, 162
Echinacea purpurea 8, 31, 107, 171
Echinacea spp. 45, 98
Ecogenina 16
Edera 32
Edera americana 33
Efedra 28, 31, 35, 52, 53, 89, 91, 94, 95, 96, 105, 107, 111, 112, 151
Efedrina 89, 90, 92, 94, 105, 107, 111, 151
Effetto di classe 63, 191
EMEA 66, 161, 162, 165, 184
Enotera 33, 125
Ephedra vulgaris 52
Erba 5, 13, 29, 30, 31, 32, 91, 118
Ergonovina 16
Ergotossina 16
Eruzioni cutanee 44, 99, 101, 109, 110, 193
Erythroxylum coca 54
Escina 8
Essenza di Niaouli 103
Estragolo 36, 40
Eucalipto 31, 111, 112, 118, 119, 141
Eucalyptus spp. 31
Euforbia 31, 118
Euphorbia spp. 31
Evento avverso 22, 63, 69, 130, 190, 194

Farfara 35, 90, 117, 118
Farmaci antidepressivi 137

Farmaci orfani 163, 191
Farmacovigilanza 4, 5, 12, 61, 64, 66,
6, 151, 159, 166, 167, 188
Fava di tonka 31
FDA 18, 47, 50, 66, 88, 92, 150, 152,
161, 191
Felce maschio 31
Fenacetina 49, 143
Fenossimetilpenicillina 123
Fenprocumone 126, 129, 139
Ferula asafoetida 31
Fexofenadina 123, 126, 139
Fibre 131, 141, 143, 165
Fico 100, 108
Fieno greco 98, 118, 124, 138
Finocchio 3, 40, 96, 100
Fitofarmaco 6
Fitofarmacovigilanza 2, 5, 12, 59, 60,
66, 153, 155, 157
Fitomedicina 6
Fitoterapico 4, 5, 6, 10, 11, 12, 13, 17,
21, 22, 23, 25, 26, 27, 28, 35, 37, 41,
42, 43, 44, 46, 49, 50, 51, 54, 59, 60,
63, 64, 67, 70, 71, 72, 73, 75, 76, 79,
85, 87, 88, 111, 114, 115, 121, 122,
123, 129, 130, 131, 133, 135, 136,
137, 138, 140, 141, 149, 150, 152,
153, 154, 155, 190, 194
Flavoni 31, 162
Furanocumarine 12, 33, 36, 38, 39,
93, 100, 135

GACP 1, 2, 191
Garcinia 43, 98
Garcinia cabogia 43, 98
Gaulteria 31
Gaultheria procumbens 31, 178
Gelsomino 102, 104, 108
Genista tinctoria 31, 178
Gentiana lutea 45, 96, 171
Genziana 45, 96
Gialappa 32
Gimnema 140
Ginepro 32, 118
Ginestra 31, 118

Ginestra minore 31
Ginkgo 31, 41, 44, 45, 53, 73, 92, 94,
98, 102, 108, 111, 115, 121, 125,
137, 140, 162
Ginkgo biloba 8, 12, 28, 31, 44, 45, 94,
98, 108, 111, 125, 137, 171
Ginseng 8, 10, 33, 41, 43, 45, 48, 52,
53, 54, 92, 94, 96, 108, 111, 113,
115, 118, 125, 129, 162
Ginseng americano 33, 54
Ginsenosidi 8, 10, 3, 52, 94, 111, 125,
139, 164
Glicine 31
Glicoproteina P 126, 127, 133, 136,
138, 139, 143
Gloriosa 32
Gloriosa superba 32, 178
Glucuronil transferasi 39, 143
Glutatione S-transferasi 143
Glycine max 31, 128
Glycyrrhiza glabra 31, 49, 118, 171
Gomma adragante 3
Gomma arabica 3
Gomma guar 123, 125, 133
Gomma guggul 13
Gomma karaja 3
Gomme 2, 3, 7, 90, 110
Grindelia 32
Grindelia spp. 32
Griseofulvina 8
Guaranà 142, 143

Hamamelis virginiana 43, 106, 171
Hedeoma pulegioides 32, 86, 96
Hedera helix 32, 171, 178
Hibiscus sabdariffa L. 45, 171
Hymenodictyon excelsus 151
Hydrastis canadensis 116, 118, 178
Hypericum perforatum 8, 11, 32, 39,
51, 998, 112, 118, 137, 138, 171

Idraste 116, 118, 162
Idrastina 116, 162
IKS 87
Ilex aquifolium 32, 179

Ilex paraguayensis 32
Illicium anisatum 39, 45, 179
Illicium verum 39, 45, 171
Indolo-3-carbinolo 143
Inibitori del *reuptake* di serotonina 121
Interazioni farmacocinetiche 122, 130, 133, 139, 143
Interazioni farmacodinamiche 73, 122, 136, 137, 146
Inula helenium 37
Ipecacuana 3
Iperforina 8, 11, 112, 134, 135, 139, 150
Ipericina 32, 39, 101, 108, 150
Iperico 8, 11, 32, 41, 51, 53, 54, 73, 95, 96, 101, 108, 112, 113, 115, 118, 121, 123, 126, 129, 130, 134, 135, 137, 138, 139, 140, 150, 151, 191
Ipertrofia prostatica 2, 8
Ipomea purga 32
Ippocastano 8, 29, 98
Isotiocianati 143
Ispagula 128, 131, 133

Jasminum officinale 104, 108
Juniperus communis 32, 118, 171

Karaja 2, 3
Kava 8, 13, 28, 33, 35, 53, 73, 87, 90, 98, 105, 108, 111, 112, 113, 115, 121, 128, 137, 151, 164
Kavapironi 8, 13, 90, 105, 108, 112, 128, 137, 164
Kellina 7, 16
Kiwi 140

Lappa major 45
Larrea 32, 90, 91
Larrea tridentata 32, 86, 90
Latte 53, 141, 142, 143, 152
Lattoni sesquiterpenici 12, 36, 37
Lauroceraso 5, 34
Laurus nobilis 32
Levodopa 115, 121, 128, 137

Limone 100
Limonene 16, 96, 108
Lingua di cane 31
Lino 32
Linum usitatissimum
Liquirizia 13, 26, 31, 73, 92, 95, 111, 112, 113, 118
Lobelia 3
Lovastatina 124, 131, 145
Lucidina 151

Magnolia 45
Magnolia officinalis 45
Mandragora 32, 43, 45
Mandragora officinarum 32, 43, 45
Manihot esculenta 32
Mannitolo 136
MAO inibitori 140
Marinda umbellata 151
Markers analitici 8
Markers farmacologici 8
Markers terapeutici 8
Masticogna 29, 90
Matè 32, 136
Matricaria recutita 32
Medicago sativa 32
Medicinale vegetale 158, 159, 160
Medicinale vegetale tradizionale 18, 157, 158, 159, 160
Melaleuca leucadendra 33
Melia azadirachta 104
Melilotus alba 130
Mentha piperita 98, 108, 110, 169
Mentha pulegium 33, 52, 86, 118, 179
Mentolo 54, 119
Mentuccia americana 32
Metalli pesanti 42, 43, 44, 46, 47, 48, 92, 113, 153
Metotressato 143
Microrganismi 46
Mirosinasi 143
Mirra 118, 119
Mirtillo 43, 141
Mirtillo rosso 123, 128, 136
Monascus purpureus 85

Morfina 6, 15, 54
Mughetto 30
Musa paradisiaca 92
Mutuo riconoscimento 161
Myristica fragrans 33, 172

Neem 102, 108, 112, 119
Nerium oleander 33, 180
Niaouli 103, 104, 108
Noce moscata 33
Noce vomica 34
NTP 163, 164, 193
Nutraceutico 5

Ocotea cymbarum 39
Oenothera biennis 33
Oleandro 33
Oleandro giallo 35
Oli essenziali 7, 40, 51, 55, 119, 162
Oli fissi 2, 7
Oli volatili 2
Olio di Cajeput 33
Olio di menta 135
Olio di Wintergreen 116
OMS 1, 4, 69, 166, 184, 193, 196
Online 64
Onshido 88
Oppio crocato 6
Ortica 8, 98, 108, 110, 118
OTC 4, 21, 23, 25, 68, 149, 152, 193, 194

Packera candidissima 33
Paeonia 88, 91
Pomacanthus indicus 151
Panax ginseng 8, 33, 45, 85, 94, 10, 111, 113, 118, 125, 129, 172
Panax quinquefolius 33
Papaver somniferum 16, 54, 180
Papaverina 16
Paper somniferum vr. *Album* 16
Paroxetina 115, 127, 129
Partenio 30, 34, 96
Parthenium integrifolium L. 45
Parthenocissus spp. 33

Passiflora 33, 45, 95, 97, 111, 112, 118, 140
Passiflora caerulea 45
Passiflora incarnata 33, 45, 95, 96, 97, 112, 113, 118, 172
Pausinystalia yohimbe 33, 52
PC-SPES 49
PEM 59
Pesticidi 1, 43, 44, 47, 48, 155
Petasites 117
Petasites officinalis 117
Petasites vulgaris 45
Petroselinum crispus 52, 97
Peumus boldus 124, 138, 172
Phoradendron flavescens 33, 97
Pianta medicinale 2, 5, 6, 8, 26, 86
Pianta officinale 5
Piantaggine 3
Pimpinella anisum 32, 172
Piper methysticum 8, 33, 87, 98, 137, 180
Plantago major 92
Plantago psillio 45
Podofillo 7, 33
Podofillo indiano 33
Podophyllum emodi 33, 180
Podophyllum hetrandum 45
Podophyllum peltatum 39, 45, 180
Poligala cinese 45
Polygala chinensis 45
Pompelmo 30
Post-marketing 18, 20, 75, 76, 77, 93, 97, 98, 99, 196
Potassio 141, 142, 146, 192
Pre-marketing 17, 70, 75, 76, 117, 150, 196
Preparato vegetale 5, 54, 92, 157, 159, 160, 163
Prescrizioni officinali 15
Preventive trials 79
Principio attivo 5, 16, 80, 122, 165, 193, 196
Procianidine 8
Prodotto corrispondente 159
Prodotto fitoterapico 160

Propoli 73, 76
Prunus laurocerasus 34, 180
Psillio 27, 44, 45
Psoralea 34
Psoralea coryfolia 34, 53, 180
Psoralea spp. 16
Psoralene 16, 38, 53, 108, 190
Puleggio 33, 90, 112, 113
Pulegone 33, 86, 90, 96, 112, 113, 164

Rabarbaro 10, 34, 43
Rabdomiolisi 13, 31, 55, 85, 128, 144, 145, 194
Radionuclidi 44, 49
Raphanus sativus 88, 173
Ratania 3, 109, 110
Rauwolfia 43
Rauwolfia serpentina 43
Reazione avversa 21, 22, 45, 60, 63, 67, 69, 77, 96, 97, 114, 115, 130, 152, 153, 166, 190, 194, 195, 196
Reazioni di ipersensibilità 2, 93, 121
Rechallenge 63, 77, 116, 194
Registrazione fondata sull'impiego tradizionale 160
Reserpina 43, 53, 92
Rhamnus cascara 28
Rheum palmatum 10, 43, 91, 173
Rheum rhaponticum 34, 43
Ricetta magistrale 15
Ricino (olio) 3
Ricino 2, 3, 7, 34
Ricinus communis 12, 34, 181
Rimedio erboristico 6, 112, 113
Rosa 104, 187
Rubia cordifolia 151
Rubia tinctorium 151
Ruta graveolens 52, 118

Safrolo 29, 30, 31, 34, 36, 39, 40, 86, 89, 90, 116
Salicilati 97, 116, 117, 131
Salix caprea 54
Salvia 105, 128, 164
Salvia cinese 112, 128, 136, 138

Salvia miltiorrhiza 34, 112, 113, 128, 136, 138
Sambucus nigra 45, 173
Sanguinaria 119
Sanguinaria canadensis 119, 178
Sanguinarina 119
Saquinavir 139, 145
Sassafras albidum 34, 39, 52, 86, 90, 116, 118
Sassofrasso 34, 90, 116, 118, 136
Scammonea 30
Scilla 2
Scopolamina 43, 45, 53
Scopoletina 8
Scutellaria 34, 88, 89, 90
Scutellaria laterifolia 34, 88, 90
Scutellaria spp. 52, 86
Sedano 100, 109
Segnalazione aneddotica 77
Senecio 34
Senecio spp. 34, 90
Senna 8, 26, 28, 35, 42, 53, 73, 88, 90, 97, 152, 170
Sennosidi 8
Serenoa 8, 34, 99
Serenoa repens 8, 34, 49, 99
Sertralina 115, 129, 145
Silibina 8
Silibinina 10
Silimarina 10, 139, 164
Silybum marianum 8, 10, 34, 97
Sindrome serotoninergica 112, 115, 121, 129, 137
Sinefrina 30, 151
Siti 55, 64, 66, 123, 181, 185
Sofora 34
Sophora flavescens 34
Sostanze vegetali 85, 131, 136, 138, 157, 159, 160
SP 4, 25
Sparteina 117
Spirea 45
Spirea ulmaria 45
Spirulina 48
Spirulina platensis 48

Standardizzazione 2,10, 11, 61, 184, 199
Stephania spp. 54, 114
Stephania tetranda 45, 181
Stramonio 3, 95, 96, 112, 113
Strychnos nux vomica
Studi caso-controllo 59, 60, 71, 72, 79, 195
Studi di coorte 59, 79, 194
Studi epidemiologici 52, 77, 78, 79
Studi osservazionali 77, 98, 195
Studi *post-marketing* 77, 93, 97, 98, 99, 196
Studi *pre-marketing* 75, 76, 196
Studio a doppio cieco 196
Studio a triplo cieco 196
Studio clinico controllato 79, 130
Studio in cieco 81, 196
Succo di pompelmo 135, 138, 139, 140, 143
Symphytum spp. 34

Tabebuia 88, 97
Tabebuia impetiginosa 88
Tanacetum parthenium 34, 37, 97, 109, 118
Tannini 6, 8, 96, 97, 128, 131, 141
Tarassaco 34, 109, 140
Taraxacum officinale 34
Tasso 28, 34
Taxus baccata 28, 34, 182
Tè 113, 115, 134, 136, 141, 146
Tè verde 88, 91, 129, 134, 137, 139
Teofillina 49, 127, 142, 146
Tetracicline 141, 143
Tetraidrocannabinolo 16
Tetraidrocurcumina 104, 107
Tetraidropalmitina 45, 54, 86
Tetranda 12, 45, 181
Teucrio 35
Teucrium polium 52, 86, 88, 91
Teucrium spp. 35
Thermopsis spp. 35
Thevetia peruviana 35, 182
Tiglio 91

Tiramina 34, 97, 140
Trifoglio 2, 35, 118
Trifoglio dolce 138
Trifoglio rosso 35
Trifolium pratense 35
Trigonella foenum graecum 98, 118, 138
Tripterigio 35
Tripterygium wilfordii 35
Termopsis 35
Tuione 97, 162
Tussilago 45
Tussilago farfara 35, 45, 86, 90, 117, 182

Ulivo 91
UMC 60, 66
Uncaria guianensis 35
Uncaria tomentosa 35
Unghia di gatto 35
Urtica dioica 8, 98, 108, 118, 173
Usnea barbata 35, 173
Uva ursina 43, 97

Vaccinium macrocarpon 128, 136
Vaccinium myrtillus 43
Valeriana 8, 88, 99
Valeriana officinalis 8, 52, 86, 99, 174
Veratrine 35, 39
Veratro 35, 39
Veratrum album 35, 45, *182*
Vicia faba 54
Viola tricolor 54
Vischio 33, 88, 97, 118
Vischio americano 33
Viscum album 52, 86, 118, 182
Vitalba 45
Vitamina K 129, 137, 142, 146

Warfarina 34, 49, 113, 115, 121, 123, 124, 125, 128, 129, 136, 137, 138, 142, 146
WHO 1, 2, 56, 60, 66, 185, 193, 196

Xanthosoma spp. 35

Yinghaosu A 16
Yohimbe 28, 30, 33, 35, 52, 54, 140, 176
Yohimbina 30, 33, 52, 54, 140

Zafferano 30, 118
Zantedeschia spp. 35
Zenzero 118, 129, 137
Zingiber officinale 91, 118, 129, 137, 174